外来診療ドリル

診断＆マネジメント力を鍛える

200問

松村医院
松村真司 | 栃木医療センター内科
矢吹 拓 =編集

医学書院

外来診療ドリル―診断&マネジメント力を鍛える200問		
発　行	2016年4月1日　第1版第1刷Ⓒ	
	2016年8月15日　第1版第3刷	
編　集	松村真司・矢吹　拓	
発行者	株式会社　医学書院	
	代表取締役　金原　優	
	〒113-8719　東京都文京区本郷 1-28-23	
	電話　03-3817-5600(社内案内)	
印刷・製本　横山印刷		

本書の複製権・翻訳権・上映権・譲渡権・公衆送信権(送信可能化権を含む)は株式会社医学書院が保有します．

ISBN978-4-260-02505-8

本書を無断で複製する行為(複写，スキャン，デジタルデータ化など)は，「私的使用のための複製」など著作権法上の限られた例外を除き禁じられています．大学，病院，診療所，企業などにおいて，業務上使用する目的(診療，研究活動を含む)で上記の行為を行うことは，その使用範囲が内部的であっても，私的使用には該当せず，違法です．また私的使用に該当する場合であっても，代行業者等の第三者に依頼して上記の行為を行うことは違法となります．

JCOPY 〈出版者著作権管理機構　委託出版物〉
本書の無断複製は著作権法上での例外を除き禁じられています．複製される場合は，そのつど事前に，出版者著作権管理機構(電話 03-3513-6969，FAX 03-3513-6979，info@jcopy.or.jp)の許諾を得てください．

執筆者一覧(五十音順)

飯尾純一郎	東京ベイ・浦安市川医療センター救急科
内山　直樹	桜新町アーバンクリニック在宅医療部
亀井悠一郎	東京医療センター総合内科
高岸　勝繁	京都岡本記念病院総合診療科
竹内　悠介	京都大学大学院医学研究科内科学講座臨床免疫学
谷山　大輔	東京都済生会中央病院総合診療内科
千嶋　　巌	栃木医療センター内科
原田　　拓	獨協医科大学総合診療科
保阪由美子	東京慈恵会医科大学感染制御部
松村　真司	松村医院
本村　和久	沖縄県立中部病院プライマリケア・総合内科
矢吹　　拓	栃木医療センター内科
山田　康博	東京医療センター総合内科
綿貫　　聡	東京都立多摩総合医療センター救急・総合診療センター
和足　孝之	島根大学医学部附属病院卒後臨床研究センター

はじめに

　この10年で外来診療のレベルは格段に向上した．もちろん，外来で使用できる迅速検査や超音波をはじめとした検査機器の飛躍的な進化によるところも大きいが，何よりも外来診療というものの独自性を認識し，臨床推論をはじめとした外来における診断およびマネジメント方法を系統的に学ぼうとする医師たちが増えたことが最大の理由ではないだろうか．

　多様な患者と短時間で関係を確立しながら，時宜を得た病歴聴取を通じて情報を的確に絞りこむスピード感．続いて，効率よくかつ最大限に身体診察を行いながら追加検査を選択していく連続性．必要十分な情報を統合しながら，その時点で必要な対応を切れ目なく続けていくダイナミックさ．とりわけ診療所や病院の総合外来では，一見雑多で，とるに足らないように見える多くの訴えの背後にも一定の確率で重篤な疾患が潜んでいる．これらを見逃さないようにしつつも多くの軽症疾患に対して適切に対応していくには，きわめて高度な能力が必要になる．それにしても，時間軸，患者の希望，周囲の医療資源，果ては自分の体調までをも考慮しながら行う外来診療とはいかに奥深いものか．これらのすべてが外来診療の難しさであると同時にその醍醐味でもある．

　本書は，そのような外来診療に携わる医師たちのうち，外来診療の基本を学び終わり，そしてさらなる外来診療の向上を目指すという，知的好奇心と向上心に溢れた医師たちに向けた「自己鍛錬」のための問題集である．いまや外来診療の基本を教える優れた本はたくさんある．私たちはさらにその一歩先を目指してみた．外来診療とは，学び続けることにより，いつまでも，いつの時点でも進歩することができるものでもある．

　このような医師たちがレベルアップをはかるには様々な方法があるが，本書はとりわけ知識レベルでの強化を目指している．内科系を中心としているが，総合外来・一般外来を何年か担当して1回遭遇する程度の比較的稀な症候・疾患に対する知識をはじめとして，コモンな症候・疾患における最新の知見とトピックス，内科外来においても遭遇することのある周辺分野に関するものなど，幅広く知識を強化できるように設問と解説を作成し，そしてそれらが各1頁に収まるようレイアウトを行った．このような作業は私一人では困難であるので，新進気鋭の総合診療医である栃木医療センターの矢吹拓先生のお力を全面的にお借りした．また，この私の無理な願いを聞き入れていただいた執筆者の先生方にも，この場をお借りして御礼を申し上げたい．

　さて，完成イメージとして頭の中にあったものは，私が受験生だった高3の夏休みに解いた問題集である．元来怠けものだった私は，夏休みに入る前に「この問題集を終わらせれば確実に成績が上がる」と評判だった1冊の数学の問題集を買った．その問題集は，当時の私の力では手に負えないほどの難問が載っていた．1日1頁，自

分にノルマを課し問題を解き，というか解説を熟読し，次に同じ問題が出たら確実に解けるような心構えで解き進めていった．1日数問程度であればそれほどの負担でもない．毎日こつこつ解いていく．夏休みが終わりに近づき，蛍光マーカーのラインと書き込みで問題集が一杯になった頃には，確かに私の実力は上がり，今，私はここにいる．

　あの時と同じような，外来診療に特化した問題集を作りたい．そして，それを1冊通して解くことによって外来診療の実力を格段に向上させたいという自らの願いを込めて，この『外来診療ドリル』を作成した．本書は，寝転がって読める本でも，気楽にスイスイ読めるものでもない．ただ漫然と問題を解いていくだけではなく，必ず解説を，できれば参考文献にまで目を通し，それぞれの症例の背後にあるすべての情報を完全に理解してほしい．そして，途中で投げ出さず，最後まで読み切っていただきたい．

　大変のように思えるかもしれないが，所詮100例である．1日1例で100日．1日4例なら25日．土日を除いた5週間ですべて解き終えることができる．私の高3の夏休みにも満たない期間である．向上心溢れるあなたなら，きっとできるはずである．

　最後の1問を終えた時には，本ドリル制覇の深い達成感を味わうとともに，外来診療に対する自信が一段と深まっていることを，編者・執筆者一同，心より願っている．

2016年2月

編者を代表して
松村真司

目次

はじめに……………………ⅴ

Ⅰ. 神経・精神………………………… 1

Ⅱ. 循環器…………………………… 35

Ⅲ. 呼吸器…………………………… 49

Ⅳ. 消化器…………………………… 63

Ⅴ. 腎・泌尿器……………………… 87

Ⅵ. 代謝・内分泌………………… 101

Ⅶ. 血液…………………………… 117

Ⅷ. アレルギー・膠原病………… 129

Ⅸ. 感染症………………………… 143

Ⅹ. 筋骨格………………………… 171

Ⅺ. その他………………………… 183

本書で使用している略語一覧

- **95%CI**　95% confidence interval〔95%信頼区間〕
- **ACE**　angiotensin converting enzyme〔アンギオテンシン変換酵素〕
- **ARB**　angiotensin Ⅱ receptor antagonist〔アンギオテンシンⅡ受容体拮抗薬〕
- **COPD**　chronic obstructive pulmonary disease〔慢性閉塞性肺疾患〕
- **CMV**　cytomegalovirus〔サイトメガロウイルス〕
- **DMARD**　disease-modifying antirheumatic drug〔抗リウマチ薬〕
- **DIC**　disseminated intravascular coagulation〔播種性血管内凝固〕
- **EBV**　Epstein-Barr virus〔EBウイルス〕
- **GCS**　Glasgow Coma Scale〔グラスゴー昏睡尺度〕
- **GERD**　gastroesophageal reflux disease〔胃食道逆流症〕
- **HR**　hazard ratio〔ハザード比〕
- **IBS**　irritable bowel syndrome〔過敏性腸症候群〕
- **LR**　likelihood ratio〔尤度比〕
- **LR＋**　〔陽性尤度比〕
- **LR－**　〔陰性尤度比〕
- **NSAIDs**　nonsteroidal antiinflammatory drugs〔非ステロイド性抗炎症薬〕
- **NPV**　negative predictive value〔陰性適中率〕
- **OR**　odds ratio〔オッズ比〕
- **PPI**　proton pump inhibitor〔プロトンポンプ阻害薬〕
- **PPV**　positive predictive value〔陽性適中率〕
- **RCT**　randomized controlled trial〔ランダム化比較試験〕
- **RR**　relative risk〔相対危険度〕
- **SSRI**　selective serotonin reuptake inhibitor〔選択的セロトニン再取り込み阻害薬〕
- **SNRI**　serotonin-noradrenaline reuptake inhibitor〔セロトニン・ノルアドレナリン再取込み阻害薬〕

症例 1

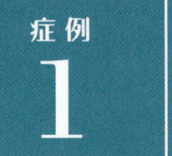

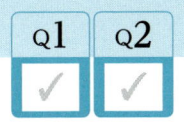

32歳の女性．もともと頭痛持ちで1か月に数回の頭痛があった．頭痛は仕事中に起こることが多く，一度始まると寝る前まで痛みが持続する．市販の鎮痛薬で対処しており，翌日には軽快するので今まで医療機関を受診することがなかった．

本日昼過ぎ，仕事で会議をしている最中から頭痛を自覚，その後も痛みが治まらなかったために途中退社して来院した．このように痛みが強いのは初めてとのことであった．

バイタルサインは，体温 36.2℃，血圧 128/78 mmHg，脈拍 66/分 整，SpO_2 100%（室内気）．

患者は，くも膜下出血ではないかと心配している．

Q1 診察において，くも膜下出血の診断にあまり有用でない質問項目を1つ選べ．

❶ 年齢
❷ 労作時の発症
❸ 数分間で最大となる頭痛
❹ 鎮痛薬で改善する頭痛
❺ 神経症状を伴う頭痛

Q2 くも膜下出血を疑う患者に行う身体診察として適切ではないものを1つ選べ．

❶ 髄膜刺激症状
❷ 神経巣症状
❸ 眼底所見
❹ 心電図異常
❺ 鼓膜所見

くも膜下出血のルールアウトとピットフォール

解答 A1 ➡ ❹　A2 ➡ ❺

A1

くも膜下出血(subarachnoid hemorrhage：SAH)は頭痛患者の中でもとりわけ注意を払わなくてはいけない疾患である．診断ツールも数多く出ているが，比較的新しいオタワSAHルール[1]を表1に示す．

このルールは非外傷で発症から1時間以内に最大となる頭痛で救急外来を受診した患者で，感度100％(95％CI 97.2～100％)，特異度15.3％(95％CI 13.8～16.9％)となっており，SAHの除外を行うことに有用であるかもしれない．雷鳴様頭痛(thunderclap headache)は突然発症で，1分未満に痛みの強さがピークに達し，かつ1時間～10日間持続する頭痛を指し，くも膜下出血に特徴的といわれる．だが，実際にくも膜下出血において雷鳴様頭痛があった患者の中で突然の発症は半数のみで，他は秒単位もしくは数分単位で進行する頭痛であることには注意したい[2]．

痛みに対してNSAIDs(鎮痛薬)を内服してから来る患者も多いが，薬剤により痛みが軽減していることでは，くも膜下出血を除外することはできない[3]．これ以外にも亜急性の経過をたどった頭痛や，警告出血(1～2週間以内に先行する突然の頭痛)があったために「最悪の頭痛」とみなされなかった頭痛で見逃しが多いとの報告もある[4]．

A2

髄膜刺激症状は出血が髄液中に広がり無菌性髄膜炎が引き起こされることによって起こる(感度35％程度)．頭蓋圧の上昇や，動脈瘤による圧迫，脳虚血による神経巣状をきたす．くも膜下出血患者はカテコラミン大量放出により，心電図変化や壁運動異常を伴うことがある[5]．また頻度は少ないものの，網膜前出血が確認されることがある(Terson症候群)．鼓膜所見は髄膜炎(主に細菌性)を考える時に取るべき身体所見である．

診療所・小病院などでは，くも膜下出血を疑った場合には脳神経外科医が対応できる高次機能病院へ患者を移動させることが重要で，いたずらに外来で経過をみることは慎むべきである．

表1　オタワSAHルール　(文献1より)

15歳以上で非外傷性で新しく，ひどく，1時間以内に最高の強さになる頭痛患者のうち，神経所見や脳動脈瘤やSAH，脳腫瘍，繰り返す頭痛の既往のないもの．
❶ 40歳以上
❷ 頸部痛か項部硬直
❸ 意識消失の目撃
❹ 労作時に発症
❺ 直ちに最大となる雷鳴様頭痛
❻ 顎を胸につけることや臥位で8cm以上頭を上げることができない場合
のうち1つ以上が当てはまっていた際は精査が必要となる．

- オタワSAHルールなどを利用して，SAHが疑われる場合は，脳神経外科医がその対応ができる施設へ連携をとる．
- 鎮痛薬で痛みが軽減して来院する患者もいるが，鎮痛薬への反応でSAHを除外することはできない．

転帰　若年者で，発症は1時間程度と緩徐だが，いつもより程度が強い頭痛であった．神経所見や髄膜刺激症状などはなかったものの，頭蓋内評価を含めて同日近隣の病院へ救急搬送を行った．IC-PC領域の動脈瘤と，くも膜下出血が確認された．

文献

1) Perry JJ, et al. JAMA 310(12)：1248-1255, 2013.〈くも膜下出血のrule outを目的としたオタワSAHルールの説明〉
2) van Gijn J, et al. Brain 124(Pt 2)：249-278, 2001.〈リスク因子や治療方針をまとめたレビュー．若干古いが，よくまとまっている〉
3) Seymour JJ, et al. Am J Emerg Med 13(1)：43-45, 1995.〈鎮痛薬によりマスクされたSAH症例のケースレポート〉
4) Kowalski RG, et al. JAMA 291(7)：866-869, 2004.〈当初誤診断されたSAH患者のinception cohort，誤診断はその後の死亡率を有意に上昇させるとの記載あり〉
5) Pine DS, et al. N Engl J Med 334(23)：1530-1534, 1996.〈SAHとMIの合併症例を題材にしたclinical problem solving〉
6) Fontanarosa PB. Ann Emerg Med 18(11)：1199-1205, 1989.

症例 2

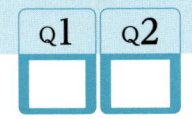

Q1 □　Q2 □

56歳の女性．既往に脂質異常症と高血圧があり通院中．2時間前に突然発症した左手の指先と口の周りのビリビリする感じを主訴に受診．

バイタルサインは，体温36.0℃，血圧170/100 mmHg，脈拍82/分 整，呼吸数20/分，SpO_2 99％（室内気）．診察上，主訴の部位に一致して異常感覚はあるがそれ以外に脳神経所見に異常はなく，四肢の筋力低下はない．失調や歩行障害は認められない．

Q1 この症例での責任病変として最もふさわしい部位を選べ．

❶ 大脳皮質
❷ 視床
❸ 脳幹
❹ 頸髄
❺ 末梢神経

Q2 頭部CT検査とMRI検査を行ったところ異常はなかった．この症例のマネジメントのうち適切なものを1つ選べ．

❶ 脳梗塞急性期と判断し，発症から4時間半以内なのでt-PAによる治療を開始する
❷ 脳梗塞急性期と判断し，アスピリンによる加療を開始する
❸ 血圧高値に対して降圧療法を開始する
❹ 頭部MRIで病変がなければ脳梗塞の可能性は非常に低く，外来で経過観察とする
❺ 頸椎MRIを撮像する

麻痺のない脳梗塞

解答 A1 ➡ ❷　　A2 ➡ ❷

A1 症例で示した手掌・口症候群は一側の口周囲と同側の手の遠位部にみられる感覚異常が特徴的な症候群である．この特徴的な症状は，手と口からの神経線維が視床後腹側核群で隣接しているために生じる．そのため，責任病変としては視床が最も考えられる．大脳皮質や脳幹による手掌・口症候群の報告もあるが，脳幹病変の場合はめまい症状や脳神経障害が出現することが多い[1]．上記の解剖学的理由から，頸髄病変や末梢神経は責任病変として考えにくい．

A2 脳卒中カメレオン（脳卒中っぽくみえないけれど脳卒中）に騙されないために鍵となるのは「突然発症の病歴」と「入念な診察」である[2]．ヘミバリズム，片側のジスキネジア，失語，失認，失行，他人の手徴候といった神経症状が突然発症した場合は，脳卒中を必ず考慮し画像検査を行う．家族の「いつもと違う」「何かおかしい」といった病歴も非常に重要である．「入念な診察」を行うことにより，しばしば本人に自覚症状がない視野障害，感覚障害/消失，半側空間無視を神経所見として引き出し，診断に寄与することがある［これらの項目は脳卒中重症度評価スケールの1つ，NIH stroke scale (NIHSS) にも含まれている］．

本設問の手掌・口症候群は存在を知らないと脳卒中を想起しにくい症状である．加えて，患者自身も口や手の症状のみを訴えて受診する場合もある．「突然発症の病歴」と脳卒中の危険因子でいかにこの診断に気づけるかが重要である．

この症例は感覚障害のみで，NIHSS では1点となる．個々の状況に応じて考えるべきだが，NIHSS で4点以下の軽症例は多くの場合，血栓溶解療法 (t-PA) の治療適応にはならない．急性期脳梗塞ではNIHSS を用いて客観的な重症度評価を行うのが重要である．脳梗塞急性期では，降圧による脳血流低下の懸念から緊急降圧は収縮期血圧>220 mmHg，拡張期血圧>120 mmHg，大動脈解離・急性心筋梗塞・腎不全・心不全などを合併している場合に限って慎重に行う．t-PA を予定する場合は，収縮期血圧>185 mmHg または拡張期血圧>110 mmHg の場合に降圧を行う[3]．急性期の抗血小板療法は48時間以内にアスピリン 160〜300 mg/日の経口投与が強く勧められる．抗血小板2剤併用は，発症早期の心原性脳塞栓症を除く脳梗塞もしくは一過性脳虚血発作患者の亜急性期までの治療法として勧められる[3]．

急性期の脳梗塞に対するMRIの感度は3時間以内であれば73%程度といわれており[4]，超急性期にMRIが陰性でも脳梗塞の除外にはならない．脳梗塞の診断にMRIは必須ではなく，急性の持続する神経脱落症状が重要である．

> - 脳卒中の症状は非常に多彩．超急性発症の神経症状はまずは脳卒中の除外から．
> - 漏れのない系統的な神経診察が重要．

転帰 症状から手掌・口症候群と判断し，アスピリンとオザグレルで初期加療をした．2日後の頭部MRIの再検で右視床に信号変化があり，ラクナ梗塞による手掌・口症候群の診断に至った．

文献
1) Satpute S, et al. Neurologist 19(1)：22-25, 2013.〈手掌・口症候群のケースレポート＆レビュー論文〉
2) Huff JS. Emerg Med Clin North Am 20(3)：583-595, 2002.〈脳梗塞ミミックやカメレオンについて解説している〉
3) 日本脳卒中学会脳卒中ガイドライン委員会（編）：脳卒中治療ガイドライン 2015．協和企画，2015．
4) Chalela JA, et al. Lancet 369(9558)：293-298, 2007.〈急性期脳卒中に対するCTとMRIの感度を比較している〉

症例 3

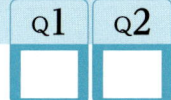

64歳の男性．高血圧，脂質異常症のため10年前よりアトルバスタチンおよびアムロジピンを内服している．受診当日の14時頃，突然右上肢全体の脱力を感じ，全く動かなくなったが，1時間程度で回復した．16時頃に自宅に帰ってきた妻にそのことを話したところ，すぐに病院を受診するよう勧められ急遽来院した．来院時の血圧は152/82 mmHgであったが，すでに脱力，麻痺などの神経症状は消失していた．

バイタルサインは，体温36.0℃，血圧152/82 mmHg，脈拍60/分 整，SpO_2 96％（室内気）．身体所見上，神経学的所見も含め異常なし．

Q1 臨床症状より，一過性脳虚血発作を疑った．診断を行ううえでさらに聴取すべき情報として有用ではないものを1つ選べ．

❶ 排尿障害の有無
❷ 過去7日以内の同様の症状の有無
❸ 糖尿病の既往
❹ 構語障害の有無
❺ 頭痛やけいれんを伴っていたか

Q2 この患者に早急に行うべき検査として適切でないものを1つ選べ．

❶ 心電図
❷ MRI-DWI（拡散強調画像）
❸ 血糖値測定
❹ 頸動脈エコー
❺ 経食道心エコー

一過性脳虚血発作の予後予測と評価

解答 A1 ➡ ❶　A2 ➡ ❺

A1　一過性脳虚血発作(transient ischemic attack：TIA)とは，脳・脊髄・網膜の局所の虚血により引き起こされる短時間の神経機能障害で，脳梗塞を伴わないもの，と定義される．古典的な定義では24時間以内に回復するものをTIAとしていたが，近年の画像診断の進歩により症状がたとえ短時間(1時間以内)で回復したとしても，非可逆的な脳障害を発症しているものが多いことが明らかになったため，現在はむしろ組織障害である脳梗塞の発症の有無を重視した定義に変わっている．また，TIAは引き続き起こる脳血管障害のリスクであり，48時間以内の脳血管障害の発症率は3～5％といわれているため[1]慎重な対応が必要である．

　TIA後の脳血管障害を推定する予測ツールとしてABCD^2〔年齢：Age≧60歳，血圧：BP≧140/90(各1点)，臨床症状：Clinical 一側の筋力低下(2点)・構語障害(1点)，持続時間：Duration≧60分(2点)，10～60分(1点)，糖尿病：Diabetesの既往(1点)，合計7点〕が有名であり，4点以上は原則入院加療とするが，3点以下でも注意が必要である．これに繰り返すTIA症状(Dual TIA：過去7日以内の2回以上の発作)を加えたABCD^3，画像所見〔Imaging：50％以上の頸動脈狭窄，および急性期MRIの拡散強調画像(DWI)での陽性所見〕を加えたABCD^3-Iも提唱され，より予測に有効であるとの知見が得られている[2]．

　一方TIAはプライマリ・ケアでは過剰診断され，TIAと診断された患者の35％は他疾患であったとされている[3]．TIAとの鑑別が必要な疾患として多いものは，片頭痛，失神，心疾患，けいれんなどが挙げられる．

A2　リスクの高い患者，特にABCD^{2}スコアで3点以上の患者に対しては入院のうえ精査および経過観察を行うことが勧められる．低スコアでも，心房細動などの心疾患や，凝固系の異常が示唆される患者では現在の症状にかかわらず注意が必要である．したがって，リスク因子(脂質，血糖値，凝固系)などを調べる血液検査は必要である．

症状発症後24時間以内であれば可能ならばMRI-DWIを行うことが，2009年のAHA/ASAのガイドラインでは推奨されている．内頸動脈を含めた主幹動脈閉塞を評価するために頸動脈エコーあるいはMRAを早期に行う．心電図もできるだけ早く行うことが必要だが，その時点で異常はみられなくとも心房細動を評価するためにホルター心電図も考慮すべきである．心原性血栓によるTIAが疑われる場合には心エコーによる評価は必要であり，特に感染性心内膜炎を疑う際は重要となるが，本患者においての優先度は低いと考えられる．

> - TIAの予後予測スコアはリスクの推定には重要である．
> - リスクの高い患者では，迅速な入院のうえさらなる評価と経過観察が必要である．

転帰　入院のうえ経過観察を行ったが症状は出現せず，MRIも陽性所見は認めなかった．これまでの内服に加え，アスピリン100 mg内服を追加し経過観察を行っているが，今のところ再発はない．

文献

1) Shah KH, et al. Ann Emerg Med 51(3)：316-323, 2008.〈ERにおけるTIA短期予後の系統的総説．48時間以内の脳血管発症率は3～5％〉
2) Kiyohara T, et al. Stroke 45(2)：418-425, 2014.〈福岡脳卒中データベース研究から得られた日本人のデータ．ABCD^{2}よりもABCD^3-Iが予後予測に役立つとの知見〉
3) Wardlow J, et al. Health Technol Assess 18(27)：1-368, 2014.〈TIAとして紹介を受けた患者の35％は脳血管疾患ではなかった〉

症例 4

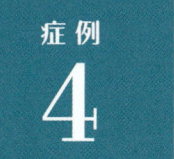

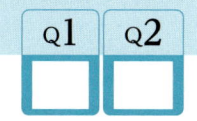

25歳，会社員の男性．2日前から体熱感を自覚していたが，前日より39℃台の発熱と頭痛を認めるようになった．市販の感冒薬を内服して少し熱が下がったものの再度39℃台の熱が出て頭痛が増悪してきたため，救急外来を受診．特に基礎疾患はなく，頭痛もちでもない．常用薬もない．周囲に同様の症状の人はいない．

バイタルサインは，体温39℃，血圧110/70 mmHg，脈拍100/分 整，SpO_2 99%（室内気）．意識は清明で，麻痺や痺れなども認めない．

髄膜炎が否定できないため，診察にて jolt accentuation を行うこととした．

Q1 jolt accentuation の操作特性を高めるのに有用な患者の症状や所見として正しいものを3つ選べ．

❶ 頭痛は最近2週間以内に起こったものである
❷ 37℃以上の発熱を認めている
❸ Kernig 徴候が陰性である
❹ 神経学的異常や意識障害を伴わない
❺ 項部硬直を認めない

診察にて jolt accentuation を行ったところ陽性となり，髄膜炎の可能性を否定できず，髄液穿刺を行うこととなった．

Q2 髄液穿刺の前にCT検査を行うかどうか検討することとなったが，CT検査の適応として誤っているものを1つ選べ．

❶ 免疫不全状態
❷ 神経巣症状（focal sign）がある
❸ 頭痛の持続時間が長い
❹ 中枢神経系疾患の罹患歴
❺ 新規に始まった発作

髄膜炎の診断率を上げる所見とCT適応

解答 A1 → ❶❷❹ A2 → ❸

A1 髄膜炎の診断について古典的にはKernig徴候や項部硬直が知られているが，Kernig徴候の感度は2～8.8％[1,2]，項部硬直の感度は13～39％[2]と低く，所見が陰性でも髄膜炎は否定できない．そこで「1秒間に2～3回の周期で頸を自動的または他動的に左右に振ることで頭痛が増悪する」ことをみるjolt accentuation（JA）が感度97.1％，特異度60.0％という報告[1]がされて以降，JAの有無が髄液検査施行の目安の1つとなってきた．

一方，JAの感度63.9％，特異度43.2％とJA陰性でも髄膜炎が否定できなかったという報告[3]や，意識変容のない症例を集めたJAの前向き検討で感度21～33％，特異度82％とJAの有用性を証明できなかった報告[2]などもあり，その信頼性は揺らいでいる．ただ初めの報告[1]はあらかじめ対象患者を，①最近2週間以内に起こった頭痛，②37℃以上の発熱，③意識障害や神経学的異常を伴わない，と3つの条件をすべて満たす症例に絞っており，文献3）の報告にて同様の条件で113例に絞ると，髄膜炎に対するJAの感度78.9％，特異度68％と感度が上昇しており，事前確率をいかに高めるかが重要である．

A2 髄液検査を行う前のCT検査の適応については，髄膜炎が疑われる301症例を前向きに検討した研究で，髄液検査前に臨床所見に基づいて必要な症例にCT検査を施行しているが，実際CT検査で異常所見を認めた症例も髄液検査後に脳ヘルニアを認めた症例はほとんどなく，CT検査を行った症例は髄液検査が遅れ，診断や治療も遅れるという結果になった．

また結果を検討したところ，CT検査の適応がある症例は，免疫不全状態，意識レベル異常，乳頭浮腫，focal signがある，中枢神経系疾患の罹患歴，新規に始まった発作，のうち1つ以上当てはまる場合となっている．ただCTが正常でもその後，意識レベルの悪化や異常な呼吸状態を認める，GCSが11以下になる，などの症状が認められた時は髄液検査の延期を勧めている．

- 髄膜炎の除外に有用といわれてきたJAの感度は当初の報告より低い可能性があるが，病歴で症例を絞り他の所見と併せて利用するのが望ましい．
- 髄液検査の前にCT検査が必要な症例を適切に選ぶことが，髄膜炎の迅速な診断と治療につながる．

転帰 JAを行う3つの要素を満たしていたためJAを施行したところ，陽性であった．また，所見よりCT検査は必要ないと判断し，CT検査なしで髄液検査を施行．単核球優位の細胞数増多を認め，無菌性髄膜炎と診断され入院となった．

文献

1) Uchihara T, et al. Headache 31(3)：167-171, 1991.〈髄液細胞数の増多を示唆させる所見として初めてjolt accentuationの有用性を発表した〉
2) Nakao, JH et al. Am J Emerg Med 32(1)：24-28, 2014.〈髄膜炎疑い患者でのjolt accentuationの有用性についての前向き研究で，身体所見だけでは髄膜炎の否定は困難であるという論文〉
3) Tamune H, et al. Am J Emerg Med 31(11)：1601-1604, 2013.〈救急室を中心に髄液穿刺を施行した531例を集め，その臨床所見を後方視的に検討した報告〉
4) Hasbun R, et al. N Engl J Med 345(24)：1727-1733, 2001.〈臨床所見が脳内病変のない症例を鑑別するのに役に立つ可能性があることを指摘した〉

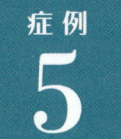 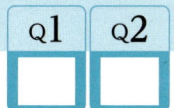

数年来の頭痛に悩まされている25歳の女性が外来を受診した．これまでは市販の頭痛薬で対応していたが，ここ半年ほどは頭痛発作の頻度が月2〜4回程度と以前より増えてきて，仕事にも影響が生じて困っているとのこと．頭痛は発症前にキラキラする線のようなものが10〜15分程度続いた後に発症し，拍動性で嘔気を伴い，休んでいると1〜2日程度で治まることが多い．頭痛に伴い，痛いほうの頭を下にして寝られないことや，腕にビリビリする感じや腕時計を不快に感じたりすることがある．

バイタルサイン・身体所見ともに，特に異常はみられない．

上記経過から片頭痛を最も疑った．

Q1 この症例に対する介入として誤っているものを1つ選べ．

❶ 月2回以上の発作がみられているため予防薬の適応を考慮する
❷ 症状緩和目的にNSAIDs＋胃粘膜保護薬の長期間投与を行う
❸ 肥満がある場合，それに対する介入は片頭痛の重症度や頻度を改善する可能性がある
❹ ビタミンB_2，夏白菊，マグネシウムは片頭痛予防に効果がある可能性がある
❺ 統合型低用量経口避妊薬は禁忌となる

Q2 この症例でみられているアロディニアに関して誤っているものを1つ選べ．

❶ 片頭痛のあるほうの頭を下にして寝られないのはアロディニアである
❷ 腕がビリビリしたり，腕時計が不快に感じられるのはアロディニアである
❸ 右の片頭痛であれば体幹部や四肢のアロディニアは左側に出現する
❹ 頭痛がない状況でもアロディニアは起こりうる
❺ トリプタンに対する治療抵抗性や慢性化の予測因子となりうる

片頭痛の周辺知識

解答 A1 ➡ ❷   A2 ➡ ❸

A1 この症例は「典型的前兆に片頭痛を伴う」片頭痛症例である．日本の慢性頭痛の診療ガイドライン[1]では，片頭痛発作が月2回以上あるいは6日以上ある患者では予防療法を検討することが推奨されており，この患者は予防療法の適応となる．本邦で保険適用があるのはロメリジン，バルプロ酸，プロプラノロールなどで，抗うつ薬やACE阻害薬，ARBなどは保険適用が認められていない．

NSAIDsの積極的な投与は，やがてNSAIDsによる薬剤乱用性頭痛を引き起こす可能性もあり推奨されない．肥満は片頭痛の重症度や頻度との関連が指摘されており[2]，肥満，いびき，睡眠時無呼吸症候群，精神疾患やストレスの多い生活，顎関節症，過剰な鎮痛薬使用，カフェイン摂取といった慢性化に関連する危険因子に対する介入は，予後改善に結びつく可能性がある．

ビタミン B_2，夏白菊(fever few)，マグネシウムは自然食品やサプリメントとして使用されるものの中である程度の片頭痛予防効果を期待することができる．これらの薬剤の副作用には重篤なものはみられず，安価であることから片頭痛予防薬の選択肢として考慮してもよい．

ガイドラインでは，前兆のある片頭痛では経口避妊薬は血栓症や脳梗塞のリスク上昇などの観点から原則禁忌である．前兆のない片頭痛では，禁忌ではないが慎重な判断が必要である．

A2 アロディニアに関しては片頭痛患者の34〜62％に発生するといわれており，頭痛がない時にも起こりうる．295名の片頭痛のアロディニアに関するデータを報告した研究では，片頭痛患者の53％にアロディニアを生じ，27％が頭部のみ，18％が頭部と頭部外，8％が頭部外のアロディニアを生じていた．アロディニアの主体は痛覚過敏であり，ビリビリするといった異常感覚や感覚異常を生じうる．頭部のアロディニアは片頭痛と同側で同じ高さに生じやすく，ブラッシングが困難になったり，頭を下にして寝るのが困難になったりといった症状を起こす．頭部外のアロディニアは片頭痛の場所に関係なく，同側でも対側でも両側でも起こりうる[3]．

アロディニアはトリプタンの治療抵抗性[4]，慢性化[5]の予測因子であるという報告がある．アロディニアは片頭痛発症1〜4時間程度で出現するといわれており，早期治療が重要である．

- 月2回以上の発作は予防投与を考慮する．
- アロディニアは慢性化および治療抵抗性の可能性がある．早期介入が重要．

転帰 若年の女性，頻回の発作，アロディニアあり，以上の点からまず頭痛日誌をつけるように指示し，頭痛専門医に紹介受診をおすすめした．挙児希望もあったため予防薬は開始せず，まずは生活指導および発作時用のトリプタン製剤の処方となった．

文献
1) 日本頭痛学会：慢性頭痛の診療ガイドライン 2013.〈学会HPから無料で閲覧可能 !!〉
2) Bigal ME, et al. Neurology 66(4)：545-550, 2006.〈肥満と片頭痛に関する論文〉
3) Mathew NT, et al. Neurology 63(5)：848-852, 2004.〈片頭痛とアロディニアに関する論文〉
4) Burstein R, et al. Ann Neurol 55(1)：19-26, 2004.〈アロディニアの治療抵抗性に関する論文〉
5) Louter MA, et al. Brain 136(Pt 11)：3489-3496, 2013.〈アロディニアは慢性化の予測因子という論文〉

症例 6

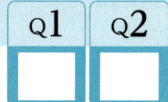

35歳の女性．ここ1か月で増悪傾向にある頭痛を主訴に受診．鎮痛薬はあまり効果がなく，最近になって頭痛のために眠れなくなり，景色がかすむような症状も出現したために受診した．他に気になる症状として嘔気と肩こりがある．頭痛の既往があり，これまでは市販の鎮痛薬で対応していた．これまでは月1～2回程度の使用で済んでいたが，最近1か月はほぼ毎日内服している．他に既往症として子宮内膜症があり，経口避妊薬を飲んでいる．

バイタルサインは正常．診察上，項部硬直はなく，脳神経学的所見に異常は認められない．

Q1　頭蓋内圧亢進による頭痛として考えにくいものを1つ選べ．

❶ バルサルバ手技で増悪する
❷ 運動で増悪する
❸ 早朝に増悪する
❹ 外転神経麻痺による眼球運動障害が起きることがある
❺ 立ったり座ったりすると15分以内に増悪する

追加の病歴で頭蓋内圧亢進による頭痛に矛盾しない病歴と，景色がかすむといった視力障害を考慮する症状が認められたため，眼底検査を行ったところ乳頭浮腫が認められた．

Q2　診断の確定および鑑別診断に最も優れている検査を2つ選べ．

❶ 腰椎穿刺
❷ Dダイマーの測定
❸ 単純CT検査
❹ MRI/MRV検査
❺ CT venography

経口避妊薬を飲んでいる女性の頭痛

解答 A1 ➡ ❺   A2 ➡ ❹ ❺

A1 この症例は経口避妊薬(ピル)によって誘発された脳静脈洞血栓症(cerebral venous thrombosis：CVT)である．CVT は稀な疾患であるが，診断が遅れると頭蓋内出血やけいれんなどにつながり，急性期に5％が死亡する重篤な疾患である．

CVT のリスクは副鼻腔炎などの感染症，妊娠，産褥，薬剤(経口避妊薬，ホルモン療法，ステロイド)，頸静脈カテーテル，炎症性疾患，悪性腫瘍など様々である．

徴候は主に，①頭蓋内圧亢進，②巣症状(局所症状，けいれん)，の2つに分かれる．CVT の頭痛は数日から数週間で増悪するのが典型的だが，実際は血栓の関与次第で雷鳴様頭痛，急性，亜急性，慢性のどの経過もたどることがあり，間欠的，帯状，局所的，全体的と様々である．

頭蓋内圧亢進症により起こる頭痛はバルサルバ手技，労作，横向きで増悪し，全体的に鈍い痛みを起こす．頭蓋内圧亢進が進行すると外転神経麻痺，視力障害，意識障害，精神症状に至ることがある．

早朝頭痛は頭蓋内圧亢進症を疑うきっかけとなるが，睡眠時無呼吸症候群，薬物乱用性頭痛，カフェイン依存性頭痛，片頭痛，うつ病，夜間けいれん，夜間高血圧，褐色細胞腫，夜間低血糖などが原因でも起こりうる．

立位や座位で15分以内に増悪するのは特発性低髄液圧性頭痛で，6割程度にみられる．

乳頭浮腫は CVT のほとんどの患者でみられ，評価に有用である．頭痛と乳頭浮腫のみの場合は，CVT と特発性頭蓋内圧亢進症の鑑別は臨床的には不可能とされている．

A2 CVT を疑う場合は緊急の MRI(T2* と MRV)が推奨されている．CT venography は感度95％，特異度91％であり[1]，MRI が禁忌の患者でも使用可能で迅速に行える検査であり代替検査になる．

腰椎穿刺は特発性頭蓋内圧亢進症の診断には必要だが，二次性の除外が必須であり，鑑別に必須である MRI＋MRV がまず推奨されている．D ダイマーは感度90％以上であるが，検査前確率が高い場合は D ダイマーが陰性でも CVT の除外はできないとされている．

単純 CT は30％の症例で正常であり，CVT を直接示唆する所見があるのは1/3程度である．

- 「血栓リスクのある人の頭痛」「頭蓋内圧亢進症，乳頭浮腫，外転神経麻痺を伴う頭痛」をみたら，必ず脳静脈洞血栓症を鑑別に考慮する．

転帰 MRV により CVT の診断に至った．入院し抗凝固療法による加療を受け，後遺症なく退院となった．

文献
1) Saposnik G, et al. Stroke 42(4)：1158-1192, 2011.〈脳静脈洞血栓症に関する ASA/AHA の statement〉
2) Mea E, et al. Cephalalgia 29(4)：418-422, 2009.

症例 7

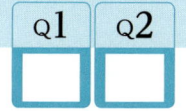

33歳の女性．来院の10か月前に出産．正常分娩であった．4か月前より朝起床時に後頭部痛を自覚するようになった．臥位では特に症状は認めないが，起き上がると痛みが出現し，同時に悪心も認められた．頭痛の性状はガンガンする痛みで，午前中にかけて強く，その後は軽快するような経過．脈拍との一致性は不明であった．視覚症状は認めず，麻痺やしびれも自覚していない．近医を受診し，頭部 MRI 検査も施行されたが原因不明であり，対症療法をしていたが徐々に頭痛が増悪するために来院した．

来院時のバイタルサインは，体温 36.4℃，血圧 120/50 mmHg，脈拍 76/分 整，呼吸数 18/分．体位性の血圧，脈拍数の変化は正常範囲内であった．脳神経所見に異常を認めず，頭痛と脈拍との一致性は認めなかった．四肢麻痺，感覚障害も認められなかった．

患者が持参した4か月前の頭部 MRI を確認すると，FLAIR において硬膜が全周性に肥厚していた．

Q1 病歴から低髄液圧症候群を疑った．この疾患に特徴的な所見を2つ選べ．

❶ 起立時に増悪する頭痛は高頻度で認められる
❷ 男性例が多い
❸ 造影頭部 MRI にて硬膜の造影が認められる
❹ 髄膜刺激徴候は認められない
❺ 視覚障害や羞明は伴わない

Q2 検査の結果，低髄液圧症候群と診断した．まず行うべき対応を2つ選べ．

❶ 硬膜外自家血注入
❷ 髄液ドレナージ
❸ 1〜2 L/日の飲水もしくは補液
❹ 抗結核薬の使用
❺ 2週間程度の安静

起立時に増悪する頭痛

解答 A1 ➡ ❶ ❸   A2 ➡ ❸ ❺

A1

低髄液圧症候群は慢性頭痛の原因として近年発見が増加している疾患である．スポーツや外傷，出産を契機として髄液の漏出が生じ，低髄液圧となる．症状は臥位で改善し，立位で増悪する慢性頭痛をきたす．頭痛は立位により数分～数時間かけて増悪するが，一部で劇症型の頭痛を訴える例も報告されている．頭痛以外には悪心，嘔吐，疲労感，羞明，後頸部痛，項部硬直，髄膜刺激症状が比較的多く認められる[1]．18例の低髄液圧症候群の解析[2]では，診断時の年齢は38歳(22～55歳)，女性例が15例と女性に多かった．症状は体位性頭痛が100％，頸部痛・項部硬直56％，悪心・嘔吐50％，聴覚障害39％，視覚障害28％，羞明22％，認知障害22％，他には顔面のしびれ，音声恐怖症，複視，パーキンソン症状，味覚障害が認められた．また，18例中17例で初期診断を誤診しており，片頭痛や髄膜炎，緊張性頭痛と誤診されることが多い．低髄液圧症候群の診断基準(A～Dを満たす)を表1に示す[3]．

硬膜外自家血注入術やリークの証明となると専門的な行為となるため，症状で低髄液圧症候群を疑った場合，次に行うことは頭部 MRI 検査か，腰椎穿刺による髄液圧の測定になる．しかしながら腰椎穿刺自体，低髄液圧症候群の誘因となるため，まず頭部 MRI を行うことが多い．

低髄液圧症候群に典型的な MRI 所見は3つ，硬膜肥厚，下方への陥凹，硬膜下水腫である[2]．低髄液圧症候群患者における頭部 MRI の感度は72.3％との報告がある[4]．硬膜の肥厚は，びまん性に認められる．頭蓋内が低圧となるため，硬膜血流が増加することで生じ，造影 MRI において造影される特徴をもつ．脳の下方陥凹では矢状断において，トルコ鞍上の脳槽の欠如，視交叉が下垂体窩へ傾く所見，斜台に対して橋が平坦となる所見，小脳扁桃が下方へ陥入する所見で判断する．

A2

低髄液圧症候群の治療は，まず2週間の安静と1日1～2Lの水分摂取が第1選択となる[1]．髄液漏出部位が同定できる場合，保存的

表1 低髄液圧症候群の診断基準

A	起立時に増悪する頭痛
B	以下の1つ以上を満たす 1) 髄液初圧 ≤ 60 mmH$_2$O 2) 硬膜外自家血注入術で改善する 3) 髄液のリークが証明される 4) MRIにて典型的な像を認める
C	最近の腰椎穿刺，硬膜穿刺の既往なし
D	他に考えられる疾患がない

加療で改善しない場合は，硬膜外自家血注入術を試す．しかしながら保存的加療で改善しない14例において自家血注入術を行った報告では[5]，頭痛の程度は軽度改善するものの，頻度，持続時間は有意差なく，決定的な治療ではないのが現状である．

- 起立時に増悪する慢性頭痛では低髄液圧症候群を鑑別に入れる．
- 疑った際，次の一手は頭部 MRI であるが，矢状断を忘れずにオーダーする必要がある．硬膜肥厚があれば造影 MRI で造影されるかもポイント．
- 可能性が高ければまず1～2Lの飲水と安静．改善が乏しければリークの有無，部位の評価と硬膜外自家血注入術を考慮．ただしこれは専門医の領域である．

転帰 過去の頭部 MRI を見直すと典型的な低髄液圧症候群の像であったため，補液，飲水指導で対応したところ，症状は軽快した．その後数か月安定したものの，再度増悪傾向になったためにリークの評価，硬膜外自家血注入術目的に専門施設を紹介とした．

文献

1) 篠永正道，他：脳脊髄液減少症ガイドライン2007．メディカルレビュー社，2007．
2) Schievink WI. Arch Neurol 60：1713-1718, 2003.〈18例の低髄液圧症候群患者の解析〉
3) Schievink WI, et al. Headache 51：1442-1444, 2011.〈診断基準についての論文〉
4) Schievink WI, et al. AJNR Am J Neuroradiol 5：853-856, 2008.〈低髄液圧症候群患者における診断基準の陽性率を評価した報告〉
5) Madsen SA, et al. J Headache Pain 12：453-457, 2011.〈難治性の症例における硬膜外自家血注入術の効果を評価した〉

症例 8

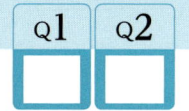

47歳の会社員の女性．4～5日前から続く全身倦怠感，頭痛を主訴に，あなたの診療所を金曜日の17時に受診した．数日前から37℃台前半の微熱も出現．これまで頭痛は軽度であったが，今朝からは右の前額部に発疹も出現しはじめた．発疹は紅斑であり，右眼瞼の上部と鼻部にかけて広がっている．発疹が出現する2日前から，同部位周辺にピリピリとする痛みも感じていた．

バイタルサインは，体温37.2℃，血圧126/78 mmHg，脈拍65/分 整，呼吸数16/分，SpO_2 97%（室内気）．

Q1 診察時において，あなたが最も注意すべき所見を選べ．

❶ 羞明
❷ 右眼球の発赤
❸ 鼻尖の水疱形成
❹ 眉弓を越える発疹形成
❺ 角膜の知覚低下

Q2 眼合併症がみられた場合の治療として，適切でないものを1つ選べ．

❶ ビタミン B_{12}
❷ バラシクロビル
❸ ファムシクロビル
❹ 局所ステロイド
❺ アシクロビル眼軟膏

眼周囲に違和感のある帯状疱疹

解答 A1 ➡ ❷   A2 ➡ ❶

A1 帯状疱疹の約17％が顔面に発症する．とりわけ三叉神経第一枝領域である前頭部に生じた場合は，およそ1/2が眼球症状を発症する．眼球組織へは鼻毛様体神経を介して炎症が波及するため，本神経の支配領域である鼻背，鼻尖に病変の進展がみられる場合，その8割に眼球合併症を認めるといわれている[1,2]．古典的にはこの所見をHutchinson徴候といい，この徴候が認められた場合には早期の眼科医への紹介が必要といわれてきた[3]．

しかし，眼球の発赤(red eye)は，羞明，鼻尖の水疱形成，眉弓を越える発疹の形成，角膜の知覚低下よりも，眼球への炎症波及を示す，より鋭敏な徴候であり(感度100％，特異度68％)，たとえHutchinson徴候がみられなくとも重度の眼合併症が示唆され，重大な所見と考えるべきである[4]．

A2 すべての眼周囲の帯状疱疹が眼合併症を発症するのではないが，眼球の発赤，視力低下を認めた場合には，早期の抗ウイルス薬の投与と局所治療によって角膜病変を緩和し視力喪失を防ぐことが必要となる．もしこれらの所見がみられた場合，早期の眼科への診療依頼が推奨される．またその際には，局所ステロイド投与やアシクロビル眼軟膏などの局所治療も行われる[5]．

バラシクロビルおよびファムシクロビルは，アシクロビルと比べ，副作用の発生や局所治癒までの期間は同様であるが罹患1か月後の痛みに関し30〜40％の減少を認めること，また内服回数が少ないことからもアシクロビルよりも推奨されている[6]．ビタミンB_{12}はしばしば帯状疱疹の加療に使用されるが，内服には明らかな効果は認められない．

- Hutchinson徴候 → 三叉神経第一枝領域の帯状疱疹に伴う鼻背あるいは鼻尖の発疹．眼球合併症を示唆する古典的な所見である．
- red eyeおよび視力低下は帯状疱疹の眼合併症への進展の有無を見分ける重要な所見である．
- 眼球周囲の帯状疱疹がみられた場合は，抗ウイルス薬の投与開始が必要である．

転帰 眼球発赤，視力障害およびHutchinson徴候は認めなかった．バラシクロビル内服を開始し，翌日の眼科への受診を指示した．注意深いフォローアップを行い，眼合併症を認めずに治癒した．

文献
1) Lam FC, et al. BMJ 339：b2624, 2009.〈帯状疱疹眼合併症のレビュー〉
2) Donahue JG, et al. Arch Intern Med 155：1605-1609, 1995.
3) Murrell GL, et al. Otolaryngol Head Neck Surg 136(2)：313-314, 2007.〈Hutchinson徴候のレビュー〉
4) Adam RS, et al. Acad Emerg Med 17(11)：1183-1188, 2010.〈救急外来に来院した54名の眼症状をもつ帯状疱疹患者のコホート調査〉
5) Opstelten W, et al. BMJ 331(7509)：147-151, 2005.〈帯状疱疹眼合併症の治療に関するレビュー〉
6) McDonald EM, et al. Antivir Ther 17(2)：255-264, 2012.〈帯状疱疹に対する抗ウイルス薬の効果の系統的レビュー〉

症例 9

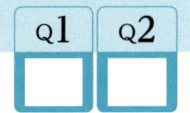

36歳の男性．昨日昼頃から徐々に口が動かしにくく，目を閉じにくいことを自覚．家族からも右口角の下垂と，右流涎を指摘され本日来院した．

来院時バイタルサインは，体温 36.0℃，血圧 120/65 mmHg，脈拍 58/分 整，SpO_2 98%（室内気）．既往歴なし，内服歴なし．身体所見では，右口角は下垂し，口を膨らませようとすると空気が漏れる．眉挙げをしてもらうと左のみしわがよる．明らかな外傷歴はない．

Q1 この患者で認められる可能性が高い身体所見を3つ選べ．

❶ 麻痺側の聴覚低下
❷ 味覚低下
❸ 瞳孔不同
❹ 咽頭の水疱
❺ 顔面痛

Q2 本患者はベル麻痺が疑われた．治療に関して正しいものを2つ選べ．

❶ 血糖検査が必要である
❷ プレドニゾロン 50 mg 分 2 を処方する
❸ 重症例ではメチルプレドニゾロン 500 mg 点滴を行う
❹ 治療は発症 1 週間以内に開始する
❺ 再発率は 30 % 程度である

末梢性顔面神経麻痺の初期マネジメントと治療

解答 A1 ➡ ❷❹❺ A2 ➡ ❶❷

A1 急性の末梢性顔面神経麻痺と考えられる患者である．急性顔面神経麻痺の原因は，ベル麻痺72％，Ramsay Hunt症候群7％，外傷4％，腫瘍4％，中耳炎・真珠種3％との報告がある[1]．両側性であれば上記に加え，サルコイドーシス，ライム病，ギラン-バレー症候群，重症筋無力症を追加で考える必要があるが，そのうえでも両側の顔面神経麻痺の原因のうち23％がベル麻痺であり，最も多かったとする報告もある[2]．

【Q1】は末梢神経麻痺を起こす原因疾患で生じる身体所見についての設問である．顔面神経は以下の4つの成分をもつ混合神経である．

①一般体性求心性線維：外耳皮膚の温度感覚・痛覚・触覚
②特殊内臓性求心性線維：舌の前2/3・硬口蓋・軟口蓋からの味覚
③特殊内臓性遠心性線維：表情筋・広頸筋・頬筋・アブミ骨筋の運動
④一般内臓性遠心性線維：顎下腺・舌下腺・涙腺・鼻腺の分泌

そのため顔面神経が障害された場合には，顔面の異常感覚・痛み，舌の前2/3の味覚消失，顔面の運動障害・アブミ骨筋反射の低下，涙液分泌異常などがみられる．顔面神経麻痺の患側耳では聴覚過敏が認められることがあるが，これはアブミ骨筋反射が低下すると鼓膜の振動を抑えることができなくなり生じるという説が有力である．涙液は基礎分泌が減少するものの，眼瞼運動障害により涙液の排泄障害も起こるため，自覚的には涙液が増加していることもある．瞳孔不同は瞳孔への遠心路の障害に起こるため顔面神経麻痺では生じない．

帯状疱疹ウイルス（VZV）が原因となるRamsay Hunt症候群では，耳道や咽頭に疱疹が認められることが多いので確認が必要である．Ramsay Hunt症候群の特徴は皮疹と強い疼痛であるが，14％は皮疹が数日～1週間遅れて出現することがあるため初診時に皮疹がないからといって否定することはできない[3]．顔面の感覚については感覚障害が主であるが，ベル麻痺の約半数には耳介あるいは顔面の痛みやしびれを伴う．

A2 末梢神経麻痺の治療は，ベル麻痺が疑われた場合にはステロイド内服が基本になる．ベル麻痺は70％は自然に寛解するが，治療により寛解率が90％まで上昇する．ステロイド治療による改善は48時間以内に開始した群のみで有意差が生じたとの報告があり，早期に開始されることが望ましい[4]．使われるのはプレドニゾロン50～60mg/日からのことが多く，ステロイド大量療法（ステロイドパルス）の優位性は認められていない．

抗ウイルス薬（アシクロビル，バラシクロビル）はベル麻痺に対しては無効とする報告が多く，ステロイド内服に追加した場合に軽度有効の可能性がある．Ramsay Hunt症候群が疑われた場合は水痘・帯状疱疹ウイルスが原因であり，処方される．血糖検査は低血糖性神経障害のステロイド内服前の確認のために施行する．ベル麻痺の再発率はおおよそ5～12％と報告されている．

- 顔面神経麻痺で起こりうる障害を確認する（聴覚過敏も忘れずに）．
- ベル麻痺が疑われる場合，発症後48時間以内にプレドニゾロン内服を行う．

転帰 耳道・咽頭の水疱はなかったためまずはベル麻痺を疑い，プレドニゾロン内服を処方したうえで翌日の耳鼻科受診をおすすめした．耳鼻科の診察では柳原法13点，聴力検査と誘発筋電図も行われた．プレドニゾロンによる治療が続行され，その後症状は軽快した．

文献

1) Holland NJ, et al. BMJ 329(7465)：553-557, 2004.〈ベル麻痺についてまとめられたレビュー〉
2) Keane JR. Neurology 44(7)：1198-1202, 1994.〈両側顔面神経麻痺と診断された43症例の原因などについて述べたケースシリーズ〉
3) Sweeney CJ, et al. J Neurol Neurosurg Psychiatry 71(2)：149-154, 2001.〈Ramsay Hunt症候群についてまとめられたレビュー〉
4) Axelsson S, et al. Otol Neurotol 32(1)：141-146, 2011.〈ベル麻痺に対するステロイド，バラシクロビルの治療効果について調べたRCT〉

症例 10

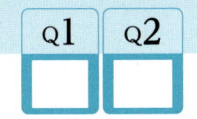

特に既往歴のない67歳の女性が，受診2～3週間に自覚した左顎のしびれ感を主訴に外来を受診した．数日前に歯科受診して特に異常がないといわれ，鎮痛薬を処方されたが改善しないとのこと．

バイタルサインは特に異常なし．顎および口腔内に特記すべき所見はなく，上記部位の異常感覚以外にその他の脳神経学的所見でも異常はなかった．

Q1 本症状の原疾患として考えにくいものを1つ選べ．

❶ 転移性腫瘍
❷ 悪性リンパ腫
❸ 急性白血病
❹ 側頭動脈炎などの血管炎
❺ 低Ca血症

身体所見では頸部リンパ節のリンパ節腫大があり，X線とCTで左下顎骨に透過性が亢進している部位が認められた．左下顎骨の生検が行われ，びまん性大細胞型B細胞リンパ腫（diffuse large B-cell lymphoma：DLBCL）の診断に至り，PET-CTでは左下顎骨と横隔膜上，縦隔，傍大動脈のリンパ節で取り込みの亢進が認められた．

本症例は症状および画像所見もあわせ，DLBCLによるオトガイしびれ症候群と診断した．

Q2 本症候群に関して誤っているものを1つ選べ．

❶ パノラマX線，CT，MRIなど悪性腫瘍を念頭に置き，原因検索のために積極的に画像検査を行う
❷ 画像検査を行っても病変が明らかにならない場合，腰椎穿刺を行うことを考慮する
❸ 感覚障害がメインであり運動障害は生じない
❹ 局所放射線治療が有効である
❺ 悪性腫瘍に対して治療中ないし治療歴のある患者で本症候群が出現したら，再発や転移を考慮する

オトガイしびれ症候群をどう診るか

解答 A1 → ❺   A2 → ❹

A1 オトガイしびれ症候群（numb chin syndrome：NCS）は片側性の顎，唇，歯肉の感覚異常を特徴とする神経障害をきたす症候群である．下歯槽神経の障害により生じる．頻度は少なく稀な疾患であるが，歯科的な原因が明らかではない時は乳癌や血液学的悪性腫瘍などによる可能性が考えられるため，病因の検索が必要である．悪性腫瘍の既往がある場合は再発を最も念頭に置き，診察・検査を勧める．

下歯槽神経は歯肉，下唇，顎領域の感覚を司り，運動神経はない．そのためNCSは純粋に感覚神経障害である．感覚異常は通常片側性で，両側性は10％程度である．低Ca血症や過換気症候群の場合は，両側性で下顎ではなく口の周りに発生することが典型例であり，分布が鑑別の参考となる．

NCSは悪性細胞の下歯槽神経鞘の浸潤か，局所腫瘍または転移性腫瘍による圧迫か，髄膜の局所転移による頭蓋内三叉神経根の圧迫で生じる．

NCSの一般的な原因は，大人の場合は転移性乳癌や高悪性度リンパ腫が多く，小児の場合は急性白血病によるものが多い．他の原因として肺癌，悪性黒色腫，前立腺癌，肉腫，腎細胞癌，多発性骨髄腫，頭頸部癌などの報告もある．

悪性腫瘍以外にも側頭動脈炎が初発症状だったという報告もあり[1]，非悪性疾患としては歯原性感染症以外にも外傷，糖尿病，アミロイドーシス，梅毒，サルコイドーシス，鎌状赤血球症，血管炎，動脈瘤が原因として知られている．

A2 NCSの診断は臨床的に行うが，その大多数は下顎骨への転移による．パノラマX線撮像は溶骨性変化などがわかるため有用である．下顎のCTは下歯槽神経と周辺の解剖の評価ができ，頭部と頭蓋底のCTは三叉神経根の領域や転移性病変や軟膜病変を評価できる．MRIは頭部病変にも下顎骨病変の評価にも有用である．骨シンチグラフィは転移性病変や骨髄炎などの骨疾患を鑑別できる．

画像検査でも原因が不明な場合は，癌性髄膜炎や軟膜転移の評価のために腰椎穿刺が必要である．ある研究では脳，頭蓋底，下顎のCTと腰椎穿刺の分析で，悪性腫瘍の既往のあるNCSの89％が診断された[2]．

NCSの治療はあくまで基礎疾患の治療であり，下顎の症状は多くの患者で自然に改善する．そのため，局所放射線治療は必要としないことが多い．ただし悪性腫瘍に伴うNCSは一般的に予後は非常に悪く，生存期間は数か月とされている．

- 歯科的な原因が明らかではないNCSは悪性腫瘍の初発症状のことがあり精査は必須．
- 悪性腫瘍の既往がある人のNCSは再発を考慮する．

転帰 DLBCLに対してR-CHOP療法が開始され，その後左下顎の症状は自然に改善していった．

文献

1) Abilleira S, et al. Headache 45(10)：1411-1413, 2005.〈側頭動脈炎によってNCSが起きた症例報告〉
2) Lossos A, et al. Neurology 42(6)：1181-1184, 1992.〈CTと腰椎穿刺でNCSの89％が診断〉
3) Marinella MA. Hospital Physician 54-56, 2000.〈NCSに関してわかりやすく解説〉
4) Sweet JM. Arch Intern Med 164：1347-1348, 2004.〈プライマリ・ケアでのNCSの認識の重要性を説いている〉

症例 11

46歳の男性．7日前から両足先のちりちりとしたしびれ感を自覚していた．5日前から会社の通勤時に階段を上るのがつらいと感じるようになったが，疲れのせいと思い様子をみていた．昨日から平地の歩行でも10分以上歩くのがつらくなり，かばんを持つ時に握力が落ちているように感じて来院した．2週間前に数日間の発熱と咳嗽があり，市販の総合感冒薬を内服している．今までに同様の症状をきたしたことはない．喫煙歴はなく，飲酒はビール500 mL/日程度．

来院時バイタルサインは，体温36.2℃，血圧120/68 mmHg，脈拍76/分 整，SpO_2 99%（室内気）．身体所見では，右手握力21 kg，左手握力18 kg，深部腱反射は両上肢の腕橈骨筋反射が消失，両下肢の膝蓋腱反射とアキレス腱反射の消失が認められた．

Q1 疑われる疾患で認められる可能性の高い症状を3つ選べ．

❶ 顔面神経麻痺
❷ 症状の動揺性
❸ 排尿障害
❹ 眼球運動障害
❺ 発症時の発熱

Q2 予後予測因子となるものを3つ選べ．

❶ 腱反射消失
❷ 上気道炎の先行
❸ 感覚障害
❹ 年齢
❺ ピーク時の歩行障害

ギラン-バレー症候群の症状と予後予測因子

解答 A1 ➡ ❶❸❹ A2 ➡ ❸❹❺

A1 ギラン-バレー症候群が疑われる患者である．ギラン-バレー症候群は急性発症の免疫介在性多発神経炎である．約70％の症例で先行感染が4週間前にみられ，そのうち約6割は上気道感染，約2割が消化器感染である．同定可能であった病原体は *Campylobacter jejuni* が最も多く，それ以外に CMV・EBV・マイコプラズマがある．脱髄疾患を主とする急性炎症性脱髄性多発神経炎（acute inflammatory demyelinating polyneuropathy：AIDP），軸索変性が主体の急性運動性軸索型神経炎（acute motor axonal neuropathy：AMAN）に主に分けられるが，感覚も障害される場合や Fisher 症候群に代表されるような亜型も存在する．上肢と上肢帯に筋力低下が限局するものや，近位筋から症状が始まるものもある．多くの場合で抗ガングリオシド抗体が検出され，その種類によって臨床症状が異なることが報告されている[1]．

上記のように臨床情報が多彩で，初期症状も症例によって異なることから診断に苦慮することが少なくない．診断基準もエキスパートオピニオンを基としたものが多く，現在でも1978年に The National Institute of Neurological and Communication Disorders（NINCDS）により作成されたものが使用されている[2]．典型例では病歴と身体所見で推定可能な疾患であり，中核症状の進行性の四肢の弛緩性運動麻痺と腱反射の消失に注意しながら見逃すことのないようにしたい．発症時に発熱が「ない」ことは診断を支持する項目の1つである．症状は一般的に単相性で4週間以内にピークに達する．

合併する脳神経麻痺で多いものは，日本での全国調査では，顔面神経麻痺（34％），球麻痺（29％），眼球運動障害（13％）である[3]．自律神経障害も65％程度に認め，高血圧，起立性低血圧，頻脈・徐脈，排尿障害などがみられ，時に「自律神経の嵐」と称されるような激烈な障害となることがある．

A2 予後不良の予測因子としては，ピーク時での重症度，高齢発症，下痢の先行感染ないし *C. jejuni* 感染，発症から入院までの日数が短い

表1　EGOS スコア

		スコア
発症年齢	＞60	1
	41〜60	0.5
	≦40	0
下痢の先行 （発症前4週間以内）	なし	0
	あり	1
Hughes の機能グレード尺度 （入院2週間後）	0もしくは1	1
	2	2
	3	3
	4	4
	5	5

6か月後の歩行不能の確率は，スコア3以下で5％以下，スコア7で約83％．

ことなどがわかっている．6か月後の歩行不能をアウトカムとした Erasmus GBS Outcome Scale (EGOS)[4] を表1に示す．

- ギラン-バレー症候群には種々の発症様式と亜型があるが，進行性の四肢の運動障害と腱反射の消失が中核症状である．
- 発症年齢，下痢の先行，歩行障害の程度などが予後予測因子である．

転帰 来院時の Hughes の機能グレード尺度ではグレード1程度であった．同日に近隣病院の神経内科に紹介となり，ギラン-バレー症候群疑いで入院となった．腰椎穿刺で蛋白細胞解離と，神経伝導速度の遷延が確認された．歩行障害の進行が認められ，血漿交換とγグロブリン大量点滴療法が行われた．その後，回復期リハビリ病院に転院し，4か月後に自宅退院となった．

文献
1) 日本神経学会：ギラン・バレー症候群，フィッシャー症候群診療ガイドライン2013．南江堂，2013．〈書籍以外にもネットで無料で閲覧可能〉
2) Asbury AK, et al. Ann Neurol 27 Suppl：S21-24, 1990.〈エキスパートオピニオンによるギラン-バレーの診断基準が示されている〉
3) 荻野美恵子，他：Guillain-Barré 症候群の全国調査―第3次調査結果を含めた最終報告．厚生労働省特定疾患対策研究事業免疫性神経疾患に関する調査研究班平成12年度研究報告書，pp99-101, 2001.〈本邦でのギラン-バレー症候群の疫学調査〉
4) van Koningsveld R, et al. Lancet Neurol 6(7)：589-594, 2007.〈予後予測スケールである EGOS についての論文〉

症例 12

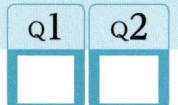

21歳の女性，大学生．授業でプレゼンテーションをしている最中に，突然気を失い転倒した．転倒後2〜3分ほど四肢が強直しており周りの声に反応しなかったが，数分後には会話可能となった．病院受診を本人が希望せず，教室にあったソファで1時間程度休んだ後に帰宅．その後，心配した友人が付き添って，翌日に診療所を受診した．受診当日には特に体調に問題は自覚していない．

来院時バイタルサインは，体温36.2℃，血圧102/58 mmHg，脈拍52/分 整，SpO_2 98%（室内気）．

Q1 失神とけいれんの鑑別のために行う問診で，けいれんによる意識障害を示唆しない病歴を1つ選べ．

❶ 前駆する発汗
❷ 発作後の錯乱
❸ 舌咬傷
❹ チアノーゼ
❺ ストレスに関連した意識障害

【Q1】の選択肢の病歴はすべてなかった．追加の病歴で，今までも緊張すると年1〜2回は同様のエピソードを起こしていたことが判明した．以前にこのことで救急病院を受診し，身体所見に加え，採血とX線，12誘導心電図では異常がないと言われたとのことであった．他の既往歴はない．

Q2 本患者の診断とマネジメントで誤っているものを2つ選べ．

❶ ホルター心電図は必要でない
❷ 身体所見と心電図で異常がなければ心原性失神の可能性は低い
❸ 心因性が疑われた場合には家族からの目撃情報が重要である
❹ 発作時の瞬きや閉眼は心因性を疑わせる所見である
❺ 同日から抗てんかん薬を開始する

失神とけいれんの鑑別

解答 A1 ➡ ❶   A2 ➡ ❸ ❺

A1 失神とけいれんは鑑別すべき病態であるが，医師が診察する前にけいれんが消失している場合も多く，目撃者や救急隊員からの病歴聴取が重要となる．舌咬傷（感度45％，特異度97％，OR 16.5），頭位変換（感度43％，特異度97％，OR 13.5），チアノーゼ（感度33％，特異度94％，OR 5.8），発作後錯乱（感度94％，特異度69％ OR 3.0）が特に有用で，これらはけいれんによる意識障害の可能性を高める．逆に，長時間の立位（感度40％，特異度98％，OR 20），前駆する発汗（感度35％，特異度94％，OR 5.9）は失神の可能性を高める病歴との報告がある[1]．この報告では鑑別の基準も作成されている（表1）．失神によりけいれんを起こす場合もあるため，厳密には区別しきれないこともあるので注意が必要である．

　一過性の脳虚血によって強直または間代性のけいれんが起きる可能性があることは注意すべき点である．ティルト試験により血管迷走神経性失神を起こした患者の8％に神経学的イベントが起こり，5％はけいれん様発作が起こったとの報告もある[2]．失神では弛緩性に崩れるように倒れると思い込んでいると，不整脈などの心血管イベントを見落とすおそれがあるので注意が必要である．

A2 この患者は失神を疑う症例である．失神の中でも病歴（心疾患の既往歴），身体所見（雑音），心電図のみで「心疾患を有する（有していると思われる）」ことが心原性失神の最大の予測因子である（感度95％，特異度45％，OR 16）との報告がある[3]．不整脈性失神は不整脈が発作性の場合には特定が困難であり，イベントが毎週のように起こる時にはホルター心電図が推奨されている[4]．

　心因性非てんかん性発作（psychogenic nonepileptic attacks：PNEAs）は心因性けいれん・失神において念頭に置くべき疾患で，一般には失神として扱われていることが多い．診断は難しく，難治高頻度の場合には専門施設でのビデオ脳波モニタリングが必要になる．てんかんとの鑑別では，発作中の意識の保持（記憶障害がない）（感度67％，特異度96％），瞬き（感度58％，特異度96％），観察者によって発作が増強または軽減する（感度67％，特異度86％）ことがPNEAsの可能性を高める．残念なことに，家族や介護者からの目撃情報は診断に寄与しない[5]．本症例ではもちろん，抗てんかん薬を即時に始める必要はない．

表1　失神とけいれんの鑑別基準　（文献1より）

舌咬傷	＋2
異常行動（観察された記憶障害による異常行動，無反応，姿勢異常，四肢のけいれん）	＋1
ストレスに関連した意識障害	＋1
発作後錯乱	＋1
発作時の一方向性頭位変換	＋1
前駆症状（既視感や未視感）	＋1
presyncope	－2
長時間座位や起立時の意識消失	－2
前駆する発汗	－2

合計スコア≧1の場合，感度94％，特異度94％でけいれん．

- 失神とけいれんの鑑別のためには的を絞った病歴を聴取する．
- 心因性としてPNEAsを鑑別に挙げる．

転帰　ストレスによる血管迷走神経反射からの失神が最も疑われた．循環器的な追加精査は行わなかったが，同様の症状の程度と頻度の増悪がないかどうかを外来にてフォローすることとした．

文献

1) Sheldow R, et al. J Am Coll Cardiol 40(1)：142-148, 2002. 〈失神とけいれんの症状による鑑別と基準を作成した研究〉
2) Passman R, et al. Arch Intern Med 163(16)：1945-1948, 2003. 〈ティルト試験によって生じる神経学的イベントの発生率を調べた evaluation study〉
3) Alboni P, et al. J Am Coll Cardiol 37(7)：1921-1928, 2001. 〈失神患者の分類別の病歴について検討した比較研究〉
4) ESC, et al. Eur Heart J 30(21)：2631-2671, 2009. 〈失神患者に対する欧州のガイドライン 2009年版〉
5) Syed TU, et al. Ann Neurol 69(6)：997-1004, 2011. 〈PNEAsの予測因子に関する prospective study〉

症例 13

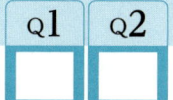

　73歳の男性．もともと活発な性格で，仕事を辞めた後も毎日散歩に行き，週に1回はゴルフに出かけるくらい元気であった．1年ほど前から，会話中の反応や行動が若干遅くなったと妻は感じていた．数か月前から歩行が遅くなり，1か月前には家の中にある段差に足を取られてふらつくことがあった．また同時期より物や人の名前が出にくくなり，新しいことを覚えることも苦手になってきている．以前と比べてやや穏やかになっており，異常な行動をしたり怒ったりすることはない．物忘れがひどくなり，失禁もあったため，心配した妻が付き添って来院した．
　バイタルサインは，体温36.1℃，血圧154/98 mmHg，脈拍52/分 整，SpO_2 98％（室内気）．神経診察では瞳孔3/3，直接および間接対光反射異常なし，感覚障害なし．長谷川式簡易知能スケール（HDS）は18点．
　認知症の初期マネジメントとしてtreatable dementiaの鑑別を開始することとした．
　あなたは特に正常圧水頭症を疑っている．

Q1 treatable dementiaの中で正常圧水頭症で異常となる可能性が高い検査を2つ選べ．

❶ timed up and go テスト
❷ 髄液検査
❸ 血清RPR定量
❹ MIBG心筋シンチグラフィ
❺ frontal assessment battery（FAB）検査

Q2 正常圧水頭症を疑った際に行うこととして，より適切な選択肢を2つ選べ．

❶ 頭部MRIを撮影する
❷ 症状の変化を確認しながら，2～3か月単位で外来に通院してもらう
❸ タップテストを検討する
❹ ドネペジル少量処方を開始する
❺ 抗パーキンソン病薬少量処方を開始する

正常圧水頭症を疑った認知症患者の初期マネジメント

解答 A1 ➡ ❶ ❺　A2 ➡ ❶ ❸

A1 認知症診療では，まずその分類とtreatable dementiaであるかどうかを考えながら診療することになる．この患者は病歴から数か月単位で進行する思考・作業速度の低下や想起障害・記銘力障害とともに歩行障害が認められている．これを認知症＋歩行障害としてとらえるとアルツハイマー病，レビー小体型認知症，パーキンソン病，正常圧水頭症，血管性認知症，血管性パーキンソニズムなどが鑑別となる．そのため，錐体外路症状として筋固縮（rigidity）を確認することや，歩行様式を確認することが必要になる．

timed up and go（TUG）テストは歩行障害の程度をみるために行うテストで，椅子から立ち上がり3m先にある折り返し地点から帰ってきて座るまでの時間を測定する．転倒の予後予測にはあまり役に立たないとの研究もあるが，簡便であり，継時的に変化をみることができる[1]．幻視はレビー小体型認知症の中核的特徴，レム睡眠行動障害は示唆的特徴であり，実はレム睡眠行動障害の頻度は85%程度と高い．frontal assessment battery（FAB）は簡便にできる前頭葉機能評価である．アルツハイマー型認知症に比べ，前頭側頭葉変性症や正常圧水頭症で低い傾向がある[2]．RPRは神経梅毒を疑った際に行う血液検査である．神経梅毒はtreatable dementiaの1つであり様々な症状を取るが，認知症鑑別で重要な実質性神経梅毒では進行性の行動荒廃・被刺激性が特徴である．

正常圧水頭症では髄液検査異常はなく，MIBG心筋シンチグラフィは，レビー小体型認知症の診断の際に用いられることがある．また，レビー小体型認知症では幻視やレム睡眠行動異常なども出現することがあるので，病歴を注意深く聴取することが大事である．

A2 正常圧水頭症を疑った場合，脳室拡大（Evans index ＞ 0.3）とともに，MRI（特に矢状断）で高位円蓋部くも膜下腔の狭小化を確認する．このくも膜下腔の不均衡な拡大を伴う水頭症（disproportionately enlarged subarachnoid-space hydrocephalus：DESH）は特発性正常圧水頭症（idiopathic normal pressure hydrocephalus：iNPH）に特徴的であるとともに，歩行障害を中心とした症候とDESH所見を伴う場合はシャント術の有効率が高いことがSINPHONI試験[3]で証明されており臨床上重要である．正常圧水頭症は半年などの発症早期は治療により可逆性で，2年以上の経過では不可逆性になるとされるため，疑われた場合は経過観察せずに早期に専門医への紹介が必要である．症状の進行を長期に経過観察してはいけない．

タップテスト（髄液排除試験）は感度と特異度は十分ではないものの，シャント術後の改善予測のために検討されることがある．認知機能自体には薬物療法による改善を示すエビデンスはないが，付随するもしくは鑑別となるアルツハイマー病やパーキンソニズムには一部症候に対して改善をきたしうるとしてiNPHガイドラインでは推奨グレードC1となっている．使用する場合には，その副作用なども十分検討しながら開始することが望ましい．以上から，診断確定とその後の治療により寄与するを正解とした．

- 認知機能障害と歩行障害を認めた患者では，正常圧水頭症などを想起し適切な追加検査を行う．
- treatable dementiaであるiNPHは治療時期を逃さない．

転帰 頭部MRIにてDESH所見が認められ，総合病院へ紹介したところiNPHとしてシャント術が施行された．認知機能とTUGテストに改善が認められ，リハビリ病院を経由して自宅へと帰った．

文献
1) Schoene D, et al. J Am Geriatr Soc 61(2)：202-208, 2013.〈timed up and goテストが転倒予測をできるかをアウトカムにしたメタアナリシス〉
2) Dubois B, et al. Neurology 55(11)：1621-1626, 2000.〈前頭葉機能検査であるFAB検査の紹介．日本語でのvalidation studyも他論文で行われている〉
3) Hashimoto M, et al. Cerebrospinal Fluid Res 7：18, 2010.〈日本発の特発性正常圧水頭症に関する多施設合同試験であるSINPHONI試験の原文〉

症例 14

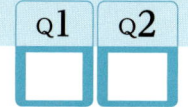

Q1 ☐ Q2 ☐

48歳の女性．今まで特に既往は指摘されていない．本日午前中から会話がおかしく，話が通じなくなったことに気付いた家族に付き添われて来院した．外傷はない．

バイタルサインは，体温 36.1℃，血圧 132/72 mmHg，脈拍 63/分 整，SpO_2 97%（室内気）．身体所見に特記すべき異常なし．

こちらが言うことに従うことはできる．明らかな麻痺症状はない．物品呼称と書字は可能であるが，復唱はできない．診察中に同じことを何度も聞いてくる．

患者を近隣の病院に紹介したところ，採血・CT・MRI・MRA では問題を認めず，同日中に症状は消失したとのことで2日後に退院となった．

Q1 一過性全健忘に合う病状を1つ選べ．

❶ 自分の名前を言うことができる
❷ 自分の住所を言うことができない
❸ 日頃使っている物（例：車，携帯電話）を使うことができない
❹ 幻聴を認める
❺ 片頭痛の既往がある

Q2 一過性全健忘と診断した場合，今後の経過において正しいものを1つ選べ．

❶ 再発は5%未満である
❷ アスピリンの処方を行うべきである
❸ 長期的には健常者に比べ認知機能障害の進行が早いおそれがある
❹ 今後，一過性脳虚血発作や脳梗塞を起こす可能性がある
❺ 車の運転に制限はない

突然発症した記銘力障害へのアプローチ

解答 A1 ➡ ❶　A2 ➡ ❺

A1 急性に発症した記憶障害の症例．記憶障害はその存在を疑わないと一般的な脳神経と運動感覚神経所見ではみつからず，また失語症と誤られることもあるために注意が必要である．記憶障害の鑑別には頭部外傷，てんかん，一過性全健忘 (transient global amnesia：TGA)，海馬梗塞，脳腫瘍，低血糖，薬物（マイナートランキライザーや睡眠導入薬など），脳炎，認知症，心因性（解離性障害，心因性健忘）などがある．【Q1】はその鑑別の中で TGA の診断基準に関連する問診事項を挙げている．TGA は順行性健忘で発作以前の記憶は保持されるため，名前や住所などの質問には答えることができる．認知障害も起きないために，以前から使っている物品を使用することができる．幻聴は幻覚の中でも主に統合失調症に特徴的な症状である．

本症例は表 1 の診断基準[1]をおおよそ満たし，TGA が最も疑われる．

A2 TGA は特定の治療はなく，一般的に予後良好である．しかし 15～30％は再発し，1 年再発率は 6～10％との報告もある[2]．また再発する TGA ではけいれんの頻度が高く，12 か月は運転を控えるべきであるとの指摘もある[3]が，本症例は初発であり運転の制限は必須ではない．

TGA 最大の鑑別は海馬梗塞であり，血管リスクを評価して総合的にアスピリンを処方することは考慮してもよいが，TGA のみで脳梗塞や一過性脳虚血発作の頻度が増加するわけではなく，アスピリンを全例に処方する必要はない．健常者と比較して長期的に認知機能に有意差は認めなかったとのシステマティックレビューがある[4]．

表 1　一過性全健忘の診断基準　　（文献 1 より）

- 発作は情報を提供できる発見者に目撃されなければならない
- 順行性健忘が出現しなければならない
- 他の認知障害や人格障害は出現しない
- 自分の名前は言え，最近 2 年間の頭部外傷かけいれんの既往がない
- 神経症状，てんかん症状は認めない
- 発作は 24 時間以内に消失する

- 急性の記憶障害においては TGA とその他の疾患を鑑別するために診断基準などを利用しながら診療を進める．
- TGA と診断された患者の 1 年再発率は 6～10％であり，繰り返す場合にはけいれんとの鑑別を再考するべき症例もある．

転帰 高血圧・脂質異常症・糖尿病・喫煙などの血管リスクはなく，内服薬は特に処方しなかった．同様の症状があった場合にはすぐに相談するように話したうえで，特に生活も制限はしなかった．その後 1 年間の中で再発は起こっていない．

文献

1) Bartsch T, et al：Lancet Neurol 9(2)：205-214, 2010.〈TGA についての総説．よくまとまっている〉
2) Quinette P, et al. Brain 129(Pt 7)：1640-1658, 2006.〈TGA に関する 142 症例をまとめたレビューで，リスク因子や再発例が多いことを記載〉
3) Sadovsky R. Am Fam Physician 57(9)：2237-2238, 1998.〈古いが TGA に関するレビュー〉
4) Jäger T, et al. J Clin Exp Neuropsychol 31(1)：8-19, 2009.〈25 の研究から TGA 患者の長期認知機能障害について検討したシステマティックレビュー〉

症例 15

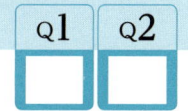

Q1 ☐ Q2 ☐

74歳の男性．元会社役員．会社の定期健診で指摘された脂質異常症のため，以前より2か月に1回の頻度で外来通院中．現在はアトルバスタチン10 mgの内服でコントロールは良好．非常勤になった3年前より倦怠感，頭重感，浮動性めまい，腹部不快感，頻尿などの不定愁訴が多くなり，消化器内科，脳神経外科，耳鼻咽喉科，泌尿器科など様々な医療機関を受診．頭部MRI検査，上部消化管内視鏡検査をはじめ各種検査を実施するも異常を認めず，その都度内服処方を受けていた．

別の機会に来院したこの男性の妻より，「以前から主人の寝言は大きかったのですが，最近怒鳴っているような怖い寝言も多く，こちらがびっくりして起きてしまうくらいです．また昼間ボーッとしている時もあり心配です．来週外来を受診する予定にしているようですので，あわせて診てもらえませんか」との相談があった．

Q1 このような睡眠中の行動異常の特徴について，正しいものを1つ選べ．

❶ 有病率の男女比は1：1である
❷ いわゆる「寝入りばな」に起こることが多い
❸ 味覚障害を伴うことが多い
❹ 物を投げる，ベッドから落ちるなどの体の動きを伴うことが特徴である
❺ 認知機能障害を伴うことは少ない

翌週，妻と一緒に来院．確認したところ，数年前から同様の寝言があったが，2週間前に他院で処方された薬剤を服薬してから急激に悪化したとのことであった．不安感も強く，不定愁訴を強く訴えている．

Q2 本疾患について，正しいものを2つ選べ．

❶ この状態であればパーキンソニズムは必発である
❷ 薬剤がSSRIあるいはSNRIであれば継続が望ましい
❸ 風邪薬などの市販薬は本疾患には影響しない
❹ コンセントや部屋のカーテンなどを見間違う錯視が時にみられる
❺ ^{123}I-MIBG心筋シンチグラフィは診断に有用である

レム睡眠行動障害と神経変性疾患

解答 A1 ➡ ❹　　A2 ➡ ❹ ❺

A1 レム睡眠行動障害(REM sleep behavior disorder：RBD)は，レム睡眠中にもかかわらず骨格筋が動き，夢の内容に合わせた寝言や体動を特徴とする障害である[1]．睡眠時随伴症状の1つであり，高齢者では2％の有病率といわれている[2]．主に男性に多くみられ，その男女比は9：1である．本疾患はパーキンソン病，多系統萎縮症，レビー小体型認知症などのα-シヌクレイン蓄積と関連する神経変性疾患に合併し，またこれらの疾患の前駆症状としても知られている．神経変性疾患発現時期は数か月から10数年後とかなりの幅がみられるが，12年後には52％[3]，16年後には81％[4]がこれらの疾患を発症したという報告もされている．

症状は，夢(その多くは怖い夢)の内容に合わせ，寝言を言う，手を動かすなど軽微な行動から，物を投げる，ベッドから落ちるなどまで様々である．時にはベッド・パートナーの首を絞めたり，殴る・蹴るなどの暴力的な行為に及んだりすることもある．

本症状はレム睡眠が主体となる睡眠の後半に集中して起こるため，明け方により多くみられる．体動時間は30秒程度と短く，その多くは身を守る動作であり，夢の内容も覚えていることが多い．またパーキンソン病の早期症状として知られる嗅覚障害を伴っていることも多く，約70～90％の患者に合併しているともいわれている．

A2 RBDはレビー小体型認知症の診断基準においては，中心的特徴である認知症，中核的特徴である注意や覚醒レベルの顕著な変動を伴う動揺性の認知機能，典型的には具体的で詳細な内容の繰り返し出現する幻視，パーキンソニズムとともに，診断に有用な示唆的特徴である．ただし，RBD発症時にはパーキンソニズムが出現していない，あるいは軽微なことがあるため注意が必要である．したがってRBDを呈した場合には，神経変性疾患を考慮した詳細な病歴を聴取し，診断の参考にする．レビー小体型認知症は早期には記憶障害が伴わないことも多く，不安や抑うつ症状が前面に出ることも少なくない．幻視は明確な形を取ることが多いが，時に実際に見えているカーテンやコンセントなどの像を取り違える錯視の場合もある．

RBDは薬剤によって増悪し，特に抗うつ薬(三環系抗うつ薬，SSRI，SNRI)などは中止が必要である．示唆的特徴である，顕著な抗精神病薬に対する感受性も重要である．また，パーキンソニズムを増悪させるため錐体外路症状を呈する薬剤，特にスルピリド，制吐薬は注意が必要である．抗コリン作用の薬剤による増悪が知られているため，薬剤は市販薬を含めすべて確認し，可能な限りすべて中止する．

特異的な検査としては，中核的所見にも取り上げられている脳SPECTあるいはPET検査が有用であるが，123I-MIBG心筋シンチグラフィは，レビー小体型認知症やパーキンソン病においては早期より心臓への取り込みが低下しているため，本邦では診断によく用いられている[5]．

- RBDはパーキンソン病，多系統萎縮症，レビー小体型認知症などの神経変性疾患の前駆症状になることがある．
- 薬剤に反応して悪化することがあるため，中止できる薬剤は中止する．

転帰 認知機能低下や幻視は明らかではなかったが，軽度のパーキンソニズムがみられた．他院より処方されたスルピリドを中止したところパーキンソニズムは消失．紹介先の神経内科で行われた諸検査の結果レビー小体型認知症と診断され，ドネペジル塩酸塩を少量から開始し症状は軽快した．

文献

1) Zanigni S, et al. Sleep Med Suppl 2：S54-58, 2011.〈RBDと神経変性疾患との関連についての総説〉
2) Kang SH, et al. Sleep 36(8)：1147-1152, 2013.〈韓国の高齢者におけるRBDの有病率を大学病院で調査し，2％と推定した〉
3) Schenck CH, et al. Sleep Med 14(8)：744-748, 2013.
4) McKeith IG, et al. Neurology 65(12)：1863-1872, 2005.〈3，4ともにRBDの予後を長期に追跡し，神経変性疾患の発症をみたコホート調査〉
5) 織茂智之．臨床神経48(1)：11-24, 2008.〈123I-MIBG心筋シンチグラフィの有用性についての総説〉

症例 16

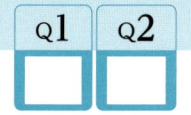

　25歳の男性，会社員．会議中に，特に誘引なく気が遠くなるような感じと動悸，胸痛，息切れを訴えて救急搬送となった．また，頭がふらふらする感じや，手足の痺れ，喉が詰まった感じも自覚するとのことであった．これまで1か月に1回程度，同様の症状を自覚することがあったが，10分程度で自然軽快するため経過をみていたとのことである．

　来院時，意識レベル清明，バイタルサインは体温36.2℃，血圧128/72 mmHg，脈拍70/分整，呼吸数12/分，SpO_2 97%（室内気）．心電図，胸部X線を施行するも異常は認めなかった．

　再度，詳細に病歴を聴取したところ，「会議で大勢の前で話さなければならないことを考えると，前日の夜はいつも寝ることができない」との訴えを確認できた．パニック発作を考慮して，診療にあたった．

Q1　注意すべき鑑別診断を選べ．

❶ 発作性上室性頻拍
❷ 発作性心房細動
❸ 甲状腺機能亢進症
❹ 褐色細胞腫
❺ 肺塞栓症

Q2　パニック発作の危険因子として最も考えにくいものを選べ．

❶ 幼少期の性的・精神的ストレス
❷ 喫煙歴
❸ 不眠症の治療歴
❹ 定期的な運動習慣
❺ 過敏性腸症候群

パニック発作とその鑑別

解答 A1 ➡ すべて　A2 ➡ ❹

A1 パニック発作・障害は内科診療においても，精神科，心療内科診療においてもきわめてcommonな疾患であり，読者も当たり前のように診断を行い治療していることであると思われる．日本の一般市民に対して行われた疫学調査では，パニック障害の有病率は0.8％程度[1]といわれており，臨床医である以上は避けて通れない．

その特徴は，突然誘引なく起こり10分から1時間程度で治まる重度の不安症状が1か月の期間以上続き，35歳以下の若年で，女性に多い．パニック発作・障害の診断に対しては13項目の診断項目（表1）[2]が有名であるが，特に本疾患を考慮した場合には発作性上室性頻拍，発作性心房細動，甲状腺機能亢進症，褐色細胞腫，肺塞栓症のような，はっきりとした症状がとらえにくい器質的疾患を除外することを念頭に，診療に望む必要がある．

A2 パニック発作の危険因子としては，❶幼少期の性的・精神的ストレス，❸不眠は明らかである．❷喫煙歴に関しては3,000名の青少年を42か月フォローしたところ，喫煙群は非喫煙群と比較して新規パニック発作発症のリスクになる（OR 3.6, 95％CI 1.2〜10.5）といわれている[3]．また❺過敏性腸症候群に関しては，パニック障害患者の46.3％に合併しており，健常者群における有病率は2.5％であったと報告（$p<0.001$）がある[4]．

逆にパニック発作の危険因子ではなく，むしろ低い有病率と相関していると考えられているのが定期的な運動習慣である．米国における8,000名の横断研究では定期的な運動とパニック発作のオッズ比の低下が認められている（OR 0.73, 95％CI 0.56〜0.96）[5]．

表1　パニック障害の診断基準（DSM-5）
（文献2より一部抜粋）

突然，激しい恐怖または強烈な不快感の高まりが数分以内でピークに達し，その時間内に，以下の症状のうち4つ（またはそれ以上）が起こる．
1. 動悸，心悸亢進，または心拍数の増加
2. 発汗
3. 身震いまたは震え
4. 息切れ感または息苦しさ
5. 窒息感
6. 胸痛または胸部の不快感
7. 嘔気または腹部の不快感
8. めまい感，ふらつく感じ，頭が軽くなる感じ，または気が遠くなる感じ
9. 寒気または熱感
10. 異常感覚（感覚麻痺またはうずき感）
11. 現実感消失（現実ではない感じ）または離人感（自分自身から離脱している）
12. 抑制力を失うまたは"どうかなってしまう"ことに対する恐怖
13. 死ぬことに対する恐怖

- パニック発作の診断は診断項目の症状を念頭に置きながら，攻める問診を行う．
- 器質的疾患（狭心症，喘息，不整脈，COPD，肺塞栓，甲状腺機能亢進症と，稀に褐色細胞腫，てんかん）の鑑別を考慮する．

転帰 詳細な病歴を聴取しパニック発作と診断．患者本人に月から年単位での経時的な加療が必要なことを説明した．生育歴などを含む経過と情報を加えて，心療内科医に継続加療を依頼した．

文献
1) 川上憲人：平成16-18年度厚生労働省科学研究費補助金（こころの健康科学研究事業）こころの健康についての疫学調査に関する研究 総括研究報告書．2007．
2) American Psychiatric Association／日本精神神経学会（日本語版用語監修）：DSM-5 精神疾患の分類と診断の手引．p115, 医学書院，2014．〈全面改訂されたDSM-5〉
3) Isensee B, et al. Arch Gen Psychiatry 60(7)：692-700, 2003．〈喫煙習慣がパニック発作を増加させる〉
4) Kaplan DS, et al. Ann Clin Psychiatry 8(2)：81-88, 1996．〈IBSとパニック障害の調査〉
5) Goodwin RD. Prev Med 36(6)：698-703, 2003．〈運動習慣はパニック発作の有病率低下と相関があるとされる〉

症例 17

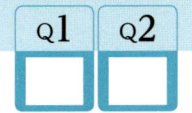

28歳の女性．月経開始前後にいらいらするとのことであなたの外来を受診した．あなたの病院の近所には，よく連携を行っている婦人科と精神科の病院がある．

6年程前から生理前のいらだちを自覚していたが，当時は生理前にいらいらするのは生理のある女性なら誰でも起きるものだと思っていた．また，生理が始まると2日くらいで症状が治まることもあり，特に受診しなかった．この1〜2年は生理前のいらだちがひどく，仲のよい同僚と言い争いをして仕事に支障をきたすことが目立つようになった．また，生理前は夜もよく眠れず，そのせいか気分もすぐれない．会社の近くの医療機関でうつ病と診断されたが，生理開始前後を除くと全く症状がないため，他の病気を心配し来院した．

既往歴は特になし．未婚．妊娠・出産歴なし．職業は会社員．生理は規則的で28日周期である．

バイタルサイン，身体所見に特記すべき異常はなく，担当医であるあなたは月経前症候群（premenstrual syndrome：PMS）/月経前不快気分障害（premenstrual dysphoric disorder：PMDD）を疑っている．

Q1 PMS/PMDDの疫学と症状に関して正しいものを1つ選べ．

❶ 本症例のように日常生活に支障が出ることは稀である
❷ 黄体期前半に症状が出現するのが典型的である
❸ PMSの罹患率は月経のある女性のうちの20％程度，PMDDの罹患率は月経のある女性のうちの5％程度である
❹ アメリカ精神医学会発行のDSM-5によると，月経のある女性であれば月経周期との関連がなくてもPMDDの診断基準にある症状を認めれば，PMDDと診断できる
❺ 症状は対人関係の摩擦，易怒性が主であり，悲しみや自己卑下感などの抑うつ症状は稀である

生理前の症状が強いため，患者と相談のうえ，薬物療法を行うこととなった．

Q2 PMS/PMDDの治療と経過に関して正しいものを2つ選べ．

❶ PMS/PMDDは閉経後に寛解することは稀である
❷ 薬物治療ではSSRIを第1選択とすることが多い
❸ ホルモン療法は身体症状より精神症状に効果がある
❹ SSRIの投与方法は間欠投与が持続投与より効果が優れている
❺ PMS/PMDDの診察に際して，精神科や婦人科との連携が重要である

大うつ病との鑑別が重要な PMS/PMDD

解答 A1 ➡ ❸   A2 ➡ ❷ ❺

A1 PMS/PMDD は医師・患者双方に十分認知されていない．PMS は月経前 3〜10 日の間に続く精神的あるいは身体的症状で，月経発来とともに減弱あるいは消失するものと定義される．病態は黄体期後半に症状が強くなることから黄体ホルモン（プロゲステロン）の関与が示唆されている．PMS の診断は米国産科婦人科学会の診断基準を用いることが多い（表1）[1]．PMDD は PMS の中でも精神症状が重症化した病態をいい，アメリカ精神医学会発行の DSM-5 ではうつ病性障害の 1 つとして取り上げられている．PMDD の診断はこの DSM-5 に基づいて行われることが多い．PMS の罹患率は月経のある女性のうち 20％，PMDD は 3〜8％ とされているが，診断されていない例が大多数と考えられる．

診断の際に問題となるのは大うつ病との鑑別である．PMDD の症状である悲しみや自己卑下感，過眠，不眠，過食，日常行動への興味の減退は大うつ病でもみられるため，特に注意する．具体的には PMS/PMDD では月経周期による症状の再現性，月経開始後に症状が改善することの確認が重要である．また月経のある女性の 75％ は何らかの身体的・精神的な変調を認めるともいわれており，これら生理的範囲内の症状との区別のために日常生活に支障をきたしていないかを問うことも重要である．

A2 薬物治療を行う際は SSRI の有効性が 60〜90％ とされており[3]，SSRI から開始することが多い．効果が不十分の場合はホルモン療法を追加したり，抗不安薬や漢方薬を補助的に使用したりもする．SSRI は精神症状に効果が高く，ホルモン療法は身体症状に効果が高い．また SSRI の投与方法は持続投与と間欠投与があり，その効果は同等とされるが[4]，月経開始後も症状が持続するような場合は持続投与が選択されることが多い．

本症例では婦人科と精神科にコンサルトできる環境にあるので，それらの科と連携し治療にあたることが大切である．また，PMS/PMDD は閉経により寛解する．

表1 PMS の診断基準 （文献 1, 2 より）

- 前 3 回の月経周期において，月経開始前 5 日間のうちに以下の精神症状および身体症状を 1 つ以上認める．

  [精神症状]
  ・抑うつ
  ・怒りの爆発
  ・イライラ
  ・不安
  ・判断力の低下
  ・社会的引きこもり

  [身体症状]
  ・乳房痛
  ・腹部膨満
  ・頭痛
  ・四肢の浮腫

- 症状が月経開始 4 日以内に軽快し，少なくとも月経周期 13 日目までに症状の再発を認めない．
- 症状の発症は，ホルモンの摂取，薬やアルコールの乱用によるものではない．
- PMS を疑ってからの後の，月経 2 周期にも症状の再現を認める．
- 患者が明らかに日常生活に支障をきたしている．

- PMS/PMDD は過小評価されている疾患である．
- 診断には症状の有無だけなく，日常生活への支障や月経周期と症状の関連性を確認することが大切である．

転帰 PMDD と診断し，精神科，婦人科と連携して SSRI の持続投与を開始した．その後，症状は日常生活に支障をきたさない程度まで改善した．

文献
1) ACOG．Int J Gynecol Obstet 73：183-191, 2001．〈ACOG による PMS の診断基準〉
2) 杉山 徹，他（編）．EBM 婦人科疾患の治療 2013-2014．p3, 中外医学社，2013．
3) Yokers KA, et al．Lancet 371（9619）：1200-1210, 2008．〈PMS/PMDD に関するレビュー〉
4) Robert K, et al．2008／井出広幸，他（監訳）：ACP 内科医のための「こころの診かた」―ここから始める！ あなたの心療．pp303-305，丸善，2009．〈女性のメンタルヘルスの全体像を記載〉

症例 18

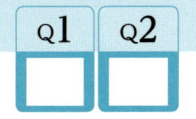

　53歳の女性．左足が痛くて動けなくなり，あなたの病院を受診した．来院前日から左足首の痛みが出現した．また来院前，急に左の腰部の痛みを感じた．体温は測定していない．最近の医療機関の受診歴と抗菌薬の前投与はない．既往歴に特記事項なし．

　バイタルサインは，体温 39.3℃，血圧 112/80 mmHg，脈拍 102/分 整，呼吸数 18/分，SpO_2 98％（室内気）．身体所見では，意識清明．左眼瞼結膜に出血斑を認める他は，頭頸部では明らかな異常を認めず．心音は心尖部を最強点にLevine Ⅳ/Ⅵの全収縮期逆流性雑音を聴取する．肺野に異常を認めず．腹部は平坦で軟．腸蠕動音は減弱．左CVA領域のやや上方に強い圧痛を認めるが，皮膚色調に異常は認めず．第4腰椎の棘突起の叩打痛を認める．左足関節は発赤・腫脹・圧痛を認める．神経学的所見に明らかな異常は認めない．

Q1　現時点の対応として適切でないものを1つ選べ．

❶ 血液培養3セット以上
❷ 経胸壁心臓超音波検査
❸ 左足関節の関節穿刺
❹ 腹部画像検索
❺ 抗菌薬投与

　その後，この患者は入院となった．入院数時間後に再度診察を行ったところ，以下の所見であった．意識清明．体温 38.7℃，血圧 100/70 mmHg，脈拍 120/分 整，呼吸数 24/分，SpO_2 86％（室内気）．心音は心尖部を最強点にLevine Ⅳ/Ⅵの全収縮期逆流性雑音を聴取する．両側全肺野で coarse crackle を聴取する．

Q2　この病態と最も関連が薄いものを選べ．

❶ アトピー性皮膚炎
❷ 歯科治療歴
❸ 違法薬物の注射
❹ *Streptococcus agalactiae*（B群連鎖球菌）
❺ 細胞性免疫不全

典型的な身体所見を示した感染性心内膜炎

解答 A1 ➡ ❺   A2 ➡ ❷

A1 感染性心内膜炎(infective endocarditis：IE)を疑った際の初期対応を問う問題である．❶血液培養と❷経胸壁心臓超音波検査は，修正Duke基準の大項目に該当するものである．❸に関しては本症例の左足関節はIEに伴う関節炎の可能性がある．関節液のグラム染色を行うことにより，起因菌の情報が得られる可能性があり正しい．❹に関しては本症例では突然発症の左腰痛と他の身体所見からIEに伴う脾梗塞に注意を払う必要があり，腹部画像検査も妥当だろう．

IEの抗菌薬治療は，起因菌を検出してから治療を開始することが基本である．その理由はIEの抗菌薬治療は長期間に及ぶため，起因菌を把握しスペクトラムを絞って治療を開始する必要があるからである．抗菌薬投与後に，治療前の血液培養が陰性であることが判明した場合，スペクトラムを広げた治療を長期間継続することになる．さらにこの抗菌薬が適切であるかも不明となるため，患者にとっては不利益となる可能性が高い．そのため血液培養が陽性になった時点で抗菌薬を投与するのが望ましい．全身状態によっては抗菌薬投与が待てないケースもあるが，本症例では来院時点で急性心不全や血行動態が破綻している徴候もないことから，血液培養の結果を待ってから抗菌薬を開始できる状態と判断した．

A2 診察上【Q2】は急性心不全を呈した状態と考えられる．すなわち【Q2】は急性心不全の経過をとり難い選択肢を選ぶ問題である．IE＝歯科治療の概念は根強いが，歯科治療がIEの危険因子となるのは亜急性の経過をとる緑色連鎖球菌が原因菌である場合である．

その一方で*Staphylococcus aureus*は急性の経過をとり得るIEの原因菌として覚えておく必要がある．*S. aureus*の危険因子としては，皮膚バリア破綻を伴うアトピー性皮膚炎[1]，違法薬物の注射[2]，細胞性免疫不全などが挙げられる．細胞性免疫不全では*S. aureus*の他にリステリア属，レジオネラ属，サルモネラ属，抗酸菌，ノカルジア属の感染症も増加する．B群溶連菌はβ溶血を示す連鎖球菌であり，α溶血を示す緑色連鎖球菌とは区別される．B群溶連菌はIEを起こすのは稀であるが，IEを起こした場合，急性の経過をたどる[3]．

- IEの抗菌薬投与は可能な限り起因菌を検出するまで待つ．
- IEの危険因子は歯科治療だけではない．

転帰 入院翌日に血液培養3セットからブドウ状のグラム陽性球菌(後にMSSA，メチシリン感受性 *S. aureus* と判明)が検出された．また経胸壁心臓超音波検査で僧帽弁に疣贅を認め，IEと診断し，抗菌薬治療を開始した．

文献

1) Fukunaga N, et al. Circ J 77(7)：1862-1866, 2013.〈アトピー性皮膚炎とIEの関係をレトロスペクティブに分析〉
2) Saydain GJ, et al. Crit Care 25(2)：248-253, 2010.〈薬物注射に関連したIEのレトロスペクティブレビュー．94％の患者に *S. aureus* が検出されたとの記載がある〉
3) Rollán MJ, et al. Am Heart J 146(6)：1095-1098, 2003.〈*Streptococcus agalactiae* によるIEの臨床像について記載〉

症例 19

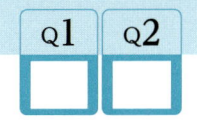

23歳の男性．3日前からの発熱，咳嗽，胸痛を主訴に来院した．胸痛は咳に伴うものであったが，来院時は胸部の自発痛を自覚するようになった．

バイタルサインは，体温37.5℃，血圧112/80 mmHg，脈拍102/分 整，呼吸数22/分，SpO_2 97％（室内気）．身体所見では，意識清明．頭頸部に異常を認めず．心音に異常はないが，心膜摩擦音を聴取する．肺野では呼吸音の減弱や異常音を認めず．腹部や四肢にも異常を認めず．

Q1 この患者に予想される症状・所見で最も認められにくいものを選べ．

❶ 吸気時の胸痛の悪化
❷ 座位での胸痛の悪化
❸ 仰臥位での呼吸苦
❹ 消化器症状の出現
❺ 失神

診察後に行った検査の結果は，以下のとおりであった．

血液検査では，WBC 15,000/μL，Hb 15.8 g/dL，Plt 32.6×10⁴/μL，Na 145 mEq/L，K 3.8 mEq/L，Cl 106 mEq/L，TP 6.7 g/dL，Alb 4.3 g/dL，BUN 16 mg/dL，Cr 0.9 mg/dL，T-Bil 0.4 mg/dL，AST 46 IU/L，ALT 53 IU/L，LDH 260 IU/L，ALP 278 IU/L，CK 198 IU/L，CRP 10.7 mg/dL，トロポニンT 陰性．

心電図では，全誘導で上に凸型のST上昇を認める．

胸部X線では，心胸郭比が48％．肺野に異常を認めず．

経胸壁心臓超音波では，壁運動に異常を認めず．心嚢液の貯留を認める．

Q2 本症例の説明をするうえで，正しいものを1つ選べ．

❶ 原因としては細菌感染が最も多い
❷ 再発率は30％程度である
❸ 本症例では急性心膜心筋炎の可能性が高い
❹ ステロイド治療が第1選択である
❺ 軽症例も含めて，本症の診断は容易である

心筋炎非合併の急性心膜炎

解答 A1 ➡ ❷　A2 ➡ ❷

A1 急性心膜心筋炎は様々な症状・所見を呈する疾患である．急性心膜炎の診断は，特徴的な胸痛，心膜摩擦音，心電図変化，心囊液の貯留の4つの所見のうち2つ以上を満たすものであり，それに加えて心筋逸脱酵素の上昇や左室壁運動の異常があると急性心膜心筋炎の診断となる．

【Q1】の問診と診察だけの段階では，吸気時の胸痛と心膜摩擦音から急性心膜炎があることが予想されるが，心筋炎が合併しているかは判断がつかない．そのため，急性心膜炎と心筋炎両者でみられる症状・所見を考える必要がある．

❶吸気時の胸痛の悪化は特徴的な所見である．❷が解答であり，正しくは「仰臥位で悪化し，前傾姿勢の座位では症状は改善する」である．❸は心不全や心タンポナーデの合併を疑う所見であり，本症の合併症として注意が必要である．❹は下壁の急性心筋梗塞時に消化器症状を呈するのと同じメカニズムで起こり，Bezold-Jarisch反射と呼ばれるものである．❺の失神は不整脈によるもので，心筋炎では約60%で何らかの不整脈が出現し，多くは心室性不整脈である[1]．この心室性不整脈や失神を起こすブロックには特に注意する．なお，急性心膜炎単独では不整脈の発生は稀である．

A2 急性心膜炎の約15%は心筋炎を合併するが，本症例では診察後に施行した検査で心筋逸脱酵素の上昇と心機能低下がないため，急性心膜炎単独と診断できる．急性心膜炎の最多原因は特発性であり，治療はNSAIDsが主体となる．ステロイドの使用は再発を繰り返す場合やNSAIDs治療抵抗性の場合に限定される[2]．近年，急性心膜炎に対してコルヒチンの使用が症状持続期間の短縮や再発率の低下に有用であったという報告があり[3]，NSAIDsに併用されることが多い．

急性心膜炎は軽症例では確定診断が困難であり，正確な発症率は不明である．そのため急性心膜炎は診断される数より実際の患者数は多いと考えられている．一般に心膜炎の予後はよい．また急性心膜炎の再発率は30%程度とされている．なお，急性心膜心筋炎の再発率は10%程度とされている[4]．

- 急性心膜心筋炎は様々な症状・所見を呈する疾患である．
- 急性心膜炎の再発率は30%程度である．

転帰 入院後，心囊液は少量のため心囊穿刺は行わず，NSAIDsを開始した．その後症状が改善し10日後に退院となった．

文献

1) Imazio M, et al. Int J Cardiol 127(1)：17-26, 2008.〈心膜心筋炎のレビュー〉
2) Lange RA, et al. N Engl J Med 351(21)：2195-2202, 2004.〈NEJMのClinical Practiceのコーナー〉
3) Imazio M, et al. N Engl J Med 369(16)：1522-1528, 2013.〈急性心膜炎におけるコルヒチンの有効性を示した文献〉
4) Imazio M, et al. Circulation 128(1)：42-49, 2013.〈急性心膜炎，急性心膜心筋炎の前向きコホート研究〉

症例 20

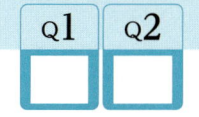

　68歳の女性．1週間前から坂を上る際に息切れを強く感じるようになってきた．平地をゆっくり歩く程度では特に症状はないが，家の前にある坂を上ると息切れを感じてしまい，途中で数分間休むようになった．息切れの際には若干胸が重い感じがする．動悸や嘔気はない．本日朝，駅まで早足をしたところ同様の息切れを感じたために来院した．症状は安静により改善し，来院時に症状は消失している．

　バイタルサインは，体温 36.6℃，血圧 128/54 mmHg，脈拍 68/分 整，呼吸数 16/分，SpO_2 99％（室内気）．頸静脈怒張なし．肺野清，心雑音なし，S1 → S2 → S3（−）S4（−），末梢冷感なし，下腿浮腫なし．既往歴は高血圧と脂質異常症がある．内服歴はアムロジピン 5 mg，アトルバスタチン 10 mg．

Q1 本症例では急性冠症候群（acute coronary syndrome：ACS）を疑った．診察を進めるにあたって誤っているものを2つ選べ．

❶ 女性では典型的な胸痛を訴えないことが多いため注意が必要である
❷ 右肩への放散痛は特異度の高い所見である
❸ 胸膜痛があれば ACS の可能性が低くなる
❹ 高齢であるほど心血管リスクの既往歴が診断に寄与する
❺ ニトログリセリンにて速やかに症状が軽減すれば ACS の可能性が高い

　来院時の心電図は以前のものと比較して変化がなかった．今後死亡や虚血イベントなど重大な事象が起こるリスクを予測するために TIMI（thrombolysis in myocardial infarction）risk score for UA（unstable angina：不安定狭心症）/NSTEMI（non-ST elevation myocardial infarction：非 ST 上昇型心筋梗塞）を使用することとした．

Q2 TIMI risk score for UA/NSTEMI の項目に含まれるリスク因子を2つ選べ．

❶ 安静時胸痛
❷ 24 時間以内に 2 回以上の胸痛発作
❸ 7 日以内にアスピリンを使用していない
❹ 収縮期血圧 100 mmHg 未満
❺ 冠動脈疾患の危険因子が 3 つ以上

急性冠症候群を否定すべき患者へのアプローチ

解答 A1 ➡ ❹❺　　A2 ➡ ❷❺

A1 繰り返す労作時の息苦しさを自覚した高齢女性で，まず急性冠症候群(ACS)の否定が重要となる患者である．ACSの6〜52％は非典型な胸痛の訴えで来院するため，非典型例をいかに適切に診断できるかが重要となる．非典型的な患者の素因として，女性や高齢者，糖尿病患者などがある．女性の43％は胸痛がなく，高齢者では息切れを主訴にすることが多い．胸痛の性状は感度が低いため，ACSを完全に除外することは難しい．逆に腕や肩への放散痛は，感度は低いものの特異度が高い所見である．典型的な左腕への放散痛よりも，右腕か右肩への放散痛のほうが特異度が高く，LR+ 4.7との報告もある[1]．胸膜痛はLR− 0.2，胸壁の圧痛はLR− 0.23[2]でACSの可能性を下げることのできる症状である．ニトログリセリンによる症状の軽減は，ACSとの関連性は低いと報告されている．

心筋マーカーとして本邦で頻用されるトロポニンTは発症から6時間以上で感度95％程度，12時間で100％近くになるため早期診断では除外に使用できない．年齢と5つの危険因子(糖尿病，高血圧，脂質異常症，喫煙，家族歴)から検査前確率について調べた研究では，リスクが4〜5個ある場合は40歳未満でLR+ 7.39であったが，65歳以上ではLR+ 1.09，LR− 1.00であり，高齢者では危険因子の聴取は検査前確率にほとんど影響なかった[3]．

A2 TIMI risk score for UA/NSTEMI(表1)は7つの独立した予後変数からなっており，スコアが上がるにつれて，14日以内に，死亡，新規もしくは再発の心筋梗塞，緊急の血行再建を必要とする再発性虚血などのエンドポイント発生のリスクが高まる[4]．この解析結果では7日以内のアスピリン使用者は危険因子であることが示されていることに注意したい．1 mm以上のST変化をもつ患者はSTEMI(ST上昇型心筋梗塞)の可能性が高いが，このスコアには直接の関係はない．STEMI患者の場合に使われるのはTIMI risk score for STEMIで，これは30日間の死亡リスクに対する

表1a TIMI risk score for UA/NSTEMI

危険因子	ポイント
年齢≥65	1
冠動脈疾患の危険因子3つ以上（家族歴・高血圧・現喫煙・コレステロール高値・糖尿病）	1
既知の冠動脈疾患(狭窄が50％以上)	1
最近7日間以内のアスピリン使用	1
24時間以内に2回以上の胸痛発作	1
心筋マーカーの上昇（CK-MBまたはトロポニンT）	1
0.5 mm以上のST変化	1

表1b TIMI risk scoreと発症リスク

TIMI risk score	0 or 1	2	3	4	5	6 or 7
14日以内のエンドポイント発症リスク(%)	5	8	13	20	26	41

ものである．収縮期血圧100 mmHg未満はTIMI risk score for STEMIの項目の1つである[5]．

🔑
- 非典型的な症状で来院するACS患者は多く，簡単にACSを除外してはならない．
- UA/NSTEMIと考えられた患者の危険因子を理解する．

転帰 病歴からACSが否定できなかったため近隣病院の循環器科に救急搬送とした．心電図の継時的変化はなかったもののトロポニンTが陽性で，心エコーでは前壁の壁運動異常が確認された．緊急カテーテルで，狭窄を認めた前下行枝にステント留置が行われた．

文献
1) Swap CJ, et al. JAMA 294(20)：2623-2629, 2005.
2) Bruyninckx R, et al. Br J Gen Pract 58(547)：105-111, 2008.〈胸痛の性状によるACSの尤度比についての2件のメタアナリシス〉
3) Han JH, et al. Ann Emerg Med 49(2)：145-152, 2007.〈救急外来でのACS診断に寄与する危険因子についての過去起点コホート研究〉
4) Antman EM, et al. JAMA 284(7)：835-842, 2000.〈TIMI risk score for UA/NSTEMIの原著〉
5) Morrow DA, et al. Circulation 102(17)：2031-2037, 2000.〈TIMI risk score for STEMIの原著〉

症例 21

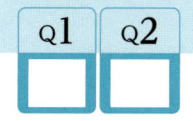

あなたは今夜，外勤先で2次救急当直医として頑張っている．症例は37歳の主婦．テレビをみていたところ，突然動悸が出現して救急搬送となった．呼吸苦や胸痛，冷や汗などの症状はなかった．

バイタルサインは，体温36.2℃，血圧110/70 mmHg，脈拍200/分 整，呼吸数20/分，SpO_2 98%（室内気）であった．詳細な病歴聴取では，以前から同様の症状を起こしており，3年前に前医で検査を受けたところ，「発作性上室性頻拍（paroxysmal supraventricular tachycardia：PSVT）」と診断されていたとのこと．来院時の心電図でも房室結節リエントリー性頻拍（atrioventricular nodal reentrant tachycardia：AVNRT）に矛盾しないと判断した．

あなたは迷走神経刺激法を試みたがうまくいかない．そこで声高に「ルートを取ってアデホス（ATP）1Aを用意して！」と叫んだ．しかし，予想に反して「この病院にはありません！」と看護師は即答．なんと院内に採用されていなかった．

Q1 ATP製剤の代わりとして最も適切と考えられる薬剤を選べ．

❶ ジゴキシン
❷ プロプラノロール
❸ ベラパミル
❹ アトロピン
❺ ジソピラミド（Ia群）

脈拍は落ち着き，症状は嘘のように消失した．本人からゆっくりと話を聞いたところ，下記の内容であった．「死に至ることはないということで安心していましたが，ここ1年で発作の時間が1時間から5時間ほどになり，子育てのストレスで夜も眠れないためか，発作も頻回になってきました．以前受けた点滴治療で瞬間的に心臓を止める方法であるという説明を聞き，心臓を止めるという言葉が怖くて，いつも家で発作が止まるのを待っていました」．

Q2 あなたは患者にカテーテルアブレーションを勧めた．カテーテルアブレーションの説明で誤っているものを1つ選べ．

❶ 成功率は50%程度である
❷ Ⅱ度からⅢ度の房室ブロックの合併症は約1%である
❸ 再発率は10～20%程度である
❹ QOLの改善に著しく効果がある
❺ 内服無効あるいは内服非希望者にはアブレーションはよい適応となる

発作性上室性頻拍の治療

解答 A1 → ❸　A2 → ❶

A1 筆者の自験例である．発作性上室性頻拍(PSVT)の約90％は房室結節リエントリー性頻拍(AVNRT)あるいはWPW症候群に伴う房室回帰性頻拍(AVRT)である[1]．通常，薬物治療に先立ち迷走神経刺激法を試みる．国内のガイドラインによればバルサルバ法，顔面を冷水に浸す，深呼吸，頸動脈洞マッサージ，トレンデレンブルグ体位を取るなどが有名であるが，バルサルバ法以外の手技の有効性は高くないことが知られている(バルサルバ法20～54％，右頸動脈洞マッサージ10～15％，顔面浸水15％など)[2,3]．

一方で，修正バルサルバ法群(セミファーラー体位で通常のバルサルバ法を行い，終了と同時にベッドを倒し仰臥位にし，さらに両側下肢を挙上する)と通常のバルサルバ法群で1分間後の洞調律復帰率を調べた研究では，修正バルサルバ法群(43％)がバルサルバ法群(17％)に比べて高い効果を認めている[4]．

ATP治療に代用できる薬剤は，❸ベラパミルである．ATPと併せて90％以上が有効とされる．Balloらの報告によれば，ベラパミルは比較的心拍数が低い発作の停止に，ATPは心拍数が高い発作の停止に有効であるとされる[5]．一方でベラパミル使用時は，血圧低下，左室機能低下例，β遮断薬内服例，心房細動の既往のある顕性WPW症候群に特に注意が必要である．❷β遮断薬も間違いではないが，ベラパミルやジルチアゼムといったCa拮抗薬が優先される．また❶ジゴキシンは効果発現に数時間以上かかるため，この場合適さず，AHAガイドライン2010の普及によりほとんど使用されなくなっている．❺のNaチャネル遮断薬の効果は40～60％程度とされ，さほど高くはない[1]．

A2 カテーテルアブレーションの成功率は95％以上と高いことが報告されている[6]．文献により多少の幅があるが，一方で合併症として多い房室ブロックの頻度は1～3％とされ，再発率は数％からおおよそ設問どおりの頻度である．発作が慢性化していても症状がごく軽度の場合や短時間で消失してしまう場合などには経過観察も可能ではあるが，高い有効性と安全性から，救急外来に受診を繰り返すような場合は原則としてアブレーション目的で専門医に紹介する．その場合は予防治療の選択と決定に必要であるため，頻拍中の心電図を添付しておきたい．治療不成功例と予防的内服治療に関しては成書に譲る．

- 迷走神経刺激法は持続時間が長く繰り返す発作には効果が乏しい場合がある．
- ATP製剤が使えない場合にも代替治療であるベラパミル，β遮断薬を覚えておく．
- 患者のQOL改善のためにも，発作時の心電図を添付しアブレーションができる施設へ紹介する．

転帰 上記の内容を患者に説明したところ，カテーテルアブレーションを希望された．発作時の心電図を添付して循環器内科に紹介し，1週間後に施行された．その後1年経過したが，発作は起きていない．

文献

1) 日本循環器内科学会：不整脈薬物治療に関するガイドライン(2009年改訂版)．
2) Dyson J, et al. Clin Auton Res 17(6)：382-384, 2007.〈トレンデレンブルグ体位にするだけで治療できる可能性を示唆〉
3) Lim SH, et al. Ann Emerg Med 31(1)：30-35, 1998.〈バルサルバ法と頸動脈洞マッサージの有効率の比較．2つ併せて27.7％の成功率．高いと見るべきか，低いと見るべきか？〉
4) Appelboam A, et al. Lancet 386(10005)：1747-1753, 2015.〈効果が乏しいことも多いバルサルバ法に体位変換を加えることで，有効性が増すことを証明したランダム化比較試験．今後のスタンダードになる可能性がある〉
5) Ballo P, et al. Eur Heart J 25(15)：1310-1317, 2004.〈アデホスに関しては心拍166/分以上の頻脈では奏効率が高いが，138/分を下回ると奏効率がわずか25％程度になるため，遅いPSVTにはベラパミルを使用するほうが逆によい可能性を示している〉
6) Meissner A, et al. Int J Med Sci 6(1)：28-36, 2009.〈アブレーションによりQOLが上がることが示されている〉

症例 22

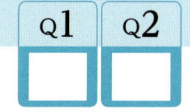

　2型糖尿病，高血圧，COPDの既往がある70歳の男性．20本/日×50年の喫煙歴があり，現在も禁煙できていない．定期外来の際に「1か月前から歩行時に左のふくらはぎに痛みを感じるようになったが，安静にしていると数分で改善する」と訴えた．

　バイタルサインは，体温36℃，血圧140/92 mmHg，脈拍68/分 整，呼吸数18/分，SpO_2 95％（室内気）．診察では，左足背動脈は触知するものの右足背動脈よりもやや弱く，足趾末梢は両足ともやや冷たかった．

　症状・身体所見から末梢動脈疾患（peripheral artery disease：PAD）を疑った．

Q1　PADの病歴，身体所見について誤っているものを2つ選べ．

❶ 最も頻度の多い症状は間欠性跛行である
❷ 間欠性跛行による下肢痛は大腿や殿部に及ぶ
❸ 足背動脈拍動の低下や消失がなければPADの可能性は低い
❹ 歩行距離が短くなるのもPADの症状である
❺ 安静で症状が改善しない場合，PADは否定的である

　足関節上腕血圧比（ABI）を施行すると右0.75，左0.70であった．症状および検査結果からPADと診断し，今後の治療について相談することとなった．

Q2　本患者の治療や予後について正しいものを3つ選べ．

❶ 本患者の治療の第一選択は血管内治療である
❷ 5年後の死亡率は15～30％程度と比較的高い
❸ PADを有する患者は約半数が冠動脈疾患を合併するので検索を検討する
❹ 5年後に重症下肢虚血に進行するのは1～2％とそれほど多くはない
❺ 無治療の場合，5年後に半数は跛行症状が悪化していく

末梢動脈疾患の診断とマネジメント

解答　A1 ➡ ❶❺　A2 ➡ ❷❸❹

A1
典型的な間欠性跛行は,「労作によって下腿に痛みが誘発され,痛みで歩行が困難になり,安静にすると10分以内に症状が改善する」というものである.だが,安静で改善しない,疼痛があっても歩行継続可能,安静時に下肢痛が出現,運動時には下肢痛が出現しないという症状もPADの症状だったという報告がある[1].また,歩行距離が短くなるというのはPADの跛行症状の訴え方の一例である.

PADの症状として最も多いのは,非典型的な下肢痛で全体の40～50％,典型的な間欠性跛行は実は10～35％程度と報告[2]されており,症状に幅があることを念頭に置く必要がある.跛行は閉塞している血管部位によって,殿部・大腿・下腿・足趾など幅広い部位に及ぶと報告されている[3].また,無症候性は全体の20～50％に及び[2],寝たきり状態などで元々の活動性が低いと跛行症状を自覚しないこともあり,症状がないだけでPADを除外しないことが重要である.そもそもPADは「アテローム性動脈硬化症による下肢動脈の閉塞性疾患」と定義されており,症状の有無は問われていない.

足背動脈触知異常に対するLR−は0.38で,脈拍異常が全くなければPADはかなり否定的である[4].症候性PAD患者に対する診断能が最も高い身体所見は皮膚冷感で,LR+ 5.90だった.PAD診断においてはハイリスク患者を的確に抽出し,積極的にABI検査を行うことが重要である.

A2
PADの予後もまた様々で,間欠性跛行のあるPAD患者の自然歴の調査では,5年後の跛行症状は70～80％でほぼ同等,悪化するのが10～20％,重症下肢虚血に至るのが1～2％程度と,多くは症状が変化しないことが報告されている[5].ただ,PADの合併症に,冠動脈疾患が38.4％,脳血管疾患が9.5％,両方合併が13.5％と報告されており[6],5年後死亡率は15～30％程度,そのうち冠動脈疾患が75％を占める[5].PADは「全身の血管病変の窓」ともいわれ,PAD患者の足の予後はそれほど悪くないが,全死亡・心筋梗塞などの予後が悪いことがわかる.

治療の第1選択は運動療法と抗血小板薬の内服で,症状が改善しない場合に血管内治療を検討する[2].

- PADによる症状は非特異的で,典型的な間欠性跛行以外に非特異的な下肢痛や無症状など幅広い.
- PADは「全身の血管病変の窓」といわれ,冠動脈疾患や脳血管障害の合併に注意する.

転帰　症状はFontaine分類Ⅱ度で,日常生活にさほど支障はきたしていない.詳細に病歴を確認すると,1年前に一過性の脳虚血発作様症状があり,心電図・心臓超音波検査では陳旧性心筋梗塞の所見を認めた.抗血小板薬の適応と判断し,アスピリン100 mg内服を開始し,詳細な評価目的に総合病院の循環器科へ紹介した.

文献
1) McDermott MM, et al. JAMA 286(13):1599-606, 2001.〈PAD患者の下肢症状のバリエーションについて間欠性跛行以外の症状を記述している〉
2) Hirsch AT, et al. J Am Coll Cardiol 47(6):1239-1312, 2006.〈2006年にACC/AHAが合同で発表したPAD治療ガイドライン.TASC Ⅱの元文献として多く引用されている〉
3) Arain FA, et al. Mayo Clin Proc 83(8):944-949, 2008.〈PADの診断・治療に関するレビュー.間欠性跛行の部分では,症状発症部位と対象血管について詳細な記載がある〉
4) Khan NA, et al. JAMA 295(5):536-546, 2006.〈有名なJAMAのrational exam. PADに関連する病歴・身体所見が細かく取り上げられている〉
5) Weitz JI, et al. Circulation 94(11):3026-3049, 1996.〈PADの自然歴を調査した研究結果のレビュー〉
6) Cacoub PP, et al. Atherosclerosis 204(2):e86-92, 2009.〈日本人も調査に参加した前向き観察研究であるREACH研究.PADに合併する疾患が明らかになった〉

症例 23

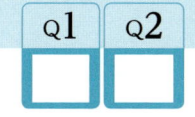

52歳の女性．1か月前から特に誘因なく左下腿の浮腫が出現し，徐々に大腿に広がってきたことを主訴に外来を受診した．下肢の痛みはなく，呼吸困難感などの自覚症状もない．既往歴として，20年前から潰瘍性大腸炎，10年前から糖尿病・脂質異常症，約1年前に大腸癌が判明し手術で切除している．メサラジン，メトホルミン，アトルバスタチンを内服中．過去にはステロイド内服をしていた．家族内に深部静脈血栓症（deep vein thrombosis：DVT）や肺塞栓症患者はいない．

バイタルサインは特記すべき異常所見なし．身体所見では，左大腿～下腿にかけて全般的な浮腫を認めた．また，皮膚の発赤などはないが，圧迫で軽度の圧痛を認める．DVTを鑑別に考えながら，追加問診・診察・検査を行うこととした．

Q1 この患者の病歴からDVTのリスクとなるものを2つ選べ．

❶ アトルバスタチン内服
❷ 潰瘍性大腸炎の既往
❸ 1年前の大腸癌手術歴
❹ 糖尿病の既往
❺ 過去のステロイド内服

下肢静脈超音波検査で，左大腿静脈内にDVTが疑われたため，胸部～下肢ダイナミックCTが施行された．結果，肺動脈内には明らかな血栓は認めず，左大腿静脈内～膝窩に及ぶ広範な血栓を認め，近位型DVTと診断した．

Q2 DVTの治療にあたって誤っているものを3つ選べ．

❶ ワルファリン内服で治療を開始する
❷ 未分化ヘパリンまたは低分子ヘパリンで治療を開始する
❸ Xa阻害薬が使用可能である
❹ 治療にあたっては血栓性素因のスクリーニングが必須である
❺ 治療にあたっては悪性腫瘍の再検索が必須である

深部静脈血栓症のリスクと治療

解答 A1 ➡ ❷ ❸　A2 ➡ ❶ ❹ ❺

A1 DVTを予測するprediction ruleとしてWellsスコア(表1)[1]がある。同スコアには「悪性腫瘍」や「4週間以内の手術」などがあるが，本症例のような1年程度経過した悪性腫瘍の手術後もDVTのリスクになることが報告[2]されている。股関節・膝関節の人工骨頭置換術や血管手術後でも同様の傾向があり，これらの病態の既往は，1年以上経過してもリスクになり得る。

リスクになる基礎疾患として報告されているのは悪性腫瘍以外に，炎症性腸疾患，心筋梗塞，脳梗塞，関節リウマチ，凝固異常などで，糖尿病や脂質異常，スタチン使用などは関連しない[3]。ステロイドは現在や最近の使用が用量依存性にDVTを増やすが，過去の使用は関連しないと報告[4]されている。

A2 治療は，低分子ヘパリンまたは未分化ヘパリンによる抗凝固療法が推奨される[5]。ヘパリン製剤を少なくとも5日間は使用し，その後ワルファリンなどの経口薬を併用・移行するのが一般的である。本邦では低分子ヘパリンのDVTに対する保険適用が認められておらず，未分化ヘパリンを使用することが多い。最近，Xa阻害薬であるフォンダパリヌクス(アリクストラ®)のDVTへの保険適用が通り，今後使用が増える可能性はあるが，現時点では十分なエビデンスが揃っているとはいえず，費用対効果も考慮すべきである。

また，unprovokedなDVT患者で悪性腫瘍をルーチンで精査することの根拠は乏しく，過剰診断やスクリーニングによる害も指摘されている[6]。本例は通常の悪性腫瘍術後のフォロー以上のスクリーニングは不要であろう。血栓性素因も同様に誰に検査すべきかのコンセンサスは得られていないが，少なくともルーチンの検査は推奨されていない。家族歴や若年性，再発性などのリスクがある場合に精査が検討されるものの，検査によって異常がみつかってもその後の治療に関係することは少ないと指摘されている[7]。

表1　Wellsスコア

DVTの症状がある	3点
他の疾患よりDVTが疑わしい	3点
心拍>100/分	1.5点
4週間以内の手術か3日以上の安静	1.5点
肺塞栓症やDVTの既往	1点
血痰	1点
悪性腫瘍(6か月以内に治療or終末期)	1点

<2点 low, 2~6点 moderate, 6点< high.

- DVTのリスクとして手術既往や悪性腫瘍既往は重要で，1年後程度まではリスクがある。
- 治療は，低分子または未分化ヘパリンで，血栓性素因や悪性腫瘍検索は必須ではない。

転帰 入院のうえ，未分化ヘパリン注射を開始しつつ，ワルファリン内服を5日程併用し，INRが安定したところで内服のみとして退院とした。下腿浮腫は速やかに軽減し，6か月後の時点で再発はない。

文献

1) Wells PS, et al. Thromb Haemost 83(3):416-420, 2000.〈言わずと知れたWellsスコアの元文献。最もウエイトが大きいのが臨床医の臨床診断なのが難しいところ〉
2) Sweetland S, et al. BMJ 339:b4583, 2009.〈英国中年女性947,454名の前向き観察研究で，手術の種類や術後期間と静脈血栓症の発症リスクを検討している〉
3) Samama MM, et al. Haematologica 88(12):1410-1421, 2003.〈DVTと関連した様々なリスク因子や薬剤を検討した観察研究〉
4) Johannesdottir SA, et al. JAMA Intern Med 173(9):743-752, 2013.〈ステロイド使用と静脈血栓症の関連を国民ベースのデータで大規模に検証したデンマークの症例対照研究〉
5) Kearon C, et al. Chest 141(2 Suppl):e419S-e494S, 2012.〈PE/DVTの治療/予防がエビデンスに基づいて記載されている〉
6) Khorana AA, et al. N Engl J Med 373(8):768-769, 2015.〈DVT患者への過剰な悪性腫瘍スクリーニングに警鐘を鳴らしている。年齢相応のスクリーニング以上に精査すべきかは根拠不十分としている〉
7) Deitcher SR, et al. Vasc Med 8(1):33-46, 2003.〈DVT患者に対する悪性腫瘍・凝固異常スクリーニング検査のレビュー〉

症例 24

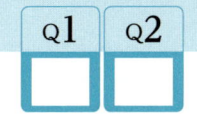

　58歳の女性．イタリアンレストラン経営．身長156 cm，体重64.5 kg，BMI 26.5．数年前より右膝の裏にある血管のこぶを自覚していたが，症状がなかったため放置していたところ次第にこぶの数が増え，また大きさも大きくなってきた．ふだんは立ち仕事で，仕事を終えて帰宅する頃には足がだるくなり，軽度の浮腫も自覚するようになったが，痛みや皮膚の症状は認めていない．人間ドックを毎年実施しているが，脂質異常症，糖尿病，高血圧などの動脈硬化リスクは指摘されていない．

　バイタルサインは，体温36.0℃，血圧138/68 mmHg，脈拍60/分 整，SpO_2 97％（室内気）．

　患者によると80歳の母親にも下肢静脈瘤があり，放置していたところ皮膚が固くなり潰瘍ができて苦労したので，そのようになる前に，早期の手術を希望し来院した．

Q1　本症例で疑われる疾患とその診断に関して，正しいものを2つ選べ．

❶ 加齢，立位の多い生活習慣は関連するが，家族歴は関連しない
❷ 脂肪皮膚硬化症に進行すると，潰瘍ができやすくなる
❸ トレンデレンブルグ検査は，深部静脈の開存の有無を確認するものである
❹ 血栓性静脈炎や深部静脈血栓症の有無を確認すべきである
❺ 出血することはほとんどない

Q2　今後，この疾患を管理するうえで正しいものを3つ選べ．

❶ 症状は進行し重症化していくため早期の手術が必要である
❷ 圧迫療法とともに，運動と減量が勧められる
❸ 静脈瘤によってできる皮膚潰瘍に対して第1選択は手術あるいは血管内治療である
❹ 硬化療法と比べ，ストリッピング手術では再発率が高い
❺ 血管拡張や小さな静脈瘤は硬化療法のよい適応である

下肢静脈瘤と慢性静脈不全症の診断と治療

解答 A1 → ❷ ❹ A2 → ❷ ❸ ❺

A1

下肢静脈瘤は下肢の血流のうっ滞により表在静脈が拡張・蛇行する疾患である．慢性静脈疾患の国際的な臨床分類であるCEAP分類では，触知可能な径3mm以上の拡張を静脈瘤と定義している．その成因により一次性，二次性に分類され，多くは，拡張・蛇行している静脈自体に原因のある一次性である．二次性静脈瘤には，深部静脈血栓症(deep vein thrombosis：DVT)やDVTに続発する血栓後遺症に伴うもの(DVT後静脈瘤)，妊娠，骨盤内腫瘍，動静脈瘻，血管性腫瘍などに伴うものがある．先天性の静脈瘤には血管形成不全であるKlippel-Trenaunay-Weber症候群がある．性差(女＞男)の他に要因として，加齢，家族歴，立位の多い生活習慣，肥満，喫煙，妊娠，下肢の外傷などがある．

トレンデレンブルグ検査(下肢を挙上して静脈を空虚にした後，大腿部で大伏在静脈流入部位を圧迫しながら起立させ，起立後に静脈瘤が怒張するかどうかをみる)は大・小伏在静脈および穿通枝の弁機能を調べる保存的検査であり，障害の生じている静脈の部位を調べられる．深部静脈の開存の有無を確認するのはペルテス検査であり，立位にて大腿に駆血帯を巻き，その状態で足踏み運動か爪先立ち運動をさせ，筋ポンプ作用により静脈瘤が増悪した場合に深部静脈の閉塞を示唆するものとする検査である．治療法の選択のためにも二次性静脈瘤であるかどうか積極的に確認することが必要であり，そのためにもドップラー検査は必要になる．

臨床症状は無症状から下肢痛，だるさ，下肢浮腫，皮膚色調変化，血管拡張など様々である．表面にある場合は出血することもある．進行すると皮下脂肪の炎症により皮膚が硬化する脂肪皮膚硬化症(lipodermatosclerosis)や皮膚潰瘍を生じ，しばしばこれらの潰瘍は難治となる．

A2

多くの患者で症状が進行していくため，患者に十分な情報，とりわけ今後の状態の進行と，DVTなどの血栓症，皮膚症状，出血や血栓性静脈炎に関する情報を提供する必要があるが，早期の介入による費用対効果が不明なため整容面の観点以外では早期の手術治療は行われない．明確なエビデンスはないものの減量・下肢挙上などの生活習慣改善も重要である[1]．

治療には，弾性ストッキング/弾性包帯による圧迫療法，硬化療法(液状および超音波フォーム)，高位結紮術，静脈抜去(ストリッピング)手術，血管内レーザー治療や血管内ラジオ波焼灼法があり，それぞれ症状や状態によって適応が異なる．硬化療法や高位結紮術は血管拡張や小さな静脈瘤に対して適応があるが，10～30％に再発を認める．ストリッピング手術は再発率は低いがその侵襲性より，現在はフォーム硬化療法，血管内レーザー療法，血管内ラジオ波焼灼療法などの侵襲性の低い療法が第1選択となりつつある．しかし，どの療法が優れているかについては結論が得られていない．一次性静脈瘤による皮膚潰瘍には圧迫療法が効果的ではあるが，手術により潰瘍の再発率が低下するため，第1選択は手術あるいは血管内治療である．

- 下肢静脈瘤の多くは一次性であるが，二次性の鑑別が重要である．
- 患者に対して今後の進行と合併症，治療法に関する情報提供が重要である．

転帰 血栓性静脈炎や深部静脈血栓症の既往を確認後，下肢静脈瘤の症状や合併症について説明をした．立位を避けることや運動などについて生活指導を行った．

文献

1) National Clinical Guideline Centre：Varicose veins in the legs. The diagnosis and management of varicose veins. 2013.
2) 伊藤孝明，他．日皮会誌 121(12)：2431-2448, 2011.〈日本皮膚科学会による下腿潰瘍・下肢静脈瘤診療ガイドライン〉
3) Carroll C, et al. Health Technol Assess 17(48)：i-xvi, 1-141, 2013.〈新しい下肢静脈瘤の治療法についての系統的総説．コストも含めるとフォーム硬化療法が優位であるが結論は出ていない〉

症例 25

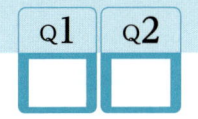

　38歳の女性．一昨日から咳嗽・喀痰と軽度の呼吸苦を自覚，体温を測ったところ36.2℃で，様子をみていた．本日も症状が持続しており，悪寒がしたため再度体温を測ったところ37.3℃と上昇していた．家族が持っていたロキソプロフェンを内服し，1時間程度経過した頃から咳嗽と呼吸苦が増悪したために来院した．

　バイタルサインは，体温37.6℃，血圧130/85 mmHg，脈拍82/分 整，呼吸数24/分，SpO_2 94%（室内気）．胸部で両側呼気時にwheezeを認めた．

Q1
本患者はアスピリン喘息が疑われた．
アスピリン喘息に関して誤っているものを2つ選べ．

❶ 成人期までにアスピリン使用で発作が起きたことがなければアスピリン喘息は否定的である
❷ アスピリン喘息患者に対してロキソプロフェン使用は禁忌である
❸ 診察でwheezeが観察されなければ喘息発作はほぼ否定できる
❹ 喘息死のうち90％程度を高齢者喘息が占める
❺ 高齢者では心不全やCOPDの合併が診断と治療上で問題となる

Q2
アスピリン喘息の治療に関して正しいものを2つ選べ．

❶ ネブライザーはスペーサー付MDI（metered dose inhaler：定量噴霧式吸入器）と比べて治療効果が高い
❷ 気管支拡張薬の吸入は改善がなければ20分間あけて5回行う
❸ アスピリン喘息を疑う患者にベタメタゾン静脈点滴は禁忌である
❹ アスピリン喘息を疑う患者にステロイド内服は安全である
❺ ステロイド内服投与は点滴投与と同等の効果である

アスピリン喘息疑いへの対応

解答 A1 → ❶ ❸ A2 → ❹ ❺

A1 喘息の原因の中でもアスピリン喘息はその後の対応や指導が大きく異なる．アレルギー反応ではなく，COX-1（シクロオキシゲナーゼ1）阻害作用を有するNSAIDsに対して過敏症状を呈する非アレルギー性過敏体質（不耐症）である．そのためロキソプロフェンは基本的に使用禁忌である．50％はステロイド依存性の重度喘息となる．アスピリン喘息の初回発作は31.9±13.5歳で成人発症のことが多い[1]．また，ほとんどの症例で好酸球性鼻茸副鼻腔炎（鼻茸）を合併し，それによる嗅覚低下を伴いやすい．好酸球性中耳炎を40％に，好酸球性胃腸炎を30％に，異型狭心痛（好酸球性冠動脈炎による）を10〜20％に合併するとの日本の報告もある[2]．

重度の喘息発作では呼気時に加えて吸気時にもwheezeを聴取するようになる．それ以上に増悪すると呼吸ができない換気不全の状態で，wheezeが消失しsilent chestとなる．呼吸苦，低酸素血症と低換気が疑われる状態では，wheezeが聴取されないからといって喘息を否定してはいけない．

日本における喘息死は1,728名（2013年）と減少傾向（2002年は3,771名）ではあるが，内訳をみると89.6％が高齢者となっており，高齢者喘息は問題である[3]．高齢者の場合，加齢的変化やCOPD，心不全などの合併例が増える．また，高齢になってから発症した場合は喘息と診断されていないこともあるために注意が必要である．

A2 気管支拡張薬の吸入方法としてネブライザーとスペーサー付MDIでは有意差がないとの報告が多く，サルブタモール（アルブテロール）で比べた試験ではスペーサー付MDIのほうが酸素化の改善と再発率が低かったとの報告もある[4]．ネブライザーの煙による刺激で咳嗽が惹起されやすい場合，うまく吸い込めていない場合などはスペーサー付MDIが勧められる．気管支拡張薬吸入の効果が不十分の時には，1時間までは20分おきに加療を繰り返し，以後は1時間に1回を目安に吸入とする．繰り返し気管支拡張薬吸入が必要な場合にはステロイド全身投与や入院管理が必要となるため，漫然と外来で吸入薬のみで経過をみてはいけない．

アスピリン喘息患者への急性期治療ではステロイドの選択に気を付ける．コハク酸エステルへの過敏性である．そのためコハク酸エステルステロイドであるメチルプレドニゾロンは禁忌である．リン酸エステルステロイドであるベタメタゾンやデキサメタゾンは比較的安全に使えるが，添加物に対して過敏症が起こることもあるため，1〜2時間かけて投与することが望ましい．内服のステロイドはエステル構造をとらないため安全に使える．喘息の急性増悪に対して内服のステロイドは点滴投与と有意差なしとされており，内服可能な状況では重症化する前に使用を考慮する．

> - アスピリン喘息は成人発症が多く，COX-1阻害作用を有するNSAIDsに対する過敏症状である．
> - ステロイド投与の際には内服かコハク酸エステルを含まない点滴静注を緩徐に行う．

転帰 気管支拡張薬のネブライザー吸入を2回行い，自覚症状は軽度改善したもののSpO$_2$ 95％（室内気）と依然低値であった．プレドニゾロン30 mg内服を開始して同日入院とし，スペーサー付MDIによるステロイドと気管支拡張薬の定時吸入を継続した．その後，鼻茸も確認され病歴からもアスピリン喘息と診断された．今後は市販薬のNSAIDsは服用しないこと，香辛料や香料（ミント）はそれらがサリチル酸類似構造をもつ場合，咳嗽や発作の悪化を起こす可能性があるので注意することを伝えた．症状が改善したため5日後に退院となった．

文献
1) Szczeklik A, et al. Eur Respir J 16(3)：432-436, 2000.〈アスピリン喘息の自然史についての疫学研究〉
2) 谷口正実．日内会誌 102(6)：1426-1432, 2013.〈アスピリン喘息についての論文．日本での疫学についても記載あり〉
3)「喘息予防・管理ガイドライン2015」作成委員会：喘息予防・管理ガイドライン2015．p227, 協和企画, 2015.
4) Neuman KB, et al. Chest 121(4)：1036-1041, 2002.〈アルブテロールのネブライザーとスペーサー付MDIを比較した前向き試験〉

症例 26

28歳の男性，生来健康．2か月前からの咳嗽，痰（白色痰）あり．37℃台の微熱が続いているが，バイタルサインに問題なし．全身状態は良好．2か月で体重減少3kg．寝汗あり．周囲の結核患者なし．

身体所見では，左肺に水泡音（coarse crackles）を聴取．胸部X線では，左下肺に浸潤影を認めた．来院日には，痰の喀出がなく，痰は後日培養検査を提出することになった．HIV検査は陰性．CT検査や入院精査も勧めたが，本人は多忙を理由に帰宅を希望．さらに抗菌薬処方の強い希望があり，処方を行うこととなった．

Q1 本患者への抗菌薬の選択として，最も適切でないものを1つ選べ．

❶ アモキシシリン・クラブラン酸
❷ アジスロマイシン
❸ レボフロキサシン
❹ 高用量アモキシシリン
❺ ミノマイシン

塗抹検査でガフキー2号の所見，結核PCRは陽性，後に結核培養も陽性となった．3剤（イソニアジド，リファンピシン，エタンブトール）で治療を開始，検査では3剤すべてに感受性があり，後に2剤（イソニアジド，リファンピシン）へ変更．治療で咳嗽は消失，寝汗や発熱もみられなくなった．

胸部X線の陰影も改善していたが，治療開始3か月後から左胸水を認め，胸部CTでは縦隔リンパ節の腫大を認めた．内服はきちんと行われており，怠薬はないことを本人，家族から確認している．

Q2 本患者で最も考えられる病態を1つ選べ．

❶ リンパ腫
❷ 肺癌
❸ 縦隔腫瘍
❹ 初期悪化
❺ 耐性菌の出現

結核の診断・治療と初期悪化

解答　A1 ➡ ❸　A2 ➡ ❹

- 結核はいつでも鑑別に入れる．キノロン系抗菌薬使用は慎重に．
- 結核治療中の再燃のような症状では，初期悪化を鑑別に考える．

A1　若年で，結核の曝露がはっきりしないが，慢性咳嗽，微熱，体重減少，寝汗から，結核を強く疑うケースである．精査，隔離を行うべきであるが，患者本人の同意が得られず，さらにやむを得ず抗菌薬を処方する場合，避けるべき抗菌薬は，結核に感受性のある抗菌薬であると考える．

結核が蔓延している本邦では，20〜40代患者の割合が22.4％である．若年層結核患者の多くは日本人の常用勤務者，主婦，学生であり，外国人や社会的・経済的弱者など，従来考えられていたようなハイリスク者とは異なっていることにも注意が必要である[1]．

多くのニューキノロン系薬は結核菌にも抗菌力を有するため，結核診断前の投与は，診断を遅らせるばかりか，死亡率を上げる可能性も指摘されている[2]．JAID/JSC感染症治療ガイドラインには「必ず活動性結核の存在がないか厳重に検討してから投与する」との記載がある[3]．

A2　初期悪化(paradoxical reaction)は結核の治療途中でみられる反応で，強力な化学療法により，急激に死滅した大量の結核菌の菌体に対する局所のアレルギーによると考えられている．通常は治療開始後から3か月以内の発症が多いが，「初期」といっても6か月以降でも起こりうる[4]．

リンパ腫や肺癌，縦隔腫瘍などの悪性腫瘍の可能性は否定できないが，縦隔リンパ節の生検など，侵襲的な検査を考える前に，胸水の精査や画像評価を繰り返すことで除外診断することは可能と考える．また，怠薬がない中で，治療開始後3か月での結核の再燃はきわめて考えにくい．

転帰　治療開始3か月後から認めた左胸水に対し穿刺を行ったが，抗酸菌培養は陰性だった．同じ抗結核薬療法の継続で，リンパ節腫脹も含め，その後1か月で改善をみた．

文献

1) 渡部ゆう．複十字(348)：4-5, 2013.〈若年層結核の実態調査報告〉
2) Van der Heijden YF, et al. Int J Tuberc Lung Dis 16(9)：1162-1167, 2012.〈キノロン系抗菌薬の結核診断前投与に関する検討〉
3) JAID/JSC感染症治療ガイド・ガイドライン作成委員会. 日化療会誌 62：1-109, 2014.〈JAID/JSC感染症治療ガイドライン—呼吸器感染症〉
4) Geri G, et al. Infection 41(2)：537-543, 2013.

症例 27

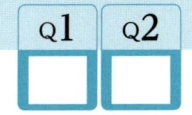

　75歳の男性．20歳代に肺結核と診断されて治療歴がある．喫煙歴は20本/日を20年吸っていたが，その後禁煙している．最近乾いた咳が時々出るようになり徐々に労作時に息切れを伴うようになったため，心臓が悪いと思い循環器科を受診したが，心機能は問題なく心不全に伴う息切れは否定的であった．呼吸器科受診を勧められて受診したところ，胸部X線上で以前の肺結核病変の周囲に空洞を伴う病変を認め，精査を行うことになった．ちなみに1年前までは陳旧性肺結核病変について呼吸器科への通院を継続していたが，結核の再燃は指摘されなかった．
　バイタルサインは，体温36.4℃，血圧130/80 mmHg，脈拍78/分 整，呼吸数16/分，SpO$_2$ 95%（室内気）．
　画像上，肺非結核性抗酸菌(non-tuberculous mycobacteriosis：NTM)症に矛盾せず，喀痰培養より *Mycobacterium avium* が分離され，肺 *Mycobacterium avium* complex(MAC)症を疑った．

Q1 日本のNTM基準に含まれないものを1つ選べ．

❶ 呼吸器症状を認める
❷ 経気管支肺生検または肺生検組織で抗酸菌症に合致する組織学的所見を認め，同時に組織や気管支洗浄液，喀痰からの培養が1回以上陽性となる
❸ 少なくとも1回以上，気管支洗浄液で培養陽性になる
❹ 異なった喀痰検体の培養が2回以上陽性になる
❺ 他の疾患が除外できている

Q2 この症例において治療薬選択として適切なものを1つ選べ．

❶ アジスロマイシン(AZM) 250 mg/日 + リファンピシン(RFP) 600 mg/日 + エタンブトール(EB) 750 mg/日
❷ クラリスロマイシン(CAM) 600 mg/日 + RFP 600 mg/日 + EB 750 mg/日
❸ AZM 250 mg/日 + リファブチン(RBT) 300 mg/日 + EB 750 mg/日
❹ CAM 600 mg/日 + RBT 150 mg/日 + EB 750 mg/日
❺ CAM 600 mg/日 + RBT 300 mg/日 + EB 750 mg/日 + ストレプトマイシン(SM) 10 mg/kg を週2回筋注

非結核性抗酸菌症の診断と治療

解答 A1 ➡ ❶　A2 ➡ ❷

A1 非結核性抗酸菌(NTM)症の中でも肺結核後に罹患することが多い肺NTM症は,最近患者数が増加してきている.米国の基準を基にした日本の基準では,臨床的基準で米国のように呼吸器症状を認めて精査される前に健診で指摘されることが多いため,必須条件として呼吸器症状は含まれず,胸部画像所見で結節性陰影や空洞性陰影以外に均等性陰影なども含まれ,散布性小結節を伴う気管支拡張所見を認めることとされている.細菌学的基準では,異なる2回以上の喀痰検体で培養陽性になるか,1回以上の気管支洗浄液での培養陽性か,生検組織で抗酸菌症に合致する組織学的所見を認めるとともに,組織や気管支洗浄液,または喀痰で1回以上培養が陽性になることが必要とされる[1,2].

米国胸部学会(ATS)の診断基準について非HIV感染かつNTM培養所見が1990年から1998年に得られた120名を対象にした後ろ向き観察研究[3]で,ATS基準を満たす群と満たさない群で生存期間の中央値に有意差はなく,疲労のみ基準を満たす群で有意に多かったため予後評価基準として有用性は低いと報告されており,さらなる検討が必要である.

A2 治療については日米両国とも,診断基準合致が即治療ではないとの立場を表明しており[4],治療開始時期は別個で決めるべきとの見解である.ATS基準では,画像所見と矛盾しない呼吸器症状が持続し,かつNTMが肺からの分泌物にて中等度以上分離されるか,組織学的に肺実質病変があれば少なくとも1つの検体からNTMが分離される場合が,導入基準となる[1].

治療の核となるのはマクロライドだが[4],AZMはCAMよりも喀痰陰性率が低く効果が低いとの報告[5]もありCAMが勧められる.RBTはRFPよりMACに対する抗菌力は強いが,CAMとの相互作用もあるため併用では150 mgに減量する必要があり,RFP耐性や忍容性がない場合などに考慮する[4].重症の時は聴力障害に注意しながらSMなどのアミノグリコシド系も考慮する.

- 日本のNTM診断基準では米国と異なり,呼吸器症状を認めなくても他の疾患が除外されれば画像でNTMと診断される場合もある.
- 肺MAC症に対する標準的治療はCAM, RFP, EBになり,より重症な場合にSMなどの投与も考慮する.

転帰 呼吸器症状が増悪していることより治療適応のある肺MAC症と診断されたが,中等度のためSMの投与は副作用も考慮して行わず,CAM 600 mg/日＋RFP 600 mg/日＋EB 750 mg/日のレジメンで開始となった.

文献

1) Griffith DE, et al. Am J Respir Crit Care Med 175(4)：367-416, 2007.〈非結核性抗酸菌(NTM)症についてのATS(米国胸部学会)/IDSA(米国感染症学会)の公式見解〉
2) 日本結核病学会非結核性抗酸菌症対策委員会,日本呼吸器学会感染症・結核学術部会. Kekkaku 83(7)：525-526, 2008.〈NTM診断についての日本での標準指針〉
3) Kotilainen H, et al. Scand J Infect Dis 45(3)：194-202, 2013.〈米国胸部学会基準が予後の評価にあまり有用でないという報告〉
4) 日本結核病学会非結核性抗酸菌症対策委員会,日本呼吸器学会感染症・結核学術部会. Kekkaku 87(2)：83-86, 2012.〈NTM治療の日本の統一見解〉
5) Griffith DE, et al. Clin Infect Dis 23(5)：983-989, 1996.〈肺MAC症治療においてのAZMは菌陰性率がやや低く忍容性も低いという研究〉

症例 28

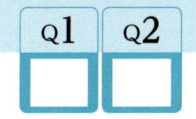

発作性心房細動の既往がある73歳の男性．来院2か月前より軽度の乾性咳嗽が出現した．対症療法を受けていたが改善が乏しく，徐々に咳嗽は増悪傾向にあった．2週間前より37℃前半の微熱も出現し，階段昇降時に息切れを自覚するようになったため，近医を受診．胸部X線にて浸潤影を認め，肺炎と診断されレボフロキサシン500 mg/日を処方された．その後も症状は改善せず，呼吸苦，発熱も増悪傾向であったために紹介受診となった．

喫煙歴はなし．機会飲酒のみ．既往歴は発作性心房細動，高血圧症．内服薬はワルファリン 2.5 mg/日，アミオダロン 200 mg/日，カンデサルタン 4 mg/日，アムロジピン 5 mg/日．

診察時のバイタルサインは，体温37.8℃，血圧140/76 mmHg，脈拍102/分 整，呼吸数26/分，SpO_2 92％（室内気）であった．呼吸音は両側肺で乾性ラ音を聴取した．内頸静脈拍動は胸骨柄から3 cm，心音はS1, S2減弱亢進なく，過剰音，雑音も聴取せず．四肢の浮腫も認められなかった．明らかな皮疹，関節腫脹も認めず．手指の皮膚，nail-fold capillaryは正常であった．

血液検査では，WBC 8,700/μL（neu 72％，lym 20％，eos 2％），Hb 12.5 g/dL，Plt 22×10^4/μL，BUN 24 mg/dL，Cr 0.8 mg/dL，Na 138 mEq/L，K 4.2 mEq/L，Cl 102 mEq/L，CRP 5.6 mg/dL，PT-INR 2.1．

胸部X線では両側肺のすりガラス陰影あり．

Q1 プライマリ・ケア医が使用する頻度が高い薬剤において，この疾患との関連性が高いものを3つ選べ．

❶ 小柴胡湯
❷ セフェム系抗菌薬
❸ NSAIDs
❹ スタチン
❺ 抗血小板薬

CTにて両側のすりガラス陰影，下肺有意の肺線維化を認め，アミオダロンによる薬剤性肺炎を考慮した．

Q2 対応として適切なものを2つ選べ．

❶ シクロホスファミド，アザチオプリンなど免疫抑制薬を使用する
❷ アミオダロンの中止のみで経過観察を行う
❸ アミオダロンの中止に加えてステロイドの投与を行う
❹ 改善後，再度アミオダロンを使用することは可能である
❺ 甲状腺機能のフォローを行う

ハイ(肺)リスクなクスリ

解答 A1 → ❶❷❹　　A2 → ❸❺

A1 間質性肺炎をきたす原因薬剤は無数にあり，すべてを記憶するのは不可能であるが，主に抗菌薬(セフェム系，ミノサイクリン，抗結核薬)，抗癌剤，DMARD，降圧薬(ACE阻害薬，β阻害薬)，アミオダロン，スタチン，漢方薬(小柴胡湯)で報告例が多いことくらいは覚えておくべきである[1]．漢方薬では小柴胡湯による報告が多いが，黄芩を含まない他の漢方薬での報告例もあるため，注意が必要である．原因薬剤の評価に役立つウェブサイト(PNEUMOTOX ON LINE, http://www.pneumotox.com)や，このウェブサイトのiPhoneアプリもあるので，常に参照可能な状態としておきたい．

A2 アミオダロンは脂溶性であり，様々な臓器に蓄積する．半減期も長く，様々な副作用を呈する．有名なものは甲状腺機能異常，肝障害，皮膚色素障害，そして肺障害である．アミオダロンに関連する障害2,216例の解析[2]では，甲状腺機能異常が18.5％と最も多く，次いで不整脈(15.1％)，血液毒性(12.2％)，そして肺毒性(10.7％)であった．アミオダロン使用者全体での肺障害のリスクは，0〜8％と報告により様々である．アミオダロン投与中の患者では定期的な甲状腺機能の評価が推奨される．

アミオダロンによる薬剤性肺炎には高齢(60歳以上)，投与期間，総投与量が関連している(表1)[2]．投与開始から数か月経過してリスクが上昇し始め，数年間高リスク状態が持続する．6年目以降は発症率が低下するとの報告もある[3]．常用量では≦200 mg/日，>200 mg/日双方ともリスクに変わりなく，投与期間のほうが関連性が高い[3]．総投与量では101 g以上でリスクがプラトーに達する[2]．

アミオダロンによる障害では4割近くが肺線維化のパターンとなる．しかしながら，他の間質性肺炎パターンをとる例が1割あり，少ないがARDSパターンとなる例もある[3]．

治療は薬剤の中止であるが，アミオダロンは脂溶性であり体内蓄積するため，中止のみでコントロールできる例は少なく，ステロイドを併用することが多い．また，ステロイド減量に伴い再燃する可能性があるため注意が必要である[4]．他の免疫抑制剤が必要となることは稀である．

表1　アミオダロンによる肺障害のリスク因子

リスク		OR
年齢 (≦60歳と比較)	61〜70歳	2.66(1.29〜5.47)
	71〜80歳	2.58(1.25〜5.32)
	≧81歳	2.75(1.07〜7.07)
投与期間 (0〜14日と比較)	15〜30日	2.16(0.49〜9.55)
	31〜180日	6.81(2.47〜18.74)
	181〜365日	18.28(6.42〜52.04)
	366〜730日	11.74(3.68〜37.42)
総投与量 (<101 gと比較)	101〜150 g	10.29(3.42〜30.92)
	>150 g	9.50(3.82〜23.67)

(文献2より)

- 薬剤性肺炎をきたしやすい薬剤として，主に抗菌薬(セフェム系，ミノサイクリン，抗結核薬)，抗癌剤，DMARD，降圧薬(ACE阻害薬，β阻害薬)，アミオダロン，スタチン，漢方薬(小柴胡湯)で報告例が多い．
- 近年使用頻度が増加しているアミオダロンは長期投与にて様々な臓器障害をきたすため，適切な使用と副作用モニタリングが重要である．

転帰　アミオダロンを中止し，プレドニゾロン50 mg/日で治療開始したところ，速やかに呼吸状態は改善した．その後2か月ほどかけてプレドニゾロンを減量し，最終的に中止することができた．二次性の間質性肺炎の原因評価も行ったが，明らかな原因は認められず，経過からもアミオダロンが原因と判断した．

文献

1) Akira M, et al. Radiology 224：852-860, 2002.〈薬剤性肺炎60例の原因薬剤，CT所見の評価〉
2) Ernawati DK, et al. Br J Clin Pharmacol 66：82-87, 2008.〈アミオダロンによる副作用例の解析，肺障害例の解析〉
3) Jackevicius CA, et al. Am J Cardiol 108：705-710, 2011.〈アミオダロンによる障害のリスク因子を評価した文献〉
4) Okayasu K, et al. Internal Medicine 45：1303-1307, 2006.〈アミオダロンによる肺障害例でプレドニゾロン減量に伴い再燃した症例報告とその解析〉

症例 29

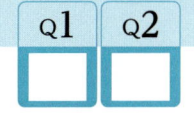

Q1　Q2

　60歳の女性．1か月前より湿性咳嗽，37℃台の発熱を認めた．来院2週間前に他院を受診し，抗菌薬の処方を受けたが症状は改善せず持続していた．労作時呼吸苦も出現してきたために受診した．体重変化はなく，寝汗もない．

　咳嗽は自宅内で特に増悪し，外出時は軽快する．ペットなし．1か月前より夫の実家で生活しているとのことであった．実家は木造家屋で築43年．以前にも帰省した際に咳嗽が出現したが，その際は自然に改善した．一緒に暮らしている夫も同様に咳嗽が続いているとのことであった．職業は介護職．喫煙は10本/日×40年，機会飲酒のみ．既往歴は特になし．内服なし．アレルギー歴なし．

　来院時バイタルサインは，体温37.8℃，血圧100/60 mmHg，脈拍90/分 整，呼吸数22/分，SpO_2 91%（室内気）．呼吸音は両側で吸気時に湿性ラ音を聴取する以外は，明らかな異常は認められなかった．ばち指もなし．

　血液検査では，WBC 8,300/μL（neu 82%, lym 10%），Hb 14.3 g/dL，Plt $22×10^4$/μL，CRP 3.8 mg/dL，LDH 288 IU/L．胸部X線では，両側中下肺優位に軽度の浸潤影あり．

Q1　本疾患の診断のために優先度の高い検査を2つ選べ．

❶ 胸部CT
❷ 抗トリコスポロン・アサヒ抗体の評価
❸ 気管支鏡
❹ 喀痰培養
❺ 呼吸機能検査

Q2　この症例のマネジメントに際して重要なことを2つ選べ．

❶ 実家にカビ，抗原がある可能性が高いため，引越しや換気装置の設置，クリーニングをアドバイス
❷ 長期間のステロイド治療が必要となる
❸ 実家内安静を指示する
❹ 夫も同じ疾患の可能性があり，来院，精査を勧める
❺ 抗真菌薬を使用する

自宅内で増悪する咳嗽

解答 A1 ➡ ❶❷　A2 ➡ ❶❹

A1 本症例は，胸部 CT で両側肺に多発性のすりガラス陰影と小葉中心性陰影が認められ，KL-6 の上昇，抗トリコスポロン・アサヒ抗体が陽性となり，夏型過敏性肺臓炎と診断した．

過敏性肺臓炎は間質性肺炎のうち 2% を占める稀な疾患で，吸入抗原（カビ，干し草，鳥，木片，化学薬品など[1]）により肺胞の炎症をきたす．発症形式により急性，亜急性，慢性に分類され，急性では抗原曝露後 2〜9 時間で感冒症状が出現し，24 時間以内にピークとなり，その後数日持続する．亜急性では数日から数週にかけて増悪する咳嗽，呼吸苦が主で，低酸素血症となることがある．慢性では数か月かけて進行する咳嗽，呼吸苦，体重減少であり，本症例は亜急性パターンに入る．

日本国内の調査によると急性過敏性肺臓炎では夏型過敏性肺臓炎が 74.4% と最も多く，次いで農夫肺が 8.1% の頻度である[2]．慢性過敏性肺臓炎では鳥関連過敏性肺臓炎が 60%，夏型過敏性肺臓炎が 15%，住居関連過敏性肺臓炎が 11% と続く[3]．

過敏性肺臓炎の診断基準は様々なものがあるが，診断能は不明瞭である[1]．どの基準でも主項目として吸入抗原の曝露歴，抗原特異性 IgG 陽性，抗原曝露に関連した症状の出現，そして過敏性肺臓炎に矛盾しない画像所見が挙げられている．BAL や肺組織検査所見も含むものもあるが，副項目とする基準もあり一致していない．the HP study[4] において過敏性肺臓炎を鑑別に挙げた 400 例を前向きに評価し，過敏性肺臓炎を示唆する項目を評価した結果では，有意な項目は①吸入抗原への曝露 OR 38.8（11.6〜129.5），②凝集素抗原陽性 OR 5.3（2.7〜10.4），③再発性の症状 OR 3.3（1.5〜7.5），④吸気性ラ音 OR 4.5（1.8〜11.7），⑤曝露後 4〜8 時間後の症状出現 OR 7.2（1.8〜28.6），⑥体重減少 OR 2.0（1.0〜3.9）で，気管支鏡所見は含まれていない．

過敏性肺臓炎の胸部 CT は，診断目的よりは他疾患を除外する要素が強い．所見は急性，亜急性，慢性で異なる（表 1）[1]．呼吸機能検査では拘束性パターンが 50〜60%，閉塞性パターンは 1〜16%

表 1　過敏性肺臓炎でみられる画像所見

急性	すりガラス陰影，微小結節影，モザイク性，気腫性変化，蜂巣肺，縦隔リンパ節腫大
亜急性	びまん性の肺脆弱化，結節パターン，網様パターン，まだら状陰性，＜5 mm の結節影，すりガラス陰影，気腫性変化，蜂巣肺，線維化
慢性	すりガラス陰影，結節影，蜂巣肺，微小結節影，気腫性変化

であり，拘束性パターンが一般的といえる．

A2 夏型過敏性肺臓炎は *Trichosporon asahii* の吸引が原因となる．*Trichosporon* が生育しやすい環境は温度 25〜28℃，湿度 80% 前後で，湿った木材がある環境である．古い日本家屋で湿度が高い場合は要注意である．同じ環境で生活している者も発症しやすく，家族内発症が 25% で認められ，周囲に同様の症状をもつ者がいるかどうか評価するのは重要である．また，発症報告例は関東〜関西方面の太平洋側，瀬戸内側に集中しており，日本海側では少ない点もポイントとなる[5]．

治療は抗原の回避が基本で，クリーニングや換気装置の設置，引越しなどを考慮する．症状が重度の場合はステロイドを使用するが，短期的な使用でコントロールできることが多く，長期投与は避ける[1]．

- 環境により増悪する呼吸器症状を認めた場合は過敏性肺臓炎を疑う．
- 繰り返す症状，典型的な画像，抗体検査陽性なら診断は可能．

転帰 夫も検査を行い，同様の結果であった．実家は老朽化していたため，引越しを決意．その後は症状は消失し，安定している．

文献

1) Girard M, et al. Allergy 64：322-334, 2009.〈過敏性肺臓炎のレビュー〉
2) Ando M, et al. J Allergy Clin Immunol 87（5）：1002-1009, 1991.〈国内の急性過敏性肺臓炎症例の原因分類，BAL 所見の評価〉
3) Okamoto T, et al. Respir Investig 51：191-199, 2013.〈慢性過敏性肺臓炎 222 例の原因分類とその比較〉
4) Lacasse Y, et al. Am J Respir Crit Care Med 168：952-958, 2003.
5) Nakajima A, et al. BMC Res Notes 6：371, 2013.〈家族内発症の夏型過敏性肺臓炎の症例と文献レビュー〉

症例 30

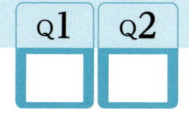

Q1　Q2

　65歳の男性．1年ほど前から痰の絡みが多くなり，平地歩行などの労作時に息苦しさが出るようになってきたとのことで内科外来を受診．20歳から現在まで約30本/日の喫煙歴がある．健康診断では胸部X線や心電図，一般採血で異常を指摘されたことはない．2年前に父親が肺気腫で亡くなったため心配で来院したとのこと．

　身長168 cm，体重55 kg，BMI 19.5．バイタルサインは，体温36.2℃，血圧120/70 mmHg，脈拍60/分 整，呼吸数16/分，SpO_2 97%（室内気）．身体所見は，眼瞼結膜貧血なし，眼球結膜黄疸なし，気管短縮なし，胸部変形はないが，肋間筋は萎縮している．胸部聴診では，心音・呼吸音ともに特記すべき異常を認めない．ばち指なし，下腿浮腫なし．

　病歴・身体所見から慢性閉塞性肺疾患（chronic obstructive pulmonary disease：COPD）を疑い，呼吸機能検査を行うことにした．

Q1　COPDの肺機能検査およびその結果について正しいものを2つ選べ．

❶ 気管支拡張薬吸入後のFEV_1（1秒量）が予測値の59%であればCOPDと診断できる
❷ 気管支拡張薬吸入後のFEV_1/FVC（1秒率）が65%であればCOPDと診断できる
❸ 気流閉塞の評価法であるGOLD分類にはFEV_1（1秒量）が用いられている
❹ 年齢による影響は考慮しなくてよい
❺ 呼吸機能検査前に使用する気管支拡張薬は30分前に吸入すべきである

　呼吸機能検査の結果，FEV_1/FVCが60%，FEV_1が予測値の78%，過去に呼吸困難の発作はなく，現在も自覚症状はない．呼吸機能検査結果，病歴，身体所見などから総合的にCOPDと診断し，定期的に外来で継続診療をする方針とした．

Q2　この患者の管理に関して正しいものを2つ選べ．

❶ 無症状であり，禁煙ができれば特に薬物療法は不要である
❷ 気流閉塞のGOLD分類ではGOLD 1であり軽症に分類される
❸ 増悪リスクが高いため，長時間作用型β_2刺激薬＋吸入ステロイド併用が望ましい
❹ 症状も乏しく，呼吸リハビリテーションの効果はあまり期待できない
❺ 症状は自己申告のみでなく，質問票を用いて確認することが重要である

COPDの診断と管理

解答 A1 → ❷ ❸　A2 → ❶ ❺

A1 COPDの診断には呼吸機能検査が必須で，気管支拡張薬吸入後のFEV$_1$/FVCが70%未満の場合，持続的な気流閉塞があるとみなされCOPDと診断される．またCOPDの気流閉塞の重症度評価であるGOLD分類にはFEV$_1$が用いられている[1, 2]．FEV$_1$，FVC，フローボリューム曲線は参考になるが単独ではCOPDと診断できない．加齢によって1秒率が低下することが知られており，診断率が高齢者では高く[3]，若年者では低くなる[4]．これは過剰診断や過小評価につながるとして，年齢に合わせて診断基準値を正常下限（lower limits of normal）に設定することが提案されている[5]．気管支拡張薬は通常短時間作用型β$_2$刺激薬吸入を用いることが多く，吸入10〜15分経過してから検査することが勧められている[1, 2]．

A2 GOLDは，FEV$_1$/FVCが70%未満の患者を対象に，COPDにおける気流閉塞の重症度を4段階に分類している．GOLD 1は軽度でFEV$_1$≧予測値の80%，GOLD 2は中等度で予測値の50%≦FEV$_1$＜80%，GOLD 3は重度で予測値の30%≦FEV$_1$＜50%，GOLD 4は最重度でFEV$_1$＜予測値の30%となる[1, 2]．本患者はFEV$_1$/FVCが70%未満でCOPDと診断され，FEV$_1$は78%で，GOLD 2：中等度に該当する．

治療方針を決定するためには，GOLD分類に加えて，修正MRCスコアやCOPD assessment test（CAT）などの症状スコアを用いる．本患者は自覚症状がないことから，症状スコアとGOLD分類を合わせると，グループAとなる．グループAは軽症で増悪リスクの低い群のことで，自覚症状の重症度と，増悪リスクと関連する気流閉塞のGOLD分類をもとに，グループAからDの4グループに分類される．詳細は，GOLD Reportおよびホームページを参照されたい[1, 2]．

COPDの管理として，グループによらず推奨されているのは，禁煙，呼吸リハビリテーション，肺炎球菌・インフルエンザなどのワクチン接種である．呼吸リハビリの効果は多くの研究で証明され，症状のみならず入院や生存率などへの有効性も報告されている[1, 2]．

グループAに推奨される薬物療法は，有症状時の短時間作用型β$_2$刺激薬頓用であり，基本的には薬物療法は不要である．グループAは増悪リスクは高くないため，長時間作用型β$_2$刺激薬＋吸入ステロイド併用は不要である．なお，自覚症状が本当にないかは注意が必要で，呼吸に関する訴えはなくとも，倦怠感や食欲低下などの非特異的な全身症状を訴えることはあり，修正MRCやCATなどの適切な質問票を用いることは有用である[6]．

- COPDを診断するために肺機能検査を適切に実施し，結果を解釈できるようになろう．
- 症状，肺機能検査から重症度評価ができ，薬物療法・非薬物療法を適切に提供する．

転帰　病歴，自覚症状，身体所見，呼吸機能検査からグループAと診断した．禁煙指導と外来の呼吸リハビリを開始．肺炎球菌ワクチンとインフルエンザワクチンを受ける予定である．

文献

1) Global initiative for chronic obstructive Lung Disease：Global strategy for the diagnosis, management, and prevention of chronic obstructive pulmonary disease (updated 2014). http://www.goldcopd.org/
2) GOLD日本委員会（監）：GOLD Report 2011日本語版―慢性閉塞性肺疾患の診断，治療，予防に関するグローバルストラテジー2011年改訂版．pp12-13, 2012.
3) Hardie JA, et al. Eur Respir J 20(5)：1117-1122, 2002.〈非喫煙高齢者のCOPDの過剰診断について言及〉
4) Cerveri I, et al. Thorax 63(12)：1040-1045, 2008.〈若年者ではCOPDを見逃す可能性があることを言及〉
5) Miller MR, et al. BMJ 351：h3021, 2015.〈COPDの基準にLLNを導入すべきとGOLDを批判〉
6) Dodd JW, et al. Thorax 66(5)：425-429, 2011.〈CATの有用性を前向きに調査した研究〉

症例 31

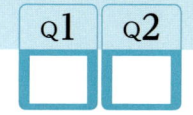

生来健康な 15 歳の女性．来院 4 時間前に部屋の掃除をしていたところ，突然前胸部のズキズキする疼痛，咽頭痛が出現した．痛みは突然発症で，徐々に増悪傾向あり．鋭い痛みで放散はなし．吸気時，咳嗽時，嚥下時に増強を認めた．体動による変化はなく，冷汗，動悸，嘔気なし．疼痛発症時はカーテンに手をかけており，外傷歴はなかった．安静にて様子をみていたが，改善しないために外来を受診した．

既往歴，薬剤使用歴はなし．アレルギーもなし．喫煙・受動喫煙ともになし．飲酒もなし．

体型は普通．来院時バイタルサインは，体温 37.4℃．血圧 124/60 mmHg，脈拍 72/分 整，呼吸数 20/分，SpO₂ 100％（室内気）．咽頭後壁発赤腫脹なし．甲状腺触知せず，圧痛もなし．頭頸部リンパ節腫大，圧痛なし．右前頸部で握雪感を認めた．気管偏位なし．呼吸音は両側で肺胞呼吸音．左右差なし．Hamman 徴候を認めた．心音は過剰音，雑音は聴取せず．

Q1 この疾患の特徴，検査について正しいものを 2 つ選べ．

❶ Hamman 徴候は感度が高い所見である
❷ ほとんどが喘息患者に合併する
❸ 咳嗽や嘔吐，喘息発作など胸腔内圧が上昇する行為が誘因となる
❹ 胸部 X 線検査で否定は可能である
❺ 全く誘因，原因のない例も 1/3 で認める

Q2 この患者への対応，予後について正しいものを 2 つ選べ．

❶ 治療はドレナージが必要である
❷ 治療は疼痛に対する対症療法，経過観察を行う
❸ 治療は短時間作用型 β 刺激薬の吸入，吸入ステロイドを行う
❹ 緊張性気胸や心タンポナーデのリスクもあるため，胸痛，呼吸苦増悪時は再評価が必要となる
❺ 再発率は高い

症例31：特発性縦隔気腫

特に既往のない若年者の胸痛・頸部痛

解答 A1 ➡ ❸ ❺ A2 ➡ ❷ ❹

A1 特発性縦隔気腫は胸腔内圧の上昇が原因で肺胞が破裂し，気管支に沿って縦隔内に気腫を形成する病態である[1]．1990～2012年までに発表された600例の症例報告のまとめでは[2]，発症年齢は22.8±4.64歳，男性例が73.8％と若年の男性に多い傾向がある．肺疾患の既往はリスクになるが，全体の22％でしか認められず，大半が基礎疾患のない患者群で発症する．喘息は13.7％で認められ，関連性が高い疾患である．発症の誘発因子として運動や咳嗽，喘息発作，嘔吐など胸腔内圧が上昇する状況で発症しやすい．誘発因子を認めない例も1/3で認められる．

症状，所見頻度を表1に示す．多い症状は胸痛，呼吸苦，皮下気腫である．発声困難や嚥下痛も出現し得る．また自然に解熱する微熱の報告もある．Hamman徴候とは心拍動に一致した連続性の水泡音であり，縦隔内の空気の存在を示唆する所見である[3]．この所見があれば縦隔気腫を強く示唆するが感度は13.8％と低く，除外には使用できない．

縦隔気腫の診断は画像検査で行うが，胸部X線の感度は83％であり，胸部X線で正常でも，疑いが強い場合は，胸部CTで評価する必要がある．

A2 特発性縦隔気腫の予後は良好であり，対症療法のみでほとんどの症例が改善する．再発率は0.8％と低い．致死的な合併症としては緊張性気胸が1.2％で認められ，また稀であるが，心嚢内気腫合併例の報告もある．心嚢内気腫では心タンポナーデのリスクとなるため注意が必要である[4]．管理は対症療法と安静，そして致死的な合併症のモニタリングが基本となる．

表1 特発性縦隔気腫600例の症状と頻度

症状	頻度	症状	頻度
胸痛	61.0％	胸痛＋呼吸苦	2.7％
呼吸苦	41.0％	めまい（非回転）	2.5％
胸部皮下気腫	40.3％	摩擦感	2.0％
持続する咳嗽	20.0％	背部痛	1.7％
頸部痛	16.5％	全身の脱力	1.7％
頸部皮下気腫	14.5％	ストライダー	1.5％
嚥下障害	14.0％	不安	0.7％
Hamman徴候	13.8％	腹痛	0.7％
頸部浮腫	8.8％	頻脈	0.7％
発声困難	4.8％	奇脈	0.3％
嚥下痛	3.8％	喉頭腫大	0.2％
鼻音症	3.3％	著明な皮下気腫	0.2％
発熱	3.2％		

（文献2より）

- 若年で特に基礎疾患もない患者で生じる胸痛，呼吸苦では特発性縦隔気腫も考慮すべきである．
- Hamman徴候は特異性が高い所見であるが，感度は低いので注意．

転帰 特発性縦隔気腫と診断し，入院加療となった．第2病日には症状は軽快傾向を認めた．第3病日に評価した胸部X線では縦隔気腫の増悪は認めず，退院となった．その後の外来フォローで1週間後の胸部X線所見も改善を認めた．

文献
1) Caceres M, et al. Ann Thorac Surg 86：962-966, 2008.〈縦隔気腫の総論と28例の特発性縦隔気腫症例の解析〉
2) Dajer-Fadel WL, et al. Asian Cardiovasc Thorac Ann 22(8)：997-1002, 2014.〈22年間に発表された症例報告，計600例の解析〉
3) Baumann MH, et al. Chest 102：1281-1282, 1992.〈Hamman徴候の解説〉
4) Arda K, et al. Asian Cardiovasc Thorac Ann 8：59-61, 2000.〈特発性縦隔気腫と縦隔気腫，心嚢内気腫合併例の報告〉

症例 32

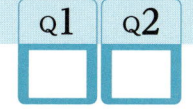

48歳の女性．今年の胃癌検診で上部消化管内視鏡検査を施行したところ，萎縮性胃炎を指摘され，前庭部〜胃体部にかけて萎縮が認められ，前庭部には腸上皮化生も認めた．迅速ウレアーゼ試験が陽性であり，あなたの外来を受診した．特に自覚症状はなく，今までは内視鏡検査を施行したことはなかった．既往歴では，逆流性食道炎といわれたことがあるが，胃十二指腸潰瘍なし．内服薬なし．喫煙・飲酒なし．アレルギーなし．父が胃癌．

バイタルサイン・身体所見に特記すべき異常所見なし．患者はピロリ菌を除菌するか迷っており，相談することになった．

Q1 ピロリ菌除菌についての説明で正しいものを3つ選べ．

❶「一次除菌治療が失敗する確率は20％程度です」
❷「多かれ少なかれ除菌による副作用は30％くらいの人に出ます」
❸「除菌すると確実に逆流性食道炎が増えるので除菌しないほうがよいですよ」
❹「整腸剤を併用すると除菌率が高くなります」
❺「除菌することで胃癌になる可能性は低くなります」

患者と相談の結果，ピロリ菌を除菌する方針となった．PPIと抗菌薬2剤で除菌が終了し，大きな副作用なく治療を終了した．患者から「今後どうしたらよいでしょうか？」と再度質問があった．

Q2 ピロリ菌除菌後の説明として正しいものを3つ選べ．

❶「除菌後のピロリ菌再感染の可能性は，年間1％以下です」
❷「除菌後も定期的に内視鏡検査を行う必要があります」
❸「除菌後の効果判定は，血清抗体価で行います」
❹「除菌後の効果判定は，尿素呼気試験で行います」
❺「除菌後の効果判定は，3週間後に行います」

ピロリ菌感染症の除菌療法

解答 A1 ➡ ❶❹❺ A2 ➡ ❶❷❹

A1

ピロリ菌感染に対する除菌療法は，2013年2月から慢性胃炎に対しても保険適用の対象となり，日常診療においてきわめて遭遇頻度が高い．現在の一次除菌の成功率は概ね70～80％程度と報告[1]され，本邦で年々除菌率が低下しているのは，マクロライド耐性化などが原因とされている．治療レジメンは本邦ではPPI＋抗菌薬2種類の3剤併用7日間治療が保険適用になっているが，世界的に決まったレジメンはない[2]．除菌効果を高める薬剤として，整腸剤とスタチンが注目されている．スタチンはまだ十分検討されていないが，整腸剤は治療副作用である下痢症状を抑えるのみならず，除菌効果を高めることが報告されており[3]，保険適用はないが併用を検討してもよいかもしれない．

治療に伴う副作用の頻度は，約50％とも報告[4]され，味覚異常，嘔気・嘔吐，下痢，腹痛などの消化器症状，アレルギー反応としての皮疹などが多い．治療者全体の10％程度が副作用によって治療を中断している[4]．また，除菌後に逆流性食道炎が有意に増えるとの本邦での報告はある[5]一方で，頻度は増えなかったとするメタ解析もあり，結果はcontroversyである．治療効果として，胃癌発生予防は近年のメタ解析[6]でも報告されているが，あくまでリスクの高い患者群が対象であり，治療効果の大きさや費用対効果は今後十分検討する必要がある．

A2

除菌効果判定は，尿素呼気試験か便中抗原を用いることが多く，血清抗体検査は不適切である．治療薬終了後4週間あけてから検査を行う必要があるが，便中抗原は4週時点での偽陽性が多く，4週後での治療効果判定は短いという報告[7]もあり，尿素呼気試験のほうが確実である．

ピロリ菌の再感染率は本邦などの先進国では1％未満/年である[8]とされている．除菌後の内視鏡サーベイランスについては現時点では決まった期間は提唱されていないが，スウェーデンのnational cohortで，正常粘膜と比較した胃癌発症リスクは，萎縮性胃炎 OR 2.8(2.3～3.3)，腸上皮化生 OR 3.4(2.7～4.2)，異形成 OR 6.5(4.7～8.7)と報告[9]されている．本症例は腸上皮化生と萎縮性胃炎があり，胃癌発生リスクが高いためサーベイランス対象と考える．

- ピロリ菌一次除菌効果は80％で副作用出現率は50％程度と比較的多い．
- 除菌後，適切に効果判定を行い，リスクに応じてサーベイランススケジュールを検討する．

転帰 4週間後に尿素呼気試験で陰性を確認し，ピロリ除菌は成功した．萎縮性胃炎と腸上皮化生があり，除菌後胃癌発症リスクは高いと判断し，内視鏡検査の定期検査をお勧めした．

文献

1) Fujioka T, et al. J Gastroenterol 47(3)：276-283, 2012.〈本邦における3剤併用療法による一次除菌効果を検証した市販後調査．除菌率は80.7％と報告されている〉
2) Gatta L, et al. BMJ 347：f4587, 2013.〈様々な除菌療法による除菌率を比較したレビュー．本邦で行われている3剤併用よりも連続交替療法の効果が高いことを示している〉
3) Hauser G, et al. Medicine(Baltimore) 94(17)：e685, 2015.〈整腸剤によるピロリ除菌の効果を検証したRCT．本研究で検討されたプロバイオティクスは，Lactobacillusと Bifidoacterium．他に多く研究されているのはSaccharomyces boulardii〉
4) Fischbach LA, et al. Aliment Pharmacol Ther 20(10)：1071-1082, 2004.〈ピロリ菌治療の効果・副作用・アドヒアランスなどについて検討したメタ解析〉
5) Hamada H, et al. Aliment Pharmacol Ther 14(6)：729-735, 2000.〈日本人のピロリ菌除菌後のGERD発症率をコントロールと比較した症例対照研究〉
6) Ford AC, et al. BMJ 348：g3174, 2014.〈ピロリ菌陽性健常人に対する除菌療法が胃癌発症を減らすか検討したメタ解析．6つのRCT結果を統合しRR 0.66：0.46～0.95．胃癌は有意に減らしたものの胃癌死亡は減らず〉
7) Makristathis A, et al. J Clin Microbiol 36(9)：2772-2774, 1998.〈便中抗原の陽性率をPCRと比較し，効果判定時期は4週間では短いのではと結論〉
8) Take S, et al. J Gastroenterol 47：641-646, 2012.〈岡山大学のピロリ菌除菌患者1,625名の再感染率を評価した前向き観察研究．12.5年のフォローアップで再感染率は年率0.22％と報告している〉
9) Huan S, et al. BMJ 351：h3867, 2015.〈内視鏡で胃粘膜生検を施行した405,172例の胃癌発症をアウトカムとしたスウェーデンの前向き観察研究〉

症例 33

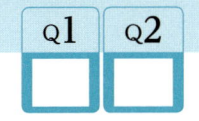

40歳の男性．特に基礎疾患は認めない．仕事は和食店の調理担当．七輪を使って自分で焼く焼肉屋で家族と鶏肉や生卵を喫食し，その2日後から38℃台の発熱とともに少量の血液混じりの下痢を認めた．下痢が10回/日に増えたため，発症から3日目に受診した．最近1, 2週間を振り返っても生魚や生肉，生貝などの喫食はなく，最近の渡航歴もない．動物との接触歴も特にない．

バイタルサインは，体温36.5℃，血圧120/70 mmHg，脈拍90/分 整，呼吸数12/分，SpO_2 98％（室内気）であった．身体所見は，胸部聴診上，異常なし．腹部は腸蠕動音軽度亢進，肝脾腫なし．臍周囲部に圧痛あり．腹膜刺激症状なし．筋性防御なし．反跳痛も認めない．水分摂取はできている．

生卵や鶏肉摂取歴があることから，サルモネラ，またはカンピロバクターによる感染症を疑った．

Q1 それらの背景と症状について誤っているものを1つ選べ．

❶ 動物との接触によるアウトブレイクの原因菌としてサルモネラが多く報告されているが，カンピロバクターでも報告されている
❷ 先進国において，サルモネラによる食中毒の入院数や死亡数は他の病原体と同程度である
❸ サルモネラやカンピロバクターによる胃腸炎は炎症性腸疾患（inflammatory bowel disease：IBD）のリスクになりうる
❹ カンピロバクターよりサルモネラのほうが菌血症を起こしやすい
❺ カンピロバクター感染症による腹痛は，虫垂炎と区別がつかない時がある

Q2 この症例に対する治療として最も適切と考えられるものを選べ．

❶ アジスロマイシン投与
❷ レボフロキサシン投与
❸ セフトリアキソン投与
❹ クラリスロマイシン投与
❺ 対症療法

カンピロバクターと非チフス性サルモネラの疫学，症状，治療の相違点

解答 A1 ➡ ❷　A2 ➡ ❺

A1 カンピロバクターとサルモネラは糞口感染によって消化管症状を起こす代表的な細菌である．先進国においては，チフス性(またはパラチフス性)サルモネラの原因は途上国への渡航であるのに対し，非チフス性サルモネラはカンピロバクターのように主に生鶏肉の摂食や鶏卵から伝播し，症状も類似する．ここでは主に非チフス性サルモネラとカンピロバクターの相違点を検討する．

　動物との接触(鳥や牛など)による集団発生も，サルモネラのほうがややカンピロバクターより多いが，ともに報告されている[1]．米国では食中毒集団発生分析の報告で，サルモネラによる入院数と死亡数が他の病原体より多かった[2]．カンピロバクターとサルモネラによる胃腸炎患者のIBD罹患率を対照群と比較した研究ではハザード比2.9(感染した初めの年を除くと1.9)であり，IBDの危険因子である可能性がある[3]．菌血症はカンピロバクターよりサルモネラのほうが起こしやすい[4]．カンピロバクターによる腹痛は偽虫垂炎ともいわれ，鑑別が難しい．

A2 抗菌薬投与はともに高齢者，免疫不全者(抗癌剤投与やAIDS発症など)などの重症化リスクの高い患者に検討する．健常人では抗菌薬投与でカンピロバクターの罹病期間が1.3日短縮された[5]が，サルモネラでは抗菌薬投与で罹病期間の短縮は認めない[6]．また，カンピロバクターではマクロライド耐性は5％以下だがキノロン耐性菌が増加しており，サルモネラもキノロン耐性増加の問題もあることから，重症例以外の抗菌薬投与は推奨されない．

　非チフス性サルモネラの場合，調理など食物を扱う職業者の感染による集団感染の報告は多くなく，抗菌薬投与の効果も明らかでないため，症状改善まで自宅療養として，手指消毒や手洗いを徹底することが大切である．

- 鶏肉喫食歴のある胃腸炎はサルモネラやカンピロバクターが疑われるが，サルモネラはより重篤化しやすい．
- 抗菌薬投与は重症以外の健常者では推奨されず，基礎疾患や年齢，症状，職業などで必要時は考慮する．

転帰 全身状態は安定しており抗菌薬を投与せずに自宅療養としたところ，徐々に改善を認めた．便培養からは *Campylobacter jejuni* が分離された．

文献

1) Steinmuller N, et al. Clin Infect Dis 43(12)：1596-1602, 2006.〈動物との接触で消化管症状をきたした集団発生の分析〉
2) Gould LH, et al. MMWR Surveill Summ 62(2)：1-34, 2013.〈米国の食中毒集団発生の分析〉
3) Gradel KO, et al. Gastroenterology 137(2)：495-501, 2009.〈サルモネラとカンピロバクターの胃腸炎患者を15年追跡してIBDの発生率をみた研究〉
4) Pacanowski J, et al. Clin Infect Dis 47(6)：790-796, 2008.〈カンピロバクターによる菌血症183例の分析〉
5) Ternhag A, et al. Clin Infect Dis 44(5)：696-700, 2007.〈カンピロバクターへの抗菌薬投与，RCT 11個のメタ分析〉
6) Onwuezobe IA, et al. Cochrane Database Syst Rev 14(11) CD001167, 2012.〈非チフス性サルモネラ感染症への抗菌薬投与，RCT 12個のメタ分析〉

症例 34

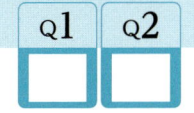

Q1　Q2

52歳の男性．高血圧と糖尿病にて内服中．今回，水様便と発熱が続くため，外来受診をした．1か月前に大腸癌の開腹術のために入院加療を受け，1週間前に退院している．入院中は周術期にセフメタゾール（CMZ）を5日間投与され，プロトンポンプ阻害薬（PPI）の点滴も受けており，術後に化学療法を1クール行っている．

バイタルサインは，体温37.3℃，血圧130/78 mmHg，脈拍90/分 整，SpO_2 97%（室内気）．この症例は *Clostridium difficile* 感染症（CDI）と診断された．

Q1
この患者におけるCDIの危険因子として，最も可能性が低いものを選べ．

❶ 年齢
❷ 周術期のCMZ投与
❸ 化学療法
❹ PPIの投与
❺ 開腹術

Q2
CDIの診断をつけるための検査について，費用対効果から最も推奨される2段階法で用いられる検査方法を2つ選べ．

❶ *C. difficile* の便からの培養を行う
❷ 便中toxin A，toxin Bの検出検査（EIA法）を行う
❸ 便中 *C. difficile* のPCR検査を行う
❹ *C. difficile* 共通抗原（GDH）の検出検査を行う
❺ toxin Aおよびtoxin Bのもつ細胞毒性をチェックする細胞毒性試験を行う

C. difficile 感染症の危険因子と診断方法

解答 A1 ➡ ❶　A2 ➡ ❷❹

A1 C. difficile 感染症（CDI）については様々な危険因子が指摘されているが[1]，一番関連が高いのは抗菌薬使用で，7～10倍にリスクを増加させる．抗菌薬治療から1か月以内が一番起こりやすく[2]，抗菌薬の適正使用指導で20%もCDIの累積率を下げられたという報告[3]もある．

その他の危険因子は65歳以上，長期入院患者，開腹術や内視鏡などの腸管操作を伴う検査を受けた患者，PPI投与をされた患者，経管栄養を受けている患者，化学療法中の患者などが挙げられる．

CDIの危険因子は65歳以上であるので，本症例の52歳という年齢は他の選択肢と比較し可能性が低いと思われる．

A2 CDIの診断方法のゴールドスタンダードは便からのC. difficileの培養であるが，感度が培養方法に左右され結果が出るまでに時間がかかる．EIAを使用した抗原検査法（GDH）は感度85～95%，特異度89～99%であり陰性的中率が高いため，即時スクリーニングとして有用であるが，GDH法だけでは毒素産生株かどうかの判断がつけられないため，GDH陽性のものからさらに毒素産生株かどうか確認する方法を追加する2段階法が推奨されている[1]．

毒素産生株かどうか追加培養する方法はやや時間もかかるため，費用対効果としてはEIA法によるtoxin A/B検査をGDH法に加える2段階法が推奨され[4]かつ汎用されており，キットとしても販売されている．日本でも一般的に一番多く使用される方法である．ちなみにEIA法によるtoxin A/B検査は感度63～94%，特異度75～100%と感度が低めかつ感度や特異度に幅があるため，単独での検査は推奨されない[1]．PCR法は感度・特異度ともに90%以上であるが，費用が高いため[4]一般的ではない．toxin A/Bのもつ細胞毒性をチェックする細胞毒性試験は特殊かつ時間や費用もかかるため推奨されない[4]．

> • 抗菌薬の使用歴やその他のCDIの危険因子がある患者が下痢や発熱を認めた場合，CDIを疑う．
> • CDIの診断方法はGDHで存在確認を行い，毒素産生株かどうかはEIA法によるtoxin A/B検査で確認する2段階法が費用対効果的に勧められる．

転帰 病歴とGDH陽性にてCDIを疑い，EIA法によるtoxin A/Bチェックを行ったところ陽性となったため，メトロニダゾール投与開始としたところ症状は改善した．便培養からもC. difficileを検出したことから追加培養を行ったところ，toxin産生株であることが判明した．

文献

1) Cohen SH, et al. Infect Control Hosp Epidemiol 31(5)：431-455, 2010.〈アメリカのSHEAとIDSAによるCDIについてのガイドライン〉
2) Hensgens MP, et al. J Antimicrob Chemother 67(3)：742-748, 2012.〈抗菌薬投与後どれくらいでCDIが起きやすいか，377名の多施設症例検討を行った研究〉
3) Centers for Disease Control and Prevention(CDC). MMWR 61(9)：157-162, 2012.〈アメリカ全土のサーベイランスネットワーク（NHSN）に参加している71施設で，抗菌薬適切使用指導にてCDI累積率を下げたという報告〉
4) Kfelnicka AM, et al. Clin Infect Dis 52(12)：1451-1457, 2011.〈CDIの検査方法について費用対効果も考慮したレビュー〉

症例 35

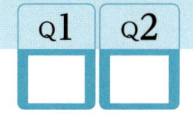

Q1 Q2

40歳の男性．既往歴は特になし．3週間前から腹痛は認めないものの血が混じった下痢を認めるようになり，心配になったため外来受診した．食事は普通に摂取できており，体重減少や発熱は認めず．飲酒は毎日ビール1瓶を飲んでいる．特に変わったものを食べた記憶もない．海外渡航歴は認めず．性交渉について尋ねたところ，バイセクシャルであり肛門性交歴も認めた．

バイタルサイン・身体所見では特に異常を認めず．採血では明らかな貧血は認めなかった．

Q1
鑑別として赤痢アメーバを考えた．
赤痢アメーバについて，正しいものを1つ選べ．

❶ アメーバ腸炎は発展途上国では今でも死因の主な原因となっており，寄生虫疾患の死亡原因の第1位である
❷ アメーバ肝膿瘍では性別や年齢の違いにより罹患率の差を認める
❸ アメーバ腸炎が劇症化する際の宿主の危険因子にアルコール依存は当てはまらない
❹ アメーバ腸炎が慢性化しても，肉芽腫病変や腫瘤を形成することはない
❺ 先進国における同性愛者間の性交渉に伴う赤痢アメーバ症の報告は横ばいである

Q2
赤痢アメーバを疑い，検査を行うこととした．
赤痢アメーバの検査について，正しいものを1つ選べ．

❶ 便の顕微鏡下検査で病原性のある *Entamoeba histolytica* と，病原性がないといわれている *E. dispar* などとの区別は可能である
❷ 便の検鏡検査が1回陰性だった時に複数回提出することは推奨されない
❸ ELISA法によるアメーバの抗原検査は感度が高く，*E. histolytica* とその他の種との鑑別が可能である
❹ 中毒性巨大結腸症(toxic megacolon)でも大腸内視鏡検査を行うことに問題はない
❺ 血清のアメーバ抗体検査が陽性であれば急性期感染と判断できる

赤痢アメーバ症の病態と検査

解答 A1 ➡ ❷　A2 ➡ ❸

A1 アメーバ赤痢は汚染された水や食べ物の摂取による糞口感染を起こし，途上国では主な死因になっている．寄生虫疾患の死亡原因では第2位であり[1]，第1位はマラリアである．アメーバ腸炎は血便，下痢，体重減少，腹痛を認め，発熱は腸炎においては性別や年齢に差はないものの，アメーバ肝膿瘍は18〜50歳の男性で3〜20倍起こりやすいといわれている．理由はホルモン関連の可能性もあるもののはっきりしない[1]．

感染の危険因子としては妊娠，免疫不全，ステロイド治療，低栄養，糖尿病，アルコール依存などが挙げられる[1]．アメーバ腸炎が慢性化するとアメーバ腫といわれる腫瘤を体表から触知できることもあり，大腸癌に酷似した肉芽腫性病変を形成することもある[2]．

先進国では同性愛者間性交渉での糞口感染による赤痢アメーバ症の報告が増えており[3]，感染経路を特定するために性的嗜好を聴取することは重要である．

A2 診断方法については，便の顕微鏡下検査は新鮮な検体が必要なこと（体外に出ると *Entamoeba histolytica* の栄養体は1〜2時間で死滅してしまう）と，病原性のある *E. histolytica* とその他の種との区別が経験のある検査者でも困難，かつ感度が25〜60％[2]のため，陰性の場合，異なる日に3回提出することが推奨される[1]．

ELISA法によるアメーバ抗原の検査（便での感度90％，血清でも早期に65％[2]）で *E. histolytica* とその他の種を鑑別可能)，PCR法（*E. histolytica* に100％特異的という報告もあり，便抗原検査と比べて感度は100倍高い[4]），血清での抗体検査（赤血球凝集法の感度は急性期70％，発熱期で90％以上[2]といわれているが，日本で主に行われているのは間接免疫蛍光法）などを組み合わせて診断する．ただ抗体検査は，急性期と既感染を区別できないため注意する[2]．

内視鏡検査は，炎症性腸疾患との鑑別のために病理検査を行うことが推奨されるが，toxic megacolon の場合，大腸穿孔を起こす危険があり禁忌である．

- 血便を伴った慢性下痢を認めた患者を診る時には海外渡航歴がなくても赤痢アメーバを疑い，性的嗜好などを聴取することが重要である．
- 検査は便の顕微鏡下検査が陰性でも3回行うことが推奨され，抗体測定法や便や血清の抗原検査法，PCR法などと組み合わせる必要がある．

転帰 便の顕微鏡下検査にて赤痢アメーバの栄養体を認め，おそらく病原性のある *E. histolytica* の感染と考えられたためメトロニダゾール(MNZ)での加療を行ったところ，症状改善を認めた．

文献

1) Stanley SL Jr. Lancet 361(19362)：1025-1034, 2003.〈アメーバ症の疫学，病態生理，症状，診断方法，治療についてまとめたレビュー〉
2) Haque R, et al. N Engl J Med 348(16)：1565-1573, 2003.〈アメーバ症について免疫に重きを置いた病態生理を詳しく述べ，その他に症状，感度と特異度の比較表を付した診断方法，治療についてまとめたレビュー〉
3) Salit IE, et al. Clin Infect Dis 49(3)：346-353, 2009.〈カナダで認められている同性愛者の性行為に伴う集団感染例についての検討〉
4) Fotedar R, et al. Clin Microbiol Rev 20(3)：511-532, 2007.〈赤痢アメーバの検査方法について詳細に書かれている〉

症例 36

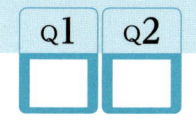

　28歳の女性．現在妊娠20週目．朝起きると心窩部痛が出現していたが，軽度であり妊娠の症状かと思い様子をみていた．しかし，夜になって痛みが徐々に右下腹部へ移動し，耐えられなくなったために救急外来を受診．歩行時に振動が腹部に響くため前傾姿勢で歩いている．また受診直前に嘔吐が2回あった．

　バイタルサインは，体温38.3℃，血圧118/70 mmHg，脈拍108/分 整，呼吸数20/分．身体所見では，右McBurney点に最強点の圧痛，左下腹部を圧迫することで右下腹部に痛みが走った．また右股関節の伸展により痛みが著明に誘発され，大腿を右股関節で内旋させることでも痛みが誘発された．手術歴はなく，数日前に産科を受診しているが，特に異常は認めていない．

Q1　急性虫垂炎の診断に関して，誤っているものを3つ選べ．

❶虫垂炎の診断を受けた患者において心窩部/臍周囲部から右下腹部への痛みの移動は90％以上にみられる
❷嘔吐症状が痛みより先行することは虫垂炎の診断としては否定的である
❸虫垂炎のCT所見において，糞石は約25％にみられる
❹急性虫垂炎に対してpsoas徴候（股関節の伸展）は特異度が低く有用ではない
❺Alvaradoスコアは5点未満で虫垂炎をrule outするよりも，7点以上でrule inすることに有用である

Q2　妊婦の急性虫垂炎の診断に関して，誤っているものを1つ選べ．

❶妊婦の虫垂炎の診断に対してMRIは有用である
❷虫垂炎は妊婦の緊急手術において最も頻度が高い
❸妊娠第三期には，圧痛の所在がはっきりせず，右側上方や側腹部にみられることがある
❹妊娠第三期において，白血球数上昇は虫垂炎に対する有用な所見である
❺妊婦の虫垂炎の診断に対して腹部エコーは非妊娠時と変わらず有用である

妊婦における急性虫垂炎の診断

解答 A1 ➡ ❶ ❹ ❺   A2 ➡ ❹

A1 急性虫垂炎は古今東西，急性腹症の王様として君臨する疾患ではあるが，初診時には1/3が見逃されている可能性が示唆され，病歴と身体所見を重要視するジェネラリストにとっては腕の見せ所であろう．

【Q1】の❶は誤りである．典型的病歴は心窩部や臍周囲部から右下腹部へ移動するというものが一般的であるが，実際は虫垂炎患者の50〜60%程度にしか確認されない．❷の病歴は感度100%，特異度64%とされ，rule outに有用である[1]．❸の虫垂における糞石であるが，虫垂炎患者の25%程度にしかみられない．❹は全く逆である．各身体所見に対する感度・特異度は表1を参照されたい．❺のAlvaradoスコア(表2)は7点以上で感度82%，特異度81%とされる．しかし，5点未満では感度99%，特異度43%とされ，むしろ虫垂炎の除外にきわめて有用であることを覚えておきたい[2]．

A2 正常妊娠の生理的変化の中で，白血球数は正常上限が$8.0 \times 10^3/\mu L$から$16.9 \times 10^3/\mu L$まで変動するとされるために，虫垂炎の診断に有用ではない[3]．

❶虫垂炎の診断に対してMRIは感度92〜97%，特異度94〜99%とされており，特に妊婦の虫垂炎に対してはきわめて有用である[4]．❷，❸はそのとおりである．特に妊娠後期の虫垂炎は子宮に虫垂が圧排されて右上腹部に圧痛点が移動していることがある．このために妊婦の急性腹症では右下腹部痛でないからと除外せず，常に鑑別診断に入れ続けることと，妊娠に伴う生理学的・解剖学的変化を考慮する必要がある[5]．❺いくつかのstudyでは妊娠による解剖学的変化のために腹部エコーの感度はやや落ちるとも報告されていたが，ある報告では妊娠時は感度67〜100%，特異度83〜96%であった一方で，通常時では感度86%，特異度96%とあまり差が認められないともされている[6]．いずれにしてもCTの被爆の問題も考慮すると，腹部エコーの有用性は高いといえる．

表1 虫垂炎に対する各身体所見の感度・特異度

身体所見	感度	特異度
McBurney 圧痛点	50〜94%	75〜86%
Rovsing 徴候	22〜68%	58〜96%
psoas 徴候	13〜42%	79〜97%
obturator 徴候	8%	94%

表2 Alvarado スコア

右下腹部へ移動する痛み	1	反跳痛	1
食欲不振	1	発熱	1
吐き気・嘔吐	1	WBC 10,000/μL 以上	2
右下腹部の圧痛	2	好中球左方偏移	1

1〜4点はunlikely，5〜6点はpossible，7〜8点はprobable，9点以上はvery probableとされている．

- Alvaradoスコアは虫垂炎の除外診断に特に有用である．
- 妊婦の虫垂炎の診断時には，生理的・解剖的変化を考慮する必要がある．また診断にはMRIが有用である．

転帰 産婦人科，外科，麻酔科にコンサルトのうえで，虫垂炎の診断で腰椎麻酔により緊急手術となった．母子ともに問題なく，術後5日目で退院となった．

文献

1) Wagner JM, et al. JAMA 276(19)：1589-1594, 1996.〈虫垂炎の診断でpsoas徴候やobturator徴候を含めた身体所見や，病歴で重要なポイントがまとめてある〉
2) Ohle R, et al. BMC Med 9：139, 2011.〈メタアナリシス．8,300名の患者の中で虫垂炎の診断に対するAlvaradoスコアを評価している〉
3) Lurie S, et al. Eur J Obstet Gynecol Reprod Biol 136(1)：16-19, 2008.〈妊娠後期にかけての白血球数の変動を調べている〉
4) Spalluto LB, et al. Radiographics 32(2)：317-334, 2012.〈妊婦の急性腹症鑑別に対してMRIを有効活用している〉
5) Mahmoodian S. South Med J 85(1)：19-24, 1992.〈妊婦における虫垂炎に対する疫学調査〉
6) Williams R, et al. Emerg Med J 24(5)：359-360, 2007.〈虫垂炎診断において妊婦へのエコーは非妊娠時と差がない〉

症例 37

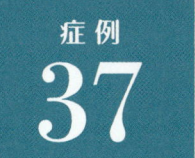

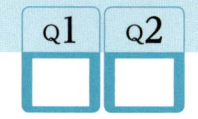

Q1 Q2

　53歳の男性．高血圧にて外来通院中．検診にて便潜血検査陽性を指摘され，他院にて下部消化管内視鏡検査を施行した．その際，大腸ポリープを指摘され，内視鏡所見はS状結腸部位の3 mmの過形成病変を1つのみ認めた．切除はされず経過観察をするようにとの指示があった．自覚症状はなく，家族に大腸癌の既往がある者はいない．
　翌月あなたの定期外来を受診した際に検査結果を持参し，「インターネットなどで調べると大腸ポリープは切除したほうがいいと書かれているものもあったが，そのままでいいのか？」と質問された．
　バイタルサイン・身体所見に特記すべき所見はない．

Q1 大腸ポリープに関して誤っているものを1つ選べ．

❶ 下部消化管内視鏡検査が診断のための最適な検査である
❷ 大腸ポリープのうち最も頻度の高いものは腺腫である
❸ 大腸腺腫の悪性度の指標として，異型性・大きさ・個数・組織型の4つがある
❹ 大腸ポリープの中で鋸歯状ポリープは癌化のリスクが低い
❺ 切除の適応の1つにポリープの径が6 mm以上であることが含まれる

Q2 本症例で今後の経過観察を行ううえでの患者への説明として，正しいものを2つ選べ．

❶ 「大腸ポリープから癌が発生することは非常に稀なので，放置してよいです」
❷ 「大腸ポリープは大きさや内視鏡の所見によって切除するものと経過観察するものに分けられています」
❸ 「大腸腺腫は悪性化するまでに3~5年を要します」
❹ 「内視鏡所見では5 mm以下の過形成性病変を疑う病変なので，3年後に下部消化管内視鏡検査を施行しましょう」
❺ 「今後ポリープを切除した場合は，切除から5年以内に下部消化管内視鏡検査を施行しましょう」

大腸ポリープの悪性化と切除

解答 A1 ➡ ❹　A2 ➡ ❷❹

解説　大腸ポリープの中で頻度が最も高いものは腺腫で，全体の2/3を占める．大部分の大腸癌が腺腫から発生するが，腺腫のうち悪性化するものは5％以下であり，悪性化には7～10年を要するといわれている[1]．大腸腺腫の悪性度の高い指標として，異型性（強い）・大きさ（1 cm以上）・個数（3つ以上）・組織型（villous）の4つの因子がある．

大腸ポリープの中で腺腫の他に悪性化する可能性が高いものは鋸歯状ポリープで，過形成ポリープは悪性化の可能性が低い．

大腸ポリープを切除するか否かに関しては，研究において腺腫性ポリープを内視鏡的にすべて摘除することにより，大腸癌罹患率が76～90％抑制可能であり，さらには53％の死亡率抑制効果が得られたという報告がある[2,3]．しかし，これは全大腸内視鏡検査においてポリープをすべて取り除く（clean colon）処置を行った欧米での研究結果であり，結果の解釈には注意が必要である．

現在本邦では観察研究[4]の結果から5 mm以下の大腸腺腫で内視鏡的に癌の特徴を認めなければ経過観察の方針とし，6 mm以上では摘除の対象となっている．欧米では内視鏡による摘除後の全大腸内視鏡サーベイランス間隔についてガイドラインが提唱されているのに対し[5,6]，本邦の「大腸ポリープ診療ガイドライン2014」[7]や，「大腸ESD/EMR ガイドライン」において早期大腸癌を含めた大腸腫瘍性病変に対するマネジメント法についての指針が示されているものの，5 mm以下の微小腺腫を経過観察とした場合や，大腸腺腫の内視鏡的摘除後のサーベイランス・プログラムに関して十分なエビデンスに基づくコンセンサスが存在しないのが現状である．

全大腸検査においてポリープをすべて取り除く処置を行う欧米と異なり，内視鏡所見を重要視してきた本邦で独自のサーベイランス・プログラムの策定が必要であり，そのような背景からJapan polyp study（ポリープの切除効果の評価と内視鏡検査間隔の適正化に関する多施設共同前向き比較研究）[8]が開始された．2015年現在，その解析結果に基づく日本独自のサーベイランス・プログラムの作成が待たれる．

なお，「大腸ポリープ診療ガイドライン2014」[7]では5 mm以下の微小腺腫で癌の所見を呈さないものは3年に1回程度の下部消化管内視鏡検査が推奨され，大腸腺腫切除後は3年以内の下部消化管内視鏡検査が推奨されている．

- 大腸ポリープは悪性化のリスクが高いものとそうでないものがある．
- 大腸腺腫で6 mm以上のものは，切除の適応となる．

転帰　下部消化管内視鏡検査の結果を確認したところ，5 mm以下の大腸腺腫を疑う病変であった．現時点ではガイドラインにのっとり3年後の下部消化管内視鏡検査の方針とし，また今後切除となった場合は，切除から3年以内の下部消化管内視鏡検査の方針とした[7]．

文献

1) Heitman SJ, et al. Clin Gastroenterol Hepatol 7(12)：1272-1278, 2009.
2) Winawer SJ, et al. N Engl J Med 329(27)：1977-1981, 1993.
3) Zauber AG, et al. N Engl J Med 366(8)：687-696, 2012.
4) 斉藤裕輔，他．胃と腸 44(6)：1047-1051, 2009.〈日本における大腸ポリープの観察研究〉
5) Lieberman DA, et al. Gastroenterology 143(3)：844-857, 2012.
6) Atkin WS, et al. Endoscopy 44(Suppl 3)：151-163, 2012.
7) 日本消化器病学会（編）：大腸ポリープ診療ガイドライン2014．南江堂，2014.
8) Matsuda T, et al. Nihon Shokakibyo Gakkai Zasshi 109(7)：1156-1165, 2012.

症例 38

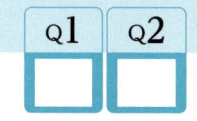

　70歳の女性．主訴は2か月間持続する腹痛，下痢で受診した．来院の4か月前に右不全麻痺が出現し，近医を受診し脳梗塞を指摘された．2週間ほど入院し，軽度の麻痺が残存するのみで自宅退院となった．その際にアスピリンとランソプラゾール，ロスバスタチン，アムロジピン，ロキソプロフェンが開始された．退院後は特に問題なく経過していたが，2か月ほど前より腹部の間欠痛，水様性下痢が出現．下痢は徐々に増悪し，来院時は5回/日まで増加している．腹痛は腹部正中の疼痛で放散痛はなし．食事による増悪はなく，食事量は普通であるが，この2か月間で3kgの体重減少を認めている．下痢は夜間も1～2回は認められた．発熱は認めていない．黒色便もなし．

　喫煙歴，飲酒歴はなし．既往は脳梗塞（左内包ラクナ梗塞），脂質異常症，高血圧（すべて脳梗塞診断時に指摘）．内服薬はアスピリン100 mg/日，ランソプラゾール30 mg/日，ロスバスタチン5.0 mg/日，アムロジピン5 mg/日，ロキソプロフェン60 mg頓用．

　来院時バイタルサインは，体温37.1℃，血圧120/50 mmHg，脈拍102/分 整，呼吸数20/分，SpO_2 98％（室内気）．眼瞼結膜蒼白なし．眼球結膜黄染なし．胸部所見は明らかな異常所見なし．腹部は平坦，軟．腹部全般に圧迫にて不快感を訴える．筋性防御なし．反跳痛なし．直腸診では腫瘤触れず，便塊触れず．便潜血陰性．

　血液検査結果は，WBC 6,400/μL，Hb 13.2 g/dL，Plt 19×10^4/μL，CRP 2.1 mg/dL，BUN 22 mg/dL，Cr 0.8 mg/dL，Na 132 mEq/L，K 3.2 mEq/L，Cl 98 mEq/L．

　腹部超音波と上部内視鏡検査は問題なし．下部内視鏡検査では，粘膜に軽度の発赤のみ認める．明らかな下痢の原因となる病変は認めない．

　大腸粘膜生検では，上皮下のコラーゲン層の肥厚（14μm）を認める．粘膜固有層にリンパ球浸潤が軽度認められる（11 IEL/100 上皮細胞，IEL：intraepithelial lymphocyte）．

Q1 この疾患の原因となりうる薬剤として考えにくいものを1つ選べ．

❶ アスピリン
❷ ランソプラゾール
❸ ロスバスタチン
❹ アムロジピン
❺ ロキソプロフェン

Q2 病歴と臨床所見上，機能性下痢症，過敏性腸症候群との鑑別が重要となることが多いが，本疾患の可能性をより上げる情報を2つ選べ．

❶ 夜間の排便がある
❷ 50歳未満での発症
❸ 体重減少がない
❹ 最近の薬剤開始歴あり
❺ 下痢の期間が12か月以上ある

高齢者の慢性下痢で最近報告が増加しているもの

解答 A1 → ❹　A2 → ❶❹

解説 この症例は組織的に顕微鏡的腸炎(microscopic colitis：MC)と診断された．MCは画像上，血液検査上，内視鏡検査では明らかな所見はないが，大腸の組織生検にて特異的な所見が認められる病態である．上皮下のコラーゲン層の肥厚(≧10μm，通常0～3μm)が認められるcollagenous colitis(CC)，上皮内のリンパ球浸潤(＞20 IEL/100上皮細胞)を認めるlymphocytic colitis(LC)が含まれる[1]．近年認知されるに伴い診断例も増加してきており，MCの頻度は16.7/10万人年(CCは7.1/10万人年，LCは9.5/10万人年)との報告もある[2]．また女性に多く，好発年齢は60歳以降と高齢者で多い疾患である[1]．

MCの原因はいまだ不明な部分が多い．遺伝子に関連する報告，腸管自体の異常(T細胞の浸潤，免疫異常など)，感染症の関連，胆汁再吸収の障害，薬剤性など報告されている．薬剤性では報告症例数に応じて表1の薬剤の関与が指摘されている[3]．

また，5,751例のcase-control study[4]では，MCに関与する薬剤としてPPI，NSAIDs，スタチン，SSRIでリスク上昇が認められた．

MCは慢性下痢の経過を呈するが，発症は突然発症42％，緩徐発症58％で，下痢の経過も慢性間欠性85％，慢性持続性13％と様々なパターンをとる[5]．症状は下痢以外にも体重減少，腹痛の頻度が高く，夜間下痢も1/4で認められる．下痢は4～9回/日となる例が多い．自己免疫疾患との合併も多い．

MCと同じように画像上，検査上明らかな異常が認められない下痢症として，機能性腸疾患(機能性下痢症，過敏性腸症候群)がある．機能性腸疾患例とMC例を比較した報告[6]では，よりMCを示唆する病歴として年齢50歳以上(OR 3.1[1.6～5.9])，夜間排便あり(OR 2.0[1.1～3.9])，体重減少(OR 2.5[1.3～4.7])，下痢の期間が12か月未満(OR 2.0[1.1～3.5])，最近の薬剤開始歴(OR 3.7[2.1～6.6])，自己免疫疾患合併(OR 5.5[2.5～12])の6項目があった．

表1　顕微鏡的腸炎のリスクのある薬剤

リスク	薬剤
高リスク	アカルボース，アスピリン，ランソプラゾール，NSAIDs，ラニチジン，セルトラリン，チクロピジン
中リスク	カルバマゼピン，フルタミド，リシノプリル，レボドパ，パロキセチン，シンバスタチン，oxetorone
低リスク	シメチジン，金製剤

MCの治療で，まず行うことは薬剤性の評価，食生活の評価である．原因薬剤があれば中止し，また下痢を増悪させる食生活を改善させる(カフェインやアルコールなど)[1]．禁煙も症状緩和に有効である[1]．薬剤治療としては軽症ならば止痢薬(ロペラミド，コレスチラミン)を使用する．

- 高齢者における慢性下痢症では顕微鏡的腸炎を考慮する．
- 大腸内視鏡検査で所見がなくても，生検することが診断に重要である．

転帰 薬剤開始後からの症状であったため，最も可能性が高いランソプラゾールを中止した．中止後徐々に消化管症状は改善し，1か月後には下痢，腹痛は消失した．

文献

1) Tysk C, et al. Ann Gastroenterol 24：253-262, 2011.〈MCのレビュー〉
2) Wickbom A, et al. Inflamm Bowel Dis 19：2387-2393, 2013.〈MCの頻度を年代別に評価したコホート〉
3) Beaugerie L, et al. Aliment Pharmacol Ther 22：277-284, 2005.〈薬剤性MC症例のレビュー．原因薬剤からリスクを評価〉
4) Bonderup OK, et al. Inflamm Bowel Dis 20：1702-1707, 2014.〈5,751例のコホートからMCに対する薬剤のリスクを評価〉
5) Bohr J, et al. Gut 39：846-851, 1996.〈MC 163例を評価した後ろ向きコホート〉
6) Macaigune G, et al. Am J Gastroenterol 109(9)：1461-1470, 2014.〈機能性下痢症とMCを比較〉

症例 39

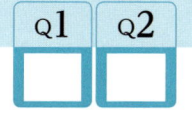

　36歳の女性．憩室炎で過去2回の入院歴がある．2日前の起床時より左下腹部痛が出現．歩行時に響くような持続痛であった．悪心・嘔吐，下痢，発熱は認めなかった．同様の腹痛が持続するために来院した．

　来院時バイタルサインは，体温36.8℃，血圧138/76 mmHg，脈拍82/分 整，呼吸数20/分，SpO$_2$ 99％（室内気）．BMI 27．左下腹部にtapping pain陽性，限局的な強い圧痛を認めたが筋性防御はなし．それ以外は有意な所見は認めなかった．過去2回の憩室炎では，2回とも右側の痛みであった．

　腹部エコーにて左下腹部，圧痛部位に一致して卵円状の構造物が認められた．腹水，腸管壁肥厚は認められなかった．

Q1
エコー所見から腹膜垂炎か憩室炎の可能性を考慮した．両者の鑑別で重要な病歴，所見，検査所見のうち正しいものを3つ選べ．

❶ 憩室炎では若年発症が多い
❷ 発熱は憩室炎で多く，腹膜垂炎では少ない
❸ 腹痛は憩室炎では限局性であり，腹膜垂炎では比較的広範囲で認められる
❹ CRP，WBCの上昇は憩室炎を示唆する
❺ 腹膜垂炎は肥満患者で多い

Q2
血液検査では異常値を認めず，CRPも陰性であった．治療選択として適切なものを1つ選べ．

❶ 経口抗菌薬処方で外来フォローとする
❷ 入院加療とし，絶食，抗菌薬治療
❸ 外科手術目的に紹介
❹ NSAIDs処方とし経過観察
❺ 大腸内視鏡検査を予定

症例39：腹膜垂炎

> 若い患者の限局的な腹痛を認めたら？

解答 A1 ➡ ❷❹❺　A2 ➡ ❹

A1 本症例では腹膜垂炎を疑い，腹部CTを評価したところ，下行結腸の前面に卵円状の構造物，周囲の脂肪織混濁が認められたため（図1），腹膜垂炎と確定した．

腹膜垂は結腸ヒモの近位部にある漿膜に囲まれ，内部に脂肪組織と血管組織を含む嚢胞状の構造物である．0.5〜5cm程度で全体で100か所ほどあり，S状結腸付近が最も大きい．この腹膜垂が捻転し虚血状態となり，その結果炎症を生じる疾患を腹膜垂炎と呼ぶ[1]．

この疾患は30〜40歳の成人例で肥満患者に多い．また発熱や血液検査での炎症反応は認められないことがほとんどである．31例のデータでは，発症年齢は40歳（20〜63歳），男女比は1：2.4，BMI 25.9±3.5．部位は左右の下腹部がそれぞれ40％を占め，残りが左右上腹部となる[2]．結腸ヒモは結腸の前方，後方にあるため，腹膜垂も前方，後方に存在する．前方の腹膜垂に炎症を生じる場合は腹膜に炎症が波及し，腹膜炎様症状を呈することもある．腸管外の炎症であるため，発症初期から体性痛がある点もポイントとなる．

腹膜垂炎の鑑別疾患として，その頻度，腹痛部位から重要なものは憩室炎と虫垂炎である．左側の腹膜垂炎と同部位の憩室炎を比較した報告[2]では，腹膜垂炎のほうがより若年者（41.4±11.9歳 vs 69.7±13.3歳）であり，肥満患者が多い（BMI 26.4±2.9 vs 22.6±3.4）．また発熱や白血球上昇は腹膜垂炎では認めない（それぞれ0％ vs 40％，6.7％ vs 80.0％）．腹部所見はより限局した圧痛を認めることが多く，憩室炎ではより広範囲の腹部圧痛を呈することが多いのも鑑別点の1つである（限局性の圧痛頻度は85.7％ vs 48％）[3]．反跳痛やtapping painは憩室炎のほうが多いものの，腹膜垂炎でも認めることがあるため注意が必要である．腹膜垂炎自体は女性でやや多いものの，憩室炎との鑑別には有用な情報ではない．

診断は腹部CTもしくは超音波検査にて結腸の前面，もしくは後面に卵円状の構造物を認めること

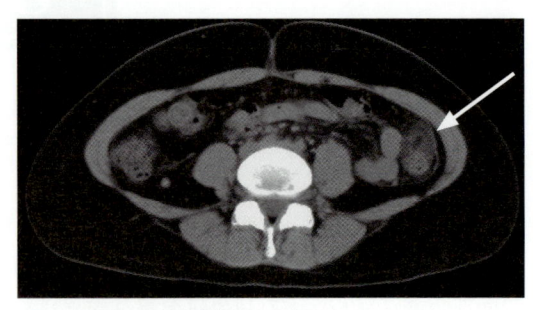

図1 症例39の腹部CT所見

である．炎症をきたした腹膜垂であり，中心に点状の静脈血栓が認められることもある．正常の腹膜垂は画像では描出されない[1]．

A2 腹膜垂炎は対症療法（NSAIDsやアセトアミノフェン）のみで3〜4日前後で改善することが多い．長くても10日以内で自然に改善する．細菌感染ではないため，抗菌薬投与は必要ない．

大腸内視鏡検査や外科手術が必要となることも通常はないが，右下腹部の腹膜垂炎で虫垂炎と誤診され，手術となる例はある．

> 🗝
> - 最初から限局性の体性痛，発熱がない，肥満，30〜40歳代の腹痛なら腹膜垂炎を疑う．
> - 特に血液検査で炎症が軽度か認めないならば可能性は高い．確定診断は画像検査となるが，疑い濃厚ならば対症療法で経過観察するのも1つの手であろう．

転帰 NSAIDsを処方し，経過観察とした．数日後のフォローでは症状は消失し，改善していた．

文献
1) Singh AK, et al. Radiographics 25：1521-1534, 2005.〈腹膜垂炎に関するレビュー〉
2) Choi YU, et al. J Korean Soc Coloproctol 27(3)：114-121, 2011.〈韓国の腹膜垂炎31例の解析，憩室炎症例との比較〉
3) Hwang JA, et al. World J Gastroenterol 19(40)：6842-6848, 2013.〈左側の腹膜垂炎症例と左側の憩室炎症例の比較〉

症例 40

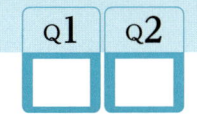

66歳の女性．1週間持続する食欲低下，倦怠感で来院した．小児麻痺，下肢の変形に対する手術歴あり，下肢の慢性疼痛でトラマドール/アセトアミノフェン合剤を常用している．2週間前に転倒し，疼痛が増強したため，トラマドール/アセトアミノフェン合剤内服量を6錠/日に増量していた．疼痛により外出が困難となったために夫が食事の買い出し，準備をするようになり，偏った食事内容となった．来院1週間ほど前より食欲低下，倦怠感を自覚．食事量はふだんの半分程度となったが内服は継続していた．下肢疼痛は徐々に改善し，ふだんと同じ程度になったものの，食欲低下，倦怠感が徐々に増強してきたために外来を受診した．

喫煙・飲酒なし．既往歴は小児麻痺，下肢手術歴．内服薬はプレガバリン150 mg/日，トラマドール/アセトアミノフェン合剤3錠/日，自己調節で6錠/日まで増量している．

来院時は意識清明．バイタルサインは，体温36.8℃，血圧160/70 mmHg，脈拍110/分 整，呼吸数22/分，SpO$_2$ 99%（室内気）．眼瞼結膜蒼白なし．眼球結膜黄染軽度あり．胸部診察に問題なし．腹部は平坦，軟，圧痛なし．肝脾触知せず．アステリキシスは認めない．脳神経所見は問題なし．四肢麻痺なし．感覚低下なし．深部腱反射も左右差，亢進減弱は認めない．

血液検査結果は，WBC 6,900/μL，Hb 12.2 g/dL，Plt 16.8×10^4/μL，CRP 1.55 mg/dL，AST 480 IU/L，ALT 463 IU/L，T-Bil 4.2 mg/dL，ALP 549 IU/L，γ-GTP 321 IU/L，LDH 528 IU/L，TP 7.1 g/dL，Alb 3.7 g/dL，BUN 10.8 mg/dL，Cr 0.52 mg/dL，Na 145 mEq/L，K 2.6 mEq/L，Cl 104 mEq/L，Ca 9.2 mg/dL，NH$_3$ 131 μg/dL，PT-INR 1.65，APTT 29.3秒．HBs抗原（−），HBs抗体（−），HCV抗体（−）．

腹部エコーでは，肝臓，胆囊，膵臓に形態異常は認められない．

Q1 この患者のマネジメントとして適切なものを2つ選べ．

❶ Nアセチルシステイン（NAC）の適応と判断し，すぐに投与する
❷ アセトアミノフェンの血中濃度を測定し，Rumack-MatthewノモグラムにづいてNACの投与を決定する
❸ トラマドール/アセトアミノフェン合剤の中止
❹ 血漿交換
❺ 肝移植

Q2 この疾患において正しい記載を1つ選べ．

❶ アセトアミノフェンの肝障害は用量依存性である
❷ 慢性肝疾患がなければ，アセトアミノフェン保険適用内の常用量（4 g/日以内）であれば肝障害は生じない
❸ 国内におけるNACの使用ではアナフィラクトイド反応が問題となる
❹ NACは経静脈投与のほうが効果が良好であり，経口では治療効果は著しく低下する
❺ この患者では今後アセトアミノフェンは禁忌である

保険適用内の投与量でも肝障害リスク

解答 A1 ➡ ❶ ❸   A2 ➡ ❶

解説 アセトアミノフェンは頻用される解熱鎮痛薬の1つであり，NSAIDsと比較すると副作用も少ない．しかしながら肝毒性をもつ薬剤としても有名である．アセトアミノフェンは通常使用量では体内に取り込まれた90％がグルクロン酸抱合にて代謝され，5％がCYP450 2E1にてNAPQI（N-acetyl-p-benzoquinone imine）へ代謝される．このNAPQIが強い肝毒性を示すが，すぐにグルタチオンと結合し，無毒化される．したがって，グルタチオンが体内にある限り肝毒性は生じない．薬剤に対するアレルギー反応，免疫反応による肝障害ではないため，改善後はアセトアミノフェンの再投与は可能である．

アセトアミノフェンによる肝障害には大きく2パターンある．1つは大量服薬により体内のグルタチオンを上回るほどのアセトアミノフェンを摂取した場合，もう1つは高用量（通常用量内）を常用し，慢性経過で体内のグルタチオンが枯渇し，NAPQIが蓄積される場合である[1]．本症例は慢性のアセトアミノフェン内服と，さらに食生活の変化による低栄養状態，グルタチオンの合成低下も関わり，NAPQIが蓄積し，肝障害を呈したと考えられた．

アセトアミノフェンによる肝障害は，肝障害が認められない前肝障害期に適切な対応がとれれば予後は良好であり，死亡例はほぼない．肝障害期，肝不全期となると死亡リスクが上昇するが，最近の報告ではそれでも死亡率は6.7％程度と低い[2]．

治療ではNACを用いる．NACはグルタチオン合成作用があり，NAPQIの無毒化を促進させる．他にも脳浮腫改善効果，血行動態安定化，酸素化改善が見込める．NACによる死亡リスク改善効果はNNT 4～5と良好であり，アセトアミノフェンによる肝障害では治療の中心となる[1]．国内には経口製剤のみあり，初回140 mg/kgを投与し，その後4時間ごとに70 mg/kg投与を17回行う（合計3日間投与）．経口NACの副作用として最も多いのは悪心・嘔吐である．アナフィラクトイド反応は静脈投与で15％で認められるため注意が必要[1]であ

るが，国内では製剤がないため気にする必要はない．また経口投与と経静脈投与の治療効果はほぼ同等であり，副作用の観点からは経口投与でも十分といえる[3]．

Rumack-Matthewノモグラムは，一度の過量服薬で使用するノモグラムであり，肝障害のリスクを評価し，どの症例でNACの投与が必要かを判断するためのものである．したがって本症例のように慢性的な高用量使用例では適切な評価ではない．また肝障害も出現しているため，本症例におけるNAC投与はすぐに行うべきと考えられる．ちなみにRumack-Matthewノモグラムは内服時間がわかっている状況でアセトアミノフェン血中濃度を評価し，その値が範囲内にあればNAC投与の適応という判断をする．内服時間が不明な場合，大用量を頻回に内服した場合は，ALT正常患者において血中濃度≧10～20 μg/mLでNACの適応と考えられるが，実際アセトアミノフェン血中濃度は迅速検査では出ないこと，前肝障害時の場合はALT正常のこともあり，empiricalに投与が必要となる場合が多い[1]．

🔑
- 通常用量のアセトアミノフェンでも低栄養状態と，連日の使用で肝障害を生じる．

転帰 NAC投与を開始し，入院加療とした．その後肝障害は増悪せず経過し，1週間程度で肝酵素正常化，食欲低下と倦怠感も改善し，退院となった．退院後は患者指導とトラマドール単剤，アセトアミノフェン頓用で疼痛コントロールを行った．

文献
1) Heard KJ. N Engl J Med 359：285-292, 2008.〈アセトアミノフェン中毒による肝障害のレビュー〉
2) Hou YC, et al. Springerplus 2：674, 2013.〈台湾におけるアセトアミノフェン中毒症187例の解析〉
3) Yarema MC, et al. Ann Emerg Med 54：606-614, 2009.〈アセトアミノフェン中毒症例において，NACの投与方法と予後を比較した後ろ向きコホート〉

症例 41

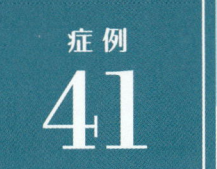

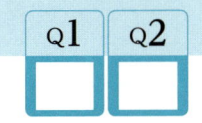

51歳の男性．慢性C型肝硬変，食道静脈瘤があり，定期的にあなたの外来に通院中である．ある日の定期外来で採血結果を確認したところ，アンモニア値が127μg/dLまで上昇していた．前回1か月前は77μg/dL．その他の肝機能や血算の結果には大きな変化は認めなかった．

患者の詳細な問診を行ったが，特に明らかな自覚症状や精神神経症状は認めず，バイタルサインも異常所見なし．一般身体診察でも特記事項を認めなかった．

Q1 この患者に対する対応として正しいものを1つ選べ．

❶ 顕性肝性脳症と診断する
❷ 現時点では肝性脳症には至っていないが，ハイリスクと考え予防的治療を行う
❸ 肝性脳症ではないため，経過観察とする
❹ 消化管出血を疑い，緊急の内視鏡検査を行う
❺ 潜在性肝性脳症として治療する

この患者が，2か月後に再度あなたの外来を受診した．息子が同伴しており，受診前日からつじつまの合わない発言があり，やや傾眠傾向も出ているとのこと．診察では，アステリキシスを認め，基礎疾患と臨床症状から顕性肝性脳症と診断した．

Q2 本患者の肝性脳症に対する治療として優先度が低いものを1つ選べ．

❶ 原因となっている疾患の同定と治療を行う
❷ 分枝鎖アミノ酸製剤の点滴を行う
❸ ラクツロース投与を行う
❹ 低Kがある場合には補正する
❺ rifaximinなどの抗菌薬投与を行う

肝性脳症の診断と治療

解答 A1 → ❸ A2 → ❷

A1 肝性脳症は，肝機能低下に伴う中枢神経機能の障害と定義される．神経筋症状が主であり，神経症状は潜在性から昏睡まで幅広く，重症度分類には West Haven 基準が用いられる[1]．気分障害（多幸感や抑うつ），見当識障害，不適切な行動，傾眠，混乱，昏睡となり，Grade I～IVに分類される．また，潜在性（minimal）肝性脳症は定量的な精神神経機能検査を行うことで，初めて異常を指摘できる概念である．原則除外診断で，意識障害をきたす他疾患を適切に鑑別する必要がある．筋症状の主なものはアステリキシスで，いわゆる"羽ばたき振戦"である．アステリキシスは厳密には振戦ではなく陰性ミオクローヌスであり，用語として区別する必要があると指摘されている[2]．

本症例では，詳細な精神神経機能検査は行っていないが，明らかな神経筋症状を認めず，アンモニア値のみ高値であることから潜在性肝性脳症も含めた肝性脳症はきたしていないと判断した．慢性肝疾患患者に対する定期的なアンモニア採血はしばしば外来で行われているが，肝性脳症の診断には有用ではない[1]．アンモニアは非特異的で，肝性脳症以外にも消化管出血や腎疾患，尿路感染症，ショック，喫煙，バルプロ酸・利尿薬などの薬剤，食後など多くの要因で上昇する．アンモニア値単独上昇のみで肝性脳症と診断することは不適切である．なお，潜在性肝性脳症に対する治療は QOL 改善効果なども報告はされている[3]が，今回は脳症がみられないこともあり，予防的治療は不正解とした．

A2 肝性脳症に対する治療の原則は，原因となっている病態の同定と治療である．原因として多いのは，消化管出血，感染症（特発性細菌性腹膜炎や尿路感染症など），低K血症，代謝性アルカローシス，腎不全，脱水，低血糖，便秘，鎮静剤，低酸素血症などである．顕性肝性脳症の90％は原疾患の治療のみで改善したという報告もあり，原因検索が重要である．

薬物療法の第1選択はラクツロースであり，AASLD のガイドラインでも第1選択として推奨さ れ，世界的に使用されている[1]．その他に推奨されているのは，難吸収性抗菌薬の rifaximin だが[4]，現在（2015年12月時点）国内では使用不可能で，オーファンドラッグとして開発されている．分枝鎖アミノ酸製剤については，内服では肝性脳症の症状を改善したという小規模な報告があるが[5]，本邦でよく使用される点滴製剤の有用性は明らかになっていない[6]．最近ではポリエチレングリコールの効果も報告[7]されている．

> 🔑
> - 無症候の高アンモニア血症は，安易に治療対象とするべからず．
> - 肝性脳症の治療に，点滴の分枝鎖アミノ酸製剤の有効性は証明されていない．

転帰 患者は1週間排便がなかったことが判明し，ラクツロース注腸製剤を使用したところ排便がみられ，翌日には意識レベルは速やかに改善した．予防的にラクツロース内服を処方し，退院した．

文献

1) Vilstrup H, et al. Hepatology 60(2)：715-735, 2014. 〈AASLDとEASLの肝性脳症ガイドライン〉
2) Osawa M, et al. 東女医大誌 54(10)：976-987, 1984. 〈羽ばたき振戦という言葉の問題点とアステリキシスについて考察された文献〉
3) Prasad S, et al. Hepatology 45(3)：549-559, 2007. 〈肝硬変患者の潜在性肝性脳症に対するラクツロースのQOLに対する効果を検証したスタディ〉
4) Bass NM, et al. NEJM 362：1071-1081, 2010. 〈肝性脳症に対する rifaximin の効果を検証したRCT〉
5) Ndraha S, et al. Acta Med Indones 43(1)：18-22, 2011. 〈内服BCAA製剤の効果を検証したごく小規模のRCT．質は低い〉
6) Naylor CD, et al. Gastroenterology 97(4)：1033-1042, 1989. 〈BCAA点滴製剤のメタ解析．死亡リスクを上げたという報告も〉
7) Rahimi RS, et al. JAMA Intern Med 174(11)：1727-1733, 2014. 〈顕性肝性脳症に対するPEG（ニフレック®）の効果を検証したRCT．ラクツロース単独群よりも明らかに脳症改善率は高かった〉

症例 42

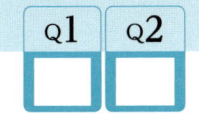

42歳，主婦の女性．身長156 cm，体重62 kg．生来健康だが，最近運動不足で体重も徐々に増加傾向だった．夫の会社の健康診断で腹部超音波検査を施行したところ，2 mm大の石灰化胆石を指摘され，病院受診を勧められた．

過去に腹痛症状などは認めず，脂っこいものが大好き．高血圧や脂質異常症，糖尿病などの既往はなかった．外来診察でもバイタルサイン，身体所見ともに特記すべき異常所見を認めなかった．

Q1 この患者の胆石症に対する説明について間違っているものを2つ選べ．

❶「年間2％くらいの方に痛みなどの症状が出ます」
❷「定期的な通院は不要で，特別な治療もいりません」
❸「急に体重を減らすと胆石ができやすくなりますよ」
❹「小さい石だからあまり心配いらないですよ」
❺「1年に1回は超音波検査を受けましょう」

この患者が，3か月後に再度外来を受診．「2日前に，食事をしてから1時間くらいして，もやもやした上腹部の違和感と軽い痛みがありました．その後2〜3時間で症状は落ち着いたんですけど，昨日の夜中また痛くなってしまって．少し食欲も落ちていて，痛みが強い時は冷や汗も出るんです．今は痛みは落ち着いているんですけど…」と話した．バイタル，診察所見でも異常所見を認めず，心電図，採血所見にも異常は認めなかった．

Q2 この患者への対応で正しいものを3つ選べ．

❶典型的な胆石疝痛であり，症候性胆石と考える
❷血液検査が正常な場合には，胆石疝痛は否定的である
❸症候性胆石として胆嚢摘出術を勧める
❹症候性胆石としてウルソデオキシコール酸内服を勧める
❺NSAIDs内服で，胆嚢炎への進展を予防できることがある

無症候性胆石症から症候性胆石症への進展

解答　A1 ➡ ❹❺　　A2 ➡ ❶❸❺

A1　無症候性胆石は，一般成人の10〜15％に認められ，そのうち1〜4％/年が症候性胆石へと進展する[1]．女性，妊娠，高用量のエストロゲン治療，加齢，人種（ネイティブアメリカンやアフリカ・中国・日本・インド・タイなど），遺伝，肥満，脂質異常症，HDLコレステロール低値，急激な体重減少，高カロリー食，運動不足，Crohn病など多数の因子が胆石と関連すると指摘されている[2]．

無症候性胆石患者の多くは，生涯無症状のままである．症候性へと進展する理由は明確になっていないが，一度症候性に進展すると，胆嚢炎や膵炎などの合併症が有意に多くなる[3]．症候性胆石への進展予防に有効なエビデンスは確立しておらず，定期的な画像検査や食事療法の有効性も明らかではない．悪性腫瘍を疑う場合や免疫不全状態などの特殊な状況でない限り，予防的な手術療法は不要である．一方，2mm以下の小胆石がそれ以上の胆石より，膵炎や閉塞性黄疸を起こしやすかったという報告[4]もあり，胆石が小さいから問題ないとはいえない．

A2　症候性胆石と診断するためには，典型的な胆石疝痛（biliary colic）が重要である．胆石疝痛があった胆石患者で胆嚢摘出術を行うと，約90％で症状が消失したという報告がある．一方で，非特異的な上腹部痛や消化不良（dyspepsia）では，それぞれ70％，55％程度の症状改善に留まる[5]．胆石疝痛の典型は心窩部〜右上腹部の鈍い不快感で，右肩甲骨付近へ放散し，疼痛持続時間は少なくとも30分，1時間で定常状態，6時間未満で改善する．疝痛とはいうものの，比較的軽度の痛みであることも多い．血液検査は正常であることが多く，胆石疝痛の否定には使えない．8時間以上の持続や炎症反応上昇，疼痛の右上腹部への限局が急性胆嚢炎を示唆する[6]．

治療としては，胆嚢摘出術が第1選択である．ウルソデオキシコール酸（ウルソ®）による胆石溶解効果は十分証明されておらず，3か月内服後の疝痛なし患者の割合がプラセボと比較して，26％vs 33％と報告され，合併症頻度も含めて有意差は認めなかった[2]．NSAIDsは胆石疝痛による症状を有意に減らし，急性胆嚢炎への進展を予防できるかもしれないと報告[7]されているが，消化性潰瘍を適切に鑑別する必要がある．

- 無症候性胆石に確立された対処方法はないが，小さな胆石も膵炎や閉塞性黄疸のリスクになる．
- 典型的な胆石疝痛を伴えば症候性胆石と診断可．
- 症候性胆石治療の第1選択は胆嚢摘出術である．

転帰　手術を勧めたが，本人の希望で経過観察をしていた．さらに6か月後に再度典型的な胆石疝痛を起こして再受診．外科入院となり，腹腔鏡下胆嚢摘出術を施行した．術後経過は良好で，以降2年間，腹部症状はなく経過している．

文献

1) Halldestam I, et al. Br J Surg 91(6)：734-738, 2004.〈一般人口の無症候性胆石の有病率と予後を調べたスウェーデンの前向き観察研究〉
2) Kurinchi S, et al. BMJ 348：g2669, 2014.〈胆石のレビュー．無症候性胆石やその症状について比較的詳細に記載されている〉
3) Wang JK, et al. Perm J 13(2)：50-54, 2009.〈無症候性胆石についてのレビュー〉
4) Niels G, et al. Am J Gastroenterol 100：2540-2550, 2005.〈膵炎や閉塞性黄疸患者では，胆嚢炎や胆石疝痛患者より小さい結石が多かったというスタディ〉
5) Berger MY, et al. Surg Endosc 17：1723-1728, 2003.〈胆嚢摘出術後にどんな腹部症状が消失したかを検討したシステマティックレビュー〉
6) Grant S, et al. BMJ 335：295-299, 2007.〈BMJの胆石レビュー．胆石疝痛と急性胆嚢炎の鑑別について記載あり〉
7) Colli A, et al. Aliment Pharmacol Ther 35(12)：1370-1378, 2012.〈胆石疝痛に対するNSAIDsの効果を検証したメタ解析〉

症例 43

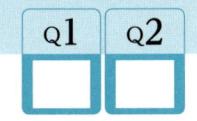

Q1 Q2

　50歳の女性．既往に脂質異常症と胆囊炎があり，1年前に胆囊摘出術を行っている．2～3か月前から時折心窩部の不快感を自覚するようになった．一度，痛みが強くなった時に総合病院の救急外来を受診したが採血やCT，内視鏡で異常がなく，術後の影響の可能性もあるかもしれないと言われ，フロプロピオンの処方および経過観察の方針となった．その後も，時折心窩部に不快感を自覚し症状は改善しなかった．本日，再度増悪を認めたために外来を受診した．
　バイタルサインは，体温36.5℃，血圧130/70 mmHg，脈拍64/分 整，SpO_2 97％（室内気）．身体所見上は，腹部の手術痕以外に特記すべき異常は認めない．

Q1　本患者の鑑別診断としてふさわしくないものを1つ選べ．

❶ 総胆管結石
❷ 胆管損傷
❸ 消化性潰瘍
❹ 過敏性腸症候群
❺ 胆囊摘出後症候群

採血で異常がなく術前にそういった徴候はなかったことから，胆囊摘出後症候群を考慮した．

Q2　本疾患に関して誤っているものを1つ選べ．

❶ 初期の検査では採血（肝胆道系酵素や心筋逸脱酵素含む），胸部X線，腹部超音波，心電図検査が推奨されている
❷ 採血と腹部超音波で異常がない場合は胆管系由来の可能性は低く，MRCPの必要性は低い
❸ 検査に異常がない場合，胆囊摘出後症候群の原因は胆管由来が胆管外由来より多い
❹ 胆囊摘出後に胃炎，十二指腸アルカリ逆流，胃食道逆流の発生率が増加する
❺ 胆囊摘出後症候群の胆管由来の原因の1つにOddi括約筋の機能不全が挙げられている

胆摘後の腹部症状をどう診るか

解答　A1 ➡ ❷　　A2 ➡ ❸

A1　胆嚢摘出後症候群（postcholecystectomy syndrome：PCS）は胆嚢摘出後に生じる持続性の腹痛や消化不良を含む様々な症状を包括した概念である．術後すぐに発症する場合を early PCS，術後数か月してから発症するものを late PCS と定義する．PCS は関連する疼痛や消化不良の症状は胆管および胆管外の様々な疾患によって起こり，鑑別疾患を表1にまとめる．

A2　PCS はあまりきちんとした問診や診察もなく，時にごみ箱的な診断で使われることがある．手術が原因だと安易に決めず，まずは腹痛の鑑別を行いつつ，腹痛の原因が胆管外と胆管のどちらに由来するのかを調べるのが重要である．

　PCS の発症率は 5～47％，女性に多い傾向があり，術後 25 年での報告もある[1]．PCS と診断された患者で最も多いのは胃食道逆流症（GERD），消化性潰瘍，慢性膵炎，過敏性腸症候群（IBS）などの胆管外疾患の見落としといわれている[2]．また，胆嚢摘出後に胃炎，十二指腸アルカリ逆流，胃食道逆流の発生率が増加することが知られており，PCS との関連も指摘されている[2]．胆管損傷は術後の急性期に発症するのがほとんどで晩期発症は少ない．

　外来で PCS を疑う患者が来た場合の初期検査として推奨されているのは，胸部 X 線，心電図，腹部超音波，採血（肝胆道系酵素，膵酵素，心筋逸脱酵素）である．肝胆道系酵素ないし腹部超音波検査で異常がある場合は消化器科にコンサルトのうえ，ERCP，MRCP が推奨される．逆に腹部超音波や肝胆道系酵素で異常がない場合は胆管由来の原因の可能性は低く，MRCP の必要性は低いとされている．

　PCS は病態として明らかになっていないことも多く，胆嚢摘出後の疼痛で Oddi 括約筋の機能不全疑いの患者に無作為に括約筋切開術をしても効果がなかったという報告[3]もあり，さらなる研究が待たれる．

表1　PCS の鑑別疾患

		鑑別疾患
胆管由来	early PCS	胆管損傷，遺残胆嚢管，総胆管結石
	late PCS	総胆管結石の再発，胆管狭窄，残存胆嚢か胆管の炎症，乳頭狭窄，胆道ジスキネジア（Oddi 括約筋の機能障害）
胃腸疾患の PCS		過敏性腸症候群，膵炎，膵臓腫瘍，分割膵，肝炎，消化性潰瘍，腸間膜虚血，憩室炎，食道疾患（胃食道逆流症など）
腸管外疾患の PCS		肋間神経痛，心疾患，心身症

🔑
- 胆嚢摘出後の腹痛は外科手術が原因だと安易に決めない．胆管外の原因のほうが多い．
- 肝胆道系酵素と腹部超音波で異常がなければ胆汁由来の PCS の可能性は低く，MRCP の必要性は低い．消化管由来の疾患などを考慮する．

転帰　初期の work up で異常がなく，追加の病歴から GERD が疑われ PPI 処方となった．その後，症状の改善がみられ，外来でフォローアップすることとした．

文献

1) Schofer JM. J Emerg Med 39(4)：406-410, 2010.〈PCS のレビュー，救急外来での対応の記載もあり！！〉
2) Jaunoo SS, et al. Int J Surg 8(1)：15-17, 2010.〈PCS のレビュー〉
3) Cotton PB, et al. JAMA 311(20)：2101-2109, 2014.〈胆嚢摘出後の疼痛で Oddi 括約筋の機能不全疑いの患者に括約筋切開術は効果がなかった〉

症例 44

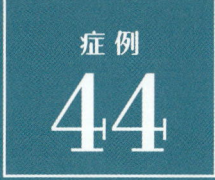

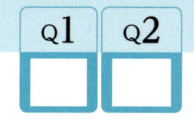

　78歳の男性．高血圧症，糖尿病，喫煙歴がある．4週間前に急性心筋梗塞を発症したが，PCI（percutaneous coronary intervention：経皮的冠動脈治療）を行い，抗血小板薬，ACE阻害薬が追加された．発症後1週間で合併症なく退院できた．退院3週間後から右足の疼痛があり，病院を受診した．

　バイタルサインは，血圧170/100 mmHgと上昇しているが，その他に特記すべき異常はない．身体所見では，右足趾のチアノーゼと両足底の網状皮斑を認めた．血液検査の結果，血清クレアチニン値は退院直前の0.7 mg/dLから4.5 mg/dLまで上昇していた．血糖値の変動はみられていない．尿蛋白は陰性であった．

Q1 病歴，右下肢の所見と腎機能悪化から最も考えられる腎機能悪化の原因を1つ選べ．

❶ 抗血小板薬による副作用
❷ ACE阻害薬による副作用
❸ 糖尿病腎症の悪化
❹ PCIの血管内操作による作用
❺ 造影剤による副作用

腎生検の結果，PAM染色で糸球体内に多数の針状結晶の塞栓像を認めた．

Q2 この疾患の治療として適切でないものを1つ選べ．

❶ ワルファリンによる抗凝固療法
❷ スタチン投与
❸ 降圧薬の追加
❹ ステロイド内服
❺ 厳格な血糖コントロール

■症例 44：コレステロール結晶塞栓症

コレステロール結晶塞栓症の診断と治療

解答　A1 ➡ ❹　A2 ➡ ❶

A1　血管内操作 (PCI) 後の 3 週間の経過で発症した亜急性の腎機能悪化であり，大動脈などの大血管壁にあるプラークが機械的な刺激で損傷することでプラーク中のコレステロール結晶が血中に流出し，末梢で塞栓をきたすコレステロール結晶塞栓症[1]を考えたい．造影剤を含め，薬剤性腎障害の可能性は否定できないが，下肢の網状皮斑やチアノーゼの所見（皮膚の色調の特徴から blue toe syndrome と呼ばれる）は薬疹としては非典型である．また，3 週間の経過で糖尿病腎症が悪化する可能性は考えにくい．

A2　薬剤性腎障害など，他の腎障害との鑑別が難しい場合，診断を確定させるために腎生検を行うことが一般的である．腎生検でみられた針状結晶は大血管壁にある粥腫から生じたコレステリン結晶と考えられる．コレステロール結晶塞栓症の発症や増悪リスクとしてワルファリンの使用が知られている．ワルファリンの抗凝固作用が不安定なプラークに影響すると考えられている[1]．

　腎機能悪化のみならず，発症 2 年後の死亡率 28％[1]と高率で予後不良の疾患であるが，治療方法に確立したものはない．しかし，プラークの安定化に寄与するスタチン投与，降圧，血糖コントロールが重要とされている．またステロイド投与が有効とする報告もある[2]．

文献
1) Scolari F, et al. Circulation 116(3)：298-304, 2007.〈コレステロール結晶塞栓症 354 名の観察研究〉
2) Mann SJ, et al. Am J Hypertens 14：831-834, 2001.〈ステロイド治療に関する論文〉

- 血管内操作後の腎障害では，コレステロール結晶塞栓症を鑑別に挙げる．
- コレステロール結晶塞栓症では，ワルファリン使用が発症，増悪のリスクとなる．

転帰　腎生検後，スタチン投与，降圧薬の追加，より厳格な血糖コントロール，ステロイド投与を行ったところ，幸いにも血清クレアチニン値は 4.5 mg/dL から 1.5 mg/dL までは改善，透析導入は回避された．

症例 45

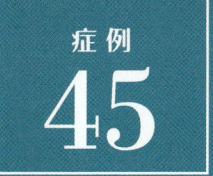

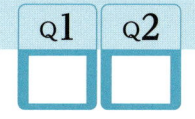

Q1 Q2

　75歳の男性．主訴は悪心，倦怠感，食欲低下．来院1週間前までは特に問題なく生活できていたが，徐々に悪心，倦怠感が出現した．嘔吐はなし．悪心により食欲が低下し，食事量もふだんの半分程度となった．頭痛，胸痛はなし．咽頭痛，咳嗽，呼吸苦もなし．腹痛もなく，排便は2日に1回程度で変わらず．尿量の減少の自覚はなし．2か月前より胸焼け症状があり，内視鏡検査を行ったところ逆流性食道炎を指摘され，オメプラゾールを処方されている．飲酒，喫煙はなし．既往歴は逆流性食道炎，高血圧症．内服薬はオメプラゾール20 mg/日，アムロジピン5 mg/日．
　来院時は意識清明．バイタルサインは体温36.8℃，血圧170/92 mmHg，脈拍94/分 整，呼吸数20/分，SpO₂ 98％（室内気）．眼瞼結膜蒼白なし．眼球結膜黄染なし．咽頭後壁発赤腫脹なし．頭頸部リンパ節腫脹なし．心音，呼吸音正常．腹部平坦，軟，圧痛なし．肝叩打痛なし．Murphy徴候陰性．背部叩打痛なし．関節腫脹なし．皮疹なし．四肢の浮腫もなし．
　血液検査結果は，WBC 8,200/μL（neu 60％，eos 8％，lym 24％），Hb 13.6 g/dL，Plt 18×10⁴/μL，AST 32 IU/L，ALT 24 IU/L，ALP 238 IU/L，γ-GTP 42 IU/L，LDH 232 IU/L，TP 6.4 g/dL，Alb 3.8 g/dL，BUN 52 mg/dL，Cr 3.2 mg/dL，Na 136 mEq/L，K 4.2 mEq/L，Cl 100 mEq/L，CRP 2.1 mg/dL（2か月前の血液検査ではBUN 14 mg/dL，Cr 0.8 mg/dL）．
　尿検査結果は，蛋白(2+)，血尿(+)，尿中WBC(2+)，沈渣WBC 30～50/HPF，RBC 10～30/HPF，尿細管上皮円柱(+)，変形RBC(−)，尿中好酸球2％，尿中Na 38 mEq/L，尿中Cr 42 mg/dL．
　腹部エコーでは両側腎の大きさ，形態に異常なし．水腎症なし．

Q1 この患者を入院とし，2日後に腎生検を予定した．それまでに行うべきことを1つ選べ．

❶ 透析導入
❷ ステロイドパルス療法
❸ 血漿交換
❹ オメプラゾールの中止
❺ 抗菌薬の投与

　追加の血液検査ではANA陰性，MPO-ANCA抗体陰性，PR 3-ANCA抗体陰性，抗GBM抗体陰性であった．腎生検の結果，間質へのT細胞，単球，形質細胞，好酸球を主体とした炎症性細胞の浸潤が認められた．糸球体には異常は認められなかった．免疫染色は陰性であった．

Q2 マネジメントとして適切なものを2つ選べ．

❶ オメプラゾールは中止のまま，再開はしない
❷ ステロイド投与を行う
❸ 大量補液
❹ シクロホスファミドを使用する
❺ 血漿交換

腎障害の原因は？

解答 A1 → ❹ A2 → ❶ ❷

解説 血液中好酸球増多と腎不全，組織所見より急性間質性腎炎(acute interstitial nephritis：AIN)と診断された．AIN は腎生検を行った急性腎不全患者の 15％を占める疾患である．原因は薬剤性，感染性，免疫性，糸球体疾患由来，特発性があり，薬剤自体や免疫複合体の沈着が原因とされている．特に薬剤性は AIN の 70％を占め，自己免疫疾患が 20％，感染性が 4％と続く[1]．特に 65 歳以上の高齢者では薬剤性の割合が高く，87％が薬剤性(18～64 歳では 64％)となる．逆に自己免疫性は 7％(18～64 歳では 27％)と少ない[2]．原因薬剤では抗菌薬が 50％程度と最も多く，次いでNSAIDs と PPI が各 10％前後を占める．高齢者では特に抗菌薬と PPI によるものが多く，NSAIDsは少ない傾向がある[2]．抗菌薬ではペニシリン，キノロン，セファロスポリン，バンコマイシン，リファンピシンで，PPI ではオメプラゾールで報告例が多い．薬剤開始から AIN 発症までは 2～3 週間といわれているが，PPI や NSAIDs では数か月から数年での発症もある．感作されている場合は投与後数日での発症もあり得るため，注意が必要である．

AIN の臨床症状は発熱，皮疹，好酸球上昇が有名であるが，頻度はそれぞれ 20％程度と低い．さらに 3 徴が揃うのは 10％に満たない．診断に有用な検査はなく，尿検査にて尿細管障害があること(円柱所見)，糸球体障害所見がないこと(変形赤血球陰性)，薬剤歴，経過から疑う．以前は尿中好酸球が診断に有用とされていたが，AIN，急性尿細管壊死，糸球体腎炎，健常腎を含んだ 533 例の評価では，AIN と他の腎疾患の鑑別において，尿中好酸球＞1％は感度 30.8％，特異度 68.2％，LR＋0.97，LR－1.01，＞5％では感度 19.8％，特異度91.2％，LR＋2.25，LR－0.88 と有用とはいえない結果であった．AIN と急性尿細管壊死の鑑別においても同様に有用ではなかった[3]．Ga シンチグラムは AIN と急性尿細管壊死の鑑別には有用であるが，他の糸球体腎炎，腎盂腎炎などの炎症性疾患との鑑別には使用できない．以上より AIN の診断には腎生検が必要となる．まずは原因薬剤の中止や原因疾患の治療を優先し，それでも改善がない場合は腎生検を行い診断を確かめる．腎生検の禁忌としては出血傾向，片腎，末期腎不全，コントロール不良の高血圧，患者の全身状態不良が挙げられる[4]．

AIN の治療は原因薬剤の中止，原疾患の治療が基本であるが，薬剤性 AIN に対して早期にステロイドを使用することで腎予後が良好であったとの後ろ向きコホートが発表され[5]，エビデンスレベルは低いものの，現在は早期にステロイドを使用する流れとなっている．薬剤中止により急速に腎機能が改善する症例でない限り，診断から 5 日以内のステロイド開始が推奨されている．投与方法はメチルプレドニゾロン 250 mg 経静脈投与を 3 日間，その後プレドニゾロン 1 mg/kg/日で 1～2 週間投与し，4～6 週間で減量する方法がとられる．ステロイド投与後 2 週間経過しても腎機能改善が得られない場合は，早期にステロイドは中止し，ステロイド減量により腎機能障害が再増悪する症例では低用量を継続しつつ，他の免疫抑制療法の併用が考慮される[6]．

> - PPI も急性間質性腎炎の原因になりうる．
> - 特に高齢者では，抗菌薬と PPI による薬剤性急性間質性腎炎の占める割合が多い．

転帰 入院後 PPI を中止し，腎生検施行後にステロイド治療を開始した．徐々に腎機能は改善し，2 か月後には腎機能障害は完全に改善した．

文献
1) Muriithi AK, et al. Am J Kidney Dis 64(4)：558-566, 2014.〈腎生検で診断された AIN 症例 133 例の原因，症状，所見，予後を評価〉
2) Muriithi AK, et al. Kidney Int 87(2)：458-464, 2015.〈文献1 の母集団において 65 歳以上の群と 18～64 歳の群で臨床データを比較〉
3) Muriithi AK, et al. Clin J Am Soc Nephrol 8：1857-1862, 2013.〈文献1 の母集団と他の腎疾患患者において尿中好酸球を評価〉
4) Kodner CM, et al. Am Fam Physician 67：2527-2534, 2003.〈AIN 診断についてのレビュー〉
5) Gonzalez E, et al. Kidney Int 73：940-946, 2008.〈抗菌薬，NSAIDs による薬剤性 AIN 患者 61 例中 52 例でステロイドを投与し，非投与群と予後を比較したコホート研究〉
6) Praga M, et al. Nephrol Dial Transplant 30(9)：1472-1479, 2015.〈AIN のレビュー〉

症例 46

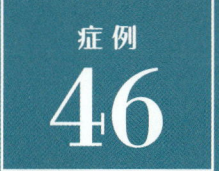

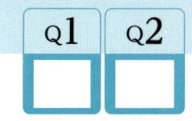

70歳の男性．68歳から前立腺肥大にて泌尿器科外来に通院していた．受診開始当時から尿定性検査で蛋白尿と尿潜血が陽性だったが，クレアチニンは1.1 mg/dL程度で著変は認めていなかった．3か月前の検診で蛋白尿と尿潜血をあらためて指摘されたことから，精査を決心し受診した．

血圧は無治療で150/87 mmHg．その他のバイタルサインには特記すべき所見はない．身体診察でも特記すべき所見を認めない．

血液検査では，Cr補正尿蛋白は0.4 g/gCrで，円柱や卵円形脂肪体の出現はなし．TP 7.1 g/dL，Alb 4.2 g/dL，HbA1c 5.2％，HBs抗原陰性，HCV抗体陰性，HIV抗体陰性，抗核抗体陰性，ANCA陰性，抗GBM抗体陰性，低補体血症なし．IgG 1,817 mg/dL，IgA 406 mg/dL，尿中電気泳動陰性．

腎生検での診断確定を希望されたため施行したところ，光学顕微鏡ではメサンギウム基質の増殖性変化があり細胞成分の変化はなかった．糸球体に半月体形成，全節性硬化，分節性硬化，線維性半月体などの構造変化は認められなかった．電子顕微鏡では電子密度の高い沈着物がメサンギウム領域に観察された．

Q1 原疾患として正しいものを1つ選べ．

❶ 微小変化群
❷ 巣状糸球体硬化症
❸ 膜性腎症
❹ 膜性増殖性糸球体腎炎
❺ IgA腎症

Q2 診断時に腎疾患進展のリスク指標になるものを3つ選べ．

❶ 血清クレアチニン値
❷ 高血圧
❸ 尿蛋白1 g/日以上
❹ クレアチニンクリアランス
❺ 血尿

慢性糸球体腎炎と IgA 腎症

解答 A1 ➡ ❺　A2 ➡ ❶❸❹

A1 本症例は腎生検の結果より，IgA 腎症と診断された．IgA 腎症は 1968 年に，IgA と IgG の沈着を特徴とする腎炎として報告された．慢性糸球体腎炎のうち成人で 30％以上，小児でも 20％以上を占めている．IgA 腎症の予後は従来想定されていたものより不良であり，生検 20 年後の予後として 38％前後が末期腎不全に陥る[1]．無症候性の血尿，蛋白尿による発見が多く，発見時年齢は 10〜20 代が多いが全年齢にみられる[2]．光学顕微鏡ではメサンギウム細胞の増殖と基質の増生を認める．進行するとメサンギウム領域の拡大から硬化に至る．蛍光抗体法では IgA および C_3 がメサンギウム領域に沈着する．電子顕微鏡では蛍光抗体法の領域に一致して高電子密度沈着物を認める．

微小変化群は小児のネフローゼ症候群の 90％，成人のネフローゼ症候群の 30％を占める疾患である．血尿を呈するのは稀であり，光学顕微鏡では異常所見なく，電子顕微鏡で糸球体上皮細胞の足突起消失がみられる．

巣状糸球体硬化症は腎内の糸球体全体の 50％未満（= focal）に，1 つの糸球体の 50％未満（= segmental）に，硬化病変を認める．蛍光抗体法で硬化部位に一致し IgM の沈着を認め，電子顕微鏡では足突起の消失を認めるが基底膜には異常を認めない．

膜性腎症は原発性と悪性腫瘍に伴う二次性がある．光学顕微鏡では糸球体基底膜のびまん性に肥厚し PAM 染色で黒く染色される．蛍光抗体では IgG，C_3 が糸球体係蹄に顆粒状に沈着し，電子顕微鏡では糸球体上皮細胞下に高電子密度沈着物を認める．

膜性増殖性糸球体腎炎は小児から若年の予後不良のネフローゼ症候群を呈する．内皮下や基底膜内に免疫複合体の沈着を伴い，低補体血症を伴うことが多い．原発性以外にも SLE（全身性エリテマトーデス），C 型肝炎，クリオグロブリン血症など二次性が多い．

A2 IgA 腎症では糸球体病変の内容と広がりから組織学的重症度をⅠ〜Ⅳの 4 段階に分類するが，実臨床では組織のサンプリングの問題もあり組織所見のみで予後を推定することは難しい．IgA 腎症診療ガイドラインでは予後判定の際の参考基準として血圧，血清クレアチニン値，クレアチニンクリアランス，尿蛋白量(g/日) の 4 項目が挙げられている．腎生検時の各パラメータと腎予後との関連をロジスティック回帰分析で検討したところ，生検時尿蛋白は中・長期的透析導入と，血清クレアチニンおよびクレアチニンクリアランスは短期的および中・長期的透析導入と有意な関連を示したが，高血圧および血尿は腎予後とは関連を示さなかったとされている[2]．

- 慢性糸球体腎炎の相対的頻度と各疾患の大まかな症状を学習する．
- IgA 腎症診療ガイドラインのリスク評価[2]に従い，IgA 腎症の治療を決定する．

転帰 上記リスク評価に従うと低リスク群に分類されるため，減塩の栄養指導とともに高血圧に対してエナラプリルマレイン酸塩を処方し，血圧 130/80 mmHg を目標にコントロールしている．2 年経過したが腎機能や尿蛋白定量では増悪は認めていない．

文献
1) 松尾清一，他．日腎会誌 53(2)：123-135, 2011.〈疾患の概念，変遷から治療まで詳述されている〉
2) 松尾清一(監)：エビデンスに基づく IgA 腎症診療ガイドライン 2014．東京医学社，2014.〈厚生労働省の難治性疾患克服事業の一環で作成されたガイドライン〉

症例 47

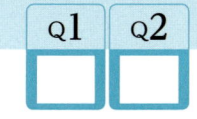

38歳，会社員の女性．夜中4時半頃に急に出現した強い左腰背部痛を主訴に救急外来を受診した．寝ている最中に痛みが出現し，痛みは波があり，強い時にはのたうち回るほどで嘔気を伴う．痛みは腰背部から上腹部に放散．外来受診時には，バイタルサインに異常所見はなかったが，著明な左CVA叩打痛を認めた．

Q1 尿管結石を疑って尿検査を行うことにした．尿検査について誤っているものを2つ選べ．

❶ 尿潜血が陰性であっても尿管結石は否定できない
❷ 尿潜血陽性率は発症0日目より1日目のほうが高くなる
❸ 尿管結石に対する尿潜血の特異度は50％程度である
❹ 女性の場合には月経歴に注意すべきである
❺ 尿潜血が陽性であれば尿管結石と診断できる

その後，NSAIDs坐剤の投与で疼痛は改善傾向となった．腹部超音波で左尿管上部に石灰化を伴う尿管結石が同定され，水腎症を伴っており尿管結石と診断した．

患者に説明したところ，どのような因子が結石排石を期待できるか質問があった．

Q2 排石を期待しやすい因子や治療法を1つ選べ．

❶ 下部尿管に存在
❷ 補液
❸ α遮断薬投与
❹ 結石径10 mm以上
❺ 利尿剤

尿管結石の診断と排石

解答 A1 ➡ ❷ ❺   A2 ➡ ❶

A1 尿管結石疑い患者950名のコホート研究[1]で，発症24時間以内に取られた尿潜血は，感度84％，特異度48％だった．尿管結石患者で16％が尿潜血陰性であり，尿潜血陰性で除外することは難しい．また，偽陽性が50％以上あり，尿潜血陽性では尿管結石と診断できない．

尿潜血陽性率は時間経過とともに低下し，発症当日（0日目）の陽性率が94％，翌日（1日目）は80％と報告[2]されている．尿潜血は導尿や月経時に偽陽性となるため，採取方法や月経歴には注意が必要である．

尿管結石の診断には，超音波やCTなどの画像検査での結石の確認が必須である．ただし超音波の感度はわずか19％といわれ，超音波では除外は難しい．病歴と尿潜血を組み合わせたclinical prediction ruleも報告[3]されており，性別(sex)，持続時間(timing)，人種(origin)，嘔気・嘔吐(nausea)，尿潜血陽性(erythrocyte)の5項目(STONE，表1)でリスクを層別化し，妥当性を検証したところ，10点以上のhigh scoreで89.6％が尿管結石と診断された．ただ，high score群の10％は尿管結石ではないという点にも注意が必要である．

A2 大きさは，4mmまでは約80％が自然排石され，10mmを超えると排石率は25％前後となり泌尿器科的介入を考慮する[4]．位置は，上部尿管では排石率48％程度であるのと比較し，下部尿管では79％程度排石されると報告[4]されている．性別や疼痛の強さと自然排石には関連がない．

強制補液や利尿剤の疼痛緩和や結石排石への効果は証明されておらず，薬物介入では，α遮断薬やCa拮抗薬はガイドラインなどでも長らく推奨されていたが，近年その使用効果はプラセボと同等だったと報告[5]されており，一定の見解を得ていない．

表1　STONEスコア　（文献3より）

	0点	1点	2点	3点
sex	女性	—	男性	—
timing	24 hr 以上	6〜24 hr	—	6 hr 未満
origin	黒人	—	—	その他
nausea	なし	嘔気のみ	嘔吐あり	—
erythrocyte	なし	—	—	あり

0〜5点：low，6〜9点：moderate，10〜13点：high．

- 尿管結石の診断における尿検査の役割を整理する．尿潜血陰性の尿管結石は1〜2割程度ある．
- 自然排石はサイズと位置で予測．10 mm以上は泌尿器科へコンサルト．α遮断薬やCa拮抗薬は積極的には推奨されない．

転帰 エコーで測定した結石サイズは4 mmと排石が期待できるサイズだった．本人と相談のうえ，特別な治療はせず経過観察する方針とし，8日後に自然排石を認めた．

文献

1) Luchs JS, et al. Urology 59(6)：839-842, 2002.〈尿管結石疑い患者の尿潜血の感度・特異度を検証した観察研究〉
2) Kobayashi T, et al. J Urol 170(4 Pt 1)：1093-1096, 2003.〈本邦からの尿潜血反応と発症時間経過の陽性率の研究．452名の尿管結石患者が対象〉
3) Moore CL, et al. BMJ 348：g2191, 2014.〈病歴＋尿検査で尿管結石を予測するSTONEスコアの観察研究〉
4) Preminger GM, et al. J Urol 178(6)：2418-2434, 2007.〈尿管結石の国際ガイドライン〉
5) Pickard R, et al. Lancet 386(9991)：341-349, 2015.〈α遮断薬とCa拮抗薬の治療効果についてのランダム化比較試験〉

症例 48

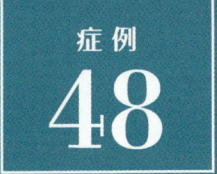

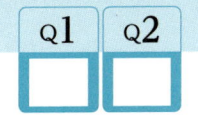

Q1 ☐ Q2 ☐

41歳の男性．生来健康．3日前より発熱，頻尿，排尿時痛があり来院した．健診は毎年受けていてこれまで異常は特に指摘されていない．

来院時のバイタルサインは，体温 39.5℃，血圧 128/74 mmHg，脈拍 125/分 整，呼吸数 24/分，SpO_2 97％（室内気）．直腸診を行ったところ，腫脹した軟らかい前立腺を触知し，激しい圧痛を伴った．

Q1 この疾患の診断と原因について正しいものを3つ選べ．

❶ 排尿障害は必発である
❷ 前立腺炎を疑った場合は，強く触診することは避ける
❸ その58〜88％は大腸菌が起因菌である
❹ 波動を認めた場合は膿瘍形成を疑う
❺ 多くの場合，基礎疾患として糖尿病や尿路の解剖学的異常を認める

Q2 この疾患の管理について正しいものを3つ選べ．

❶ 菌血症を認めることも多いため，血液培養を採取すべきである
❷ 内服による治療期間は7日間を基本とする
❸ 尿閉になった場合は膀胱瘻も考慮する
❹ 抗菌薬の選択は，臓器移行性も考え，ST合剤あるいはキノロンを用いる
❺ 多くの場合，慢性細菌性前立腺炎に移行する

急性細菌性前立腺炎の診断と治療

解答 A1 ➡ ❷❸❹   A2 ➡ ❶❸❹

A1 急性細菌性前立腺炎は，多くは突然発症し，発熱，寒気，尿混濁，頻尿，排尿時痛などの症状を呈する前立腺の急性炎症である．原因は大腸菌がその多く（58〜88％）を占めるが，若年者の場合には淋菌やクラミジアなどの性感染症によるものも考慮しなければならない．急性前立腺炎の症状は一般に強く，高熱や悪寒を伴い，腫脹した前立腺による閉塞症状を呈することもあるが，排尿障害がないこともあるため[1]，詳細な病歴聴取を行うことが必要である．

前立腺炎を疑った場合には，直腸診を行う．腫大した軟らかい前立腺を触知し，圧痛を認める．強く前立腺を触診することは患者の苦痛を増すだけではなく，菌血症を誘発するおそれもあるため注意を要する．直腸診にて前立腺の波動を認めた場合には膿瘍形成を疑い，画像検査などを行うべきである．

急性前立腺炎を疑った場合には尿検査および尿培養を行う．尿沈渣にて膿尿や，血液検査にて白血球増多，ESR，CRP高値を認めることが多い．急性細菌性前立腺炎のほとんどは基礎疾患を認めないが，先行する前立腺生検やカテーテル挿入などをきっかけに発症することもある[2]．

A2 診断がつけば尿培養をとった後，速やかに抗菌薬投与を開始する．菌血症を合併することも稀ではないため，身体所見から疑わしい場合には血液培養も行い入院加療とする．抗菌薬の組織移行性を考えST合剤あるいはキノロンを用いるが，培養結果により適宜調整する．治療には6〜8週の内服期間を要するといわれているが，この方法の是非に関するエビデンスはない．

尿路の閉塞症状を起こした場合は，カテーテル挿入に伴う敗血症ショックや症状の遷延化の危険性も考慮し，可能なら泌尿器科コンサルトのうえ膀胱瘻を造設することが望ましい．慢性細菌性前立腺炎に移行することは1割程度で，多くは後遺症なく改善する[3]．

> - 男性で，高熱かつ呼吸器症状がない場合は急性前立腺炎を必ず鑑別に挙げる．
> - 抗菌薬の内服期間は6〜8週といわれている．

転帰 高熱が続いていたため入院のうえ，セフォチアムにて治療を行った．速やかに解熱したため内服抗菌薬のST合剤（バクタ®）に切り替え，6週間の投与を行い治癒した．

文献

1) Etienne M, et al. BMC Infect Dis 8：12, 2008.〈371名の入院患者における自覚症状，起因菌などの調査．排尿症状は約3割には認めない〉
2) Millán-Rodriguez F, et al. World J Urol 24(1)：45-50, 2006.〈急性前立腺炎の10％に過去30日以内の前立腺生検やカテーテル挿入などの尿路操作がある〉
3) Yoon BI, et al. Prostate Int 1(2)：89-93, 2013.〈急性前立腺炎患者437名の臨床経過．慢性化するものはそのうち11.8％〉

症例 49

特に既往歴のない 15 歳の男性が，朝 5 時に突然の左下腹部痛で受診．増悪寛解因子は特になく，pain scale は 8〜9/10 程度．随伴症状として嘔気と嘔吐があり，発熱，下痢，頻尿，血尿の症状はない．

バイタルサインは血圧が 148/62 mmHg と高い以外は，正常範囲．診察所見上，腹部は平坦で軟，特に圧痛部位はなく，脊椎叩打痛や CVA 叩打痛はなかった．下腿に紫斑なし．陰部の診察をしたところ，左の精巣部分が赤紫色で腫脹し圧痛があった．

Q1 精巣捻転に関する病歴として誤っているものを 1 つ選べ．

❶ 左側が多い
❷ 発症が急で，短時間に自然に寛解した一過性の急性陰嚢症の既往があることがある
❸ 日中の活動期に発症しやすい
❹ 40 歳以上の発症は稀
❺ 高熱や下部尿路症状を伴うことは稀である

Q2 急性陰嚢症の鑑別にあまり有用ではない身体所見や検査を 2 つ選べ．

❶ 精巣挙筋反射
❷ Prehn 徴候
❸ blue dot sign
❹ ドップラー血流計
❺ 精巣の挙上・横位

急性陰囊症に対するアプローチ

解答　A1 ➡ ❸　A2 ➡ ❷❹

A1　精巣捻転は新生児と思春期に多く，二峰性の年齢分布を示す．ピークは13～14歳で，40歳以上の発症は稀とされている．発症時間は夜間睡眠中や早朝起床時の発症頻度が高いとした報告が多く，13～18時の昼間帯に少ないという報告もある．日本における精巣捻転症の多施設調査では左側のほうが右側より2～3倍多く発症している[1]．

精巣捻転患者の20～60％に発症が急で短時間に自然に寛解した一過性の疼痛発作の既往があり，間欠的に発症した精巣捻転症による疼痛と考えられる．そのため，急性陰嚢症の症状がなくても，間欠的な陰嚢部痛の既往があれば精巣捻転症を鑑別する必要がある．付属小体捻転症は急激な発症で起こることもあるが疼痛の既往はみられず，精巣上体炎は発症が緩徐でこちらも疼痛の既往はみられない．

腹腔神経節の刺激により26～69％で悪心や嘔吐を伴うことがあり，付属小体捻転症や急性精巣上体炎との鑑別に重要な因子となる．また，精巣捻転症や付属小体捻転症で微熱を認めることはあるが，高熱や下部尿路症状を認めることは稀である[1]．

A2　精巣挙筋反射は精巣捻転の99％の症例で消失しており，一方，付属小体捻転症や精巣上体炎では消失がみられないため，鑑別および除外に非常に有用である[2]．しかしながら精巣挙筋反射が保たれていた精巣捻転の症例報告も存在する[3]ので注意が必要である．Prehn徴候は精索捻転では睾丸を持ち上げると疼痛が強まり，精巣上体炎では逆に疼痛が軽減するという身体所見であるが，鑑別に有用であるというエビデンスはない．blue dot signは精巣捻転症には認めず，精巣垂捻転の約10％に認め，特異度が高い．精巣の挙上・横位といった所見は感度83％，特異度90～94％でみられ，精巣捻転の診断に有用である[1]．

なお精巣捻転，付属小体捻転では尿検査で異常がみられないが，精巣上体炎では膿尿がみられることもある．

血流を波形で描出し閉塞性動脈硬化症などの評価に用いられるドップラー血流計はほとんどの救急外来で迅速な使用が可能であるが，精巣捻転の診断や除外には有用でないことが示されている[1]．超音波検査でのカラードップラーによる血流評価は感度63.6～100％，特異度97～100％，PPV 100％，NPV 97.5％と精巣捻転の診断に非常に有用である．しかし，超音波検査は検査実施医の習熟度合いによってばらつきが生じ，特に小児例では正常精巣の血流を描出できなかったり，捻転初期や捻転の程度が軽い症例，間欠的精巣捻転（自然解除）例では精巣内血流が保たれていることがあることも留意するべきである．

- 精巣捻転の診断は臨床診断で行う．
- エコーによる評価も重要であるが，精巣捻転の疑いがある場合は迅速に専門医に紹介することが大事である．

転帰　診察で，精巣の挙上・横位と精巣挙筋反射の消失がみられたため精巣捻転と判断した．救急車要請し，泌尿器科へ紹介受診となった．

文献
1) 日本泌尿器学会：急性陰嚢症診療ガイドライン2014年版．金原出版，2014．
2) Ringdahl E, et al. Am Fam Physician 74(10)：1739-1743, 2006.〈AFPによる精巣捻転のレビュー〉
3) Hughes ME, et al. Am J Emerg Med 19(3)：241-242, 2001.〈精巣挙筋反射が保たれていた精巣捻転の症例〉

症例 50

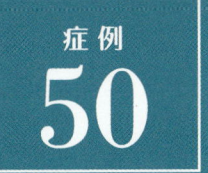

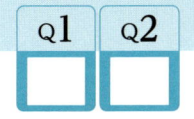

67歳の男性．主訴は下腹部痛．来院3日前に自転車に乗っており，転倒．その際股関節を打撲したが，その後は歩行可能であった．来院前日より歩行時に左下腹部痛を自覚．また37.6℃の発熱も認められた．腹部痛は持続痛で歩行により増悪．下痢，嘔吐は認めず，排尿時痛，頻尿も認めなかった．徐々に増悪するために受診となった．既往，内服歴はなし．旅行歴もなし．

来院時のバイタルサインは，体温38.3℃，血圧140/70 mmHg，脈拍96/分 整，呼吸数22/分，SpO_2 99％（室内気）．腹部は平坦，軟．恥骨結合の左縁に圧痛が認められた．腫瘤は触れず．また，左陰嚢の軽度腫大と圧痛もあり．精巣の軸は左右で同じであり，精巣挙筋反射は両側で認められた．その他，皮疹，関節炎，粘膜病変は認められなかった．

尿検査では尿中WBC 0〜1/HPF，RBC 0〜1/HPFと膿尿，血尿は認められず，血液検査ではCRP 3.2 mg/dLの軽度炎症反応上昇程度であった．

Q1 精巣痛に関して，精巣上体炎よりも精巣捻転を示唆する身体所見，情報を1つ選べ．

❶ 精巣上体の位置が後方にある
❷ 精巣挙筋反射が消失している
❸ 陰嚢水腫
❹ blue dot sign
❺ 健側の精巣が患側よりも高位にある

Q2 エコーにて左精巣，精巣上体の腫大と血流増加が認められた．治療として考慮すべきものを1つ選べ．

❶ 徒手整復
❷ 対症療法（解熱鎮痛薬），安静
❸ 抗菌薬治療
❹ 手術治療
❺ ステロイド全身投与

精巣痛の評価

解答 A1 ➡ ❷　A2 ➡ ❷

A1 精巣の疼痛は鼠径や下腹部に放散することがあるため，同部位の疼痛を訴える患者では必ず精巣の評価を忘れないようにしておきたい．同様に虫垂炎が精巣痛として発症することもある．

この症例は外傷を契機とした外傷性精巣上体炎であった．精巣の外傷では精巣破裂や精巣捻転のリスクにもなるため，外傷があるからといって精巣上体炎とはいえない．精巣痛において虚血解除までの時間が重要な精巣捻転の除外，鑑別は常に必要となる知識である．

精巣捻転と精巣上体炎の鑑別に重要な所見は，精巣挙筋反射と精巣の軸，位置の診察である[1]．精巣挙筋反射は尖ったもの（ペンなど）で大腿内側を引っ掻くと，同側の精巣が挙上する反応で，0.5 cm 以上の挙上を有意ととる．精巣捻転の場合は精巣挙筋が機能しないため，この反射が起こらない．精巣挙筋反射の消失，減弱は精巣捻転の OR 27.8[7.5〜100]と捻転を強く示唆する所見である．また，精巣の軸，位置も重要な情報である．通常精巣は長軸が縦方向であり，精巣上体は精巣の後面に位置している．捻転ではその軸がずれるため，精巣上体を上部，前面，側面で触れるようになる．また捻転により患側の精巣が挙上する所見も得られ，その場合，精巣捻転の OR 58.8[19.2〜166.6]と精巣捻転を強く示唆する．他に両者の鑑別として有名な所見は患側の精巣を挙上することで疼痛が増強する Prehn 徴候があるが（疼痛増強で精巣捻転を示唆），感度，特異度ともに低く，臨床上はあまり有用な所見とは言い難い．陰嚢水腫は特異的な所見ではなく，blue dot sign は精巣垂捻転に特徴的な，精巣垂の捻転により点状の紫斑を認める所見である[2]．また，本症例では膿尿は認められなかったが，尿中 WBC≧10/HPF となる症例は精巣上体炎でも 34.4％と少ない[3]．特に外傷性精巣上体炎は感染ではなく，外傷による精巣，精巣上体のうっ血が原因とされているため，さらに膿尿の頻度は低いと考えられる．

精巣上体炎の診断にはドプラーエコーが有用である．精巣上体の腫大と血流増加が明瞭に得られる．感度80％，特異度90％で評価可能．精巣捻転では血流の低下が認められるため，双方を評価可能な検査である．

A2 精巣上体炎の治療は安静，陰嚢挙上，NSAIDs による対症療法，そして抗菌薬治療が基本となる．抗菌薬選択は想定する起因菌により異なり，35 歳未満の若年性ならばクラミジア，淋菌を考慮し，セフトリアキソン 250 mg 筋注 1 回，ドキシサイクリン 100 mg 2 回/日×10 日間を考慮する．35 歳以上で性感染症のリスクがない場合は尿路感染症の原因菌を考慮する[4]．

非感染性の精巣上体炎の原因としては本症例のような外傷性，サルコイドーシス，ベーチェット病，アミオダロン，アレルギー性紫斑病，結節性多発血管炎などが挙げられる．その場合は抗菌薬の必要はなく，原疾患の治療が優先される．

- 精巣上体炎と精巣捻転の鑑別のポイントは精巣挙筋反射，精巣の軸，高位，精巣上体の部位の評価である．反射が陽性で，軸，高位も正常，精巣上体の位置も正常ならば，精巣上体炎として対応可能である．

転帰 精巣エコーを評価したところ，精巣上体の腫大，血流増加が認められ，精巣上体炎と診断した．外傷性と考え，NSAIDs による対症療法のみで 3 日後には改善を認めた．

文献

1) Beni-Israel T, et al. Am J Emerg Med 28：786-789, 2010.〈精巣痛で ER を受診した小児患者における，精巣捻転を示唆する所見を評価した文献〉
2) Make E, et al. Stand J Surg 96：62-66, 2007.〈急性の精巣痛を呈した 388 例の小児例の解析〉
3) Knight PJ, et al. Ann Surg 200：664-673, 1984.〈急性の精巣痛を呈した 395 例の小児例の解析〉
4) Tracy CR, et al. Urol Clin N Am 35：101-108, 2008.〈精巣上体炎のレビュー〉

症例 51

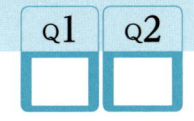

63歳の男性．60歳の退職後より日中から飲酒をすることが増えてきていた．外に出る機会が少なく家に閉じこもることが多くなり，妻が心配して外出を勧めるも拒む．禁酒や外出に関し強く言うと，「うるさい，ほっておいてくれ」というため，仕方なく様子をみていた．2週間前から階段や家の中での歩行でふらつくことが増え，心配した妻に連れられて外来を受診した．

バイタルサインは，体温 35.8℃，血圧 155/95 mmHg，脈拍 50/分 整，SpO$_2$ 95%（室内気）．JCS I-2，人や物の名前が思い出せないようになっているとのこと．診察室の中でも転倒はしないが歩行がふらついている．

飲酒はビール 500 mL 3本＋日本酒 2合程度/日．喫煙は 10本/日×40年．お酒のつまみばかり食べることが多く，家族が用意した食事にはあまり手を付けない．

身体所見では上下肢の筋力低下は明らかではなかった．病歴からビタミン B$_1$ 欠乏によるウェルニッケ脳症を疑った．

Q1 ウェルニッケ脳症について誤っているものを2つ選べ．

❶ 臨床所見として最もみられやすいのは意識の変容である
❷ 眼球症状で最もみられやすいのは外転神経麻痺である
❸ 血清ビタミン B$_1$ が正常でも否定できない
❹ 消化管手術が原因の1つである
❺ 心収縮不全を合併する

Q2 本症例の診断と治療で誤っているものを2つ選べ．

❶ 頭部 MRI では T2 強調像や FLAIR 像で脳梁に高信号領域が認められる
❷ ビタミン B$_1$ 投与により速やかに改善する臨床症状は眼球症状が多い
❸ 静脈投与が難しい場合には，大量内服を行う
❹ 頭部 MRI T2 強調画像上の高信号領域は治療により改善する
❺ 原因によってはビタミン B$_1$ の長期内服が必要となる

ビタミンB₁欠乏とアルコール性ウェルニッケ脳症

解答 A1 ➡ ❷ ❺   A2 ➡ ❶ ❸

A1 ウェルニッケ脳症はビタミンB₁欠乏により起こる脳症であり，dietary deficiency（食事性欠乏），眼球運動異常，小脳失調，意識変容あるいは軽度記憶障害のうち2項目以上がそろう場合に臨床的に診断される[1]．古典的3徴である外眼筋麻痺・失調性歩行・意識障害のすべてがそろうのは30％程度に過ぎず，19％は3徴のうち1つも満たさなかったともいわれている．そのためビタミンB₁の欠乏を起こすリスク因子のある患者に何らかの異常を認めた場合には，まずウェルニッケ脳症を疑う必要がある．血中のビタミンB₁が正常でもウェルニッケ脳症は否定できず，低値のみで診断することもできない．またビタミンB₁採血は遮光凍結保存が必要で，採血管も異なるため診断前の測定は難しいことがある．臨床上疑った場合は治療を優先すべきとされており，検査のためにビタミンB₁投与が遅れないように気をつけなくてはならない．

リスク因子はアルコール多飲などによる食事性欠乏が代表的であるが，それ以外にも消化管術後，悪性腫瘍，抗癌剤使用，精神疾患，透析，妊娠悪阻などがある．最も多い臨床所見は意識変容で53％程度にみられる．眼球症状が認められた場合の内訳で多いのは眼振で，85％程度に認められる．外転神経麻痺は54％程度で眼振より少ない[2]．

ビタミンB₁欠乏の結果として wet beriberi といわれる心不全をきたすことがあり，高拍出性心不全が特徴的である．末梢血管抵抗の低下や静脈還流量の増加によるものと考えられているが明確な機序は明らかではない．ただしアルコール多飲によりP，Mg，Kなどが同時に減少した場合には収縮不全になることもある．これに対し，ビタミンB₁欠乏の結果起こる運動障害，深部腱反射低下，感覚障害，意識変容は dry beriberi といわれる．

A2 画像診断は必須ではないが，MRIでは第3脳室周囲（視床内側），中脳水道周囲，第4脳室底，乳頭体にT2強調像やFLAIR像で対称性の高信号域を認め，ウェルニッケ脳症に特徴的な所見である[3]．アルコール多飲者のビタミンB群や葉酸欠乏によって起こる疾患にMarchiafava-Bignami病があり，これはT2強調像やFLAIR像で脳梁に高信号領域が認められるのが特徴である．

治療は速やかなビタミンB₁の静脈内投与もしくは筋肉内注射である．内服療法による治療の失敗報告があるため，内服加療は推奨されていない[4]．眼球運動障害は数時間で改善するが，小脳症状は改善には数日間，意識障害は数週間程度かかることが多い．投与期間についての確かなエビデンスはないが，すべての神経症状の改善が認められなくなるまでは持続することが推奨されている．脳血管障害とは異なり，上記の画像上の高信号域は改善する．消化管術後，重度のアルコール依存など誘因が永続的な場合には，脳症治療後も長期的な内服を検討する．

- ウェルニッケ脳症の診断は病歴と身体所見で行う．古典的3徴はそろわないことが多い．
- 採血結果や頭部MRIで診断を進める前に治療を開始する．

転帰 ビタミンB₁の点滴を行い，同日に近隣病院へ紹介し入院となった．ビタミンB₁の点滴継続に加えベンゾジアゼピン系薬剤の5日間の内服加療が行われた．神経症状消失の2週間後に自宅退院となった．初回の外来では禁酒できていたが，その後飲酒習慣が再発し，ビタミンB群の内服加療を継続している．アルコール依存に関して認知行動療法をできる範囲で行いつつ，専門病院受診を促している．

文献
1) Caine D, et al. J Neurol Neurosurg Psychiatry 62(1)：51-60, 1997.〈ウェルニッケ脳症の臨床的診断方法の研究〉
2) Donnino MW, et al. Ann Emerg Med 50(6)：715-721, 2007.〈救急外来でとるべき身体所見や検査についてフォーカスしたレビュー〉
3) Zuccoli G, et al. AJR Am J Roentgenol 192(2)：501-508, 2009.〈画像診断についてまとめたレビュー〉
4) Thomson AD, et al. Alcohol Alcohol 37(6)：513-521, 2002.〈ウェルニッケ脳症の米国ガイドライン〉

症例 52

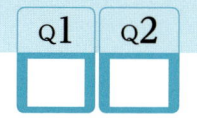

48歳の男性．もともと高血圧と肥満があり，外来に定期通院中．身長178 cm，体重102 kg，BMI 32．血圧は132/84 mmHg，アムロジピンを内服している．母と兄が心筋梗塞で亡くなっており，それぞれ68歳，52歳だった．患者は以前アトルバスタチンを内服していたが，筋肉痛が出たため，現在は自己中断している．喫煙歴はなし．

バイタルサイン・身体所見に特記すべき異常は認めない．外来で血液検査を施行したところ，T-Cho 215 mg/dL，LDL-Cho 151 mg/dL，HDL-Cho 36 mg/dL，TG 138 mg/dL，空腹時血糖 101 mg/dL，HbA1c 5.8％だった．

患者から内服薬を再開したほうがよいかについて相談を受けた．患者は心筋梗塞を心配している．

Q1 本患者でスタチン治療の再開を検討するにあたり説明すべき内容として正しいものを2つ選べ．

❶「アトルバスタチンは，心血管イベントの発症を2～3割程度減らします」
❷「エゼチミブも同等の効果があり，アトルバスタチンの代わりに使用可能です」
❸「心筋梗塞が心配であれば，アスピリンの内服のほうがよいです」
❹「アトルバスタチンを内服すると糖尿病になるリスクがあるため内服しないほうがよいです」
❺「アトルバスタチンは腎機能障害がある場合でも用量調節は不要です」

Q2 患者と相談しアトルバスタチン投与を開始することになった．処方再開において注意すべきことを3つ選べ．

❶スタチン誘発性筋症が出現した場合には，他のスタチン系薬剤に変更する
❷過去にスタチン誘発性筋症が出ているので，再度症状が出る可能性が高い
❸スタチン誘発性筋症が出現した場合には，隔日投与に変更することを検討する
❹スタチン誘発性筋症が出現した場合には，エゼチミブに変更する
❺定期的な採血でのCK値測定は不要である

脂質異常症へのスタチン投与

解答 A1 → ❶❺　A2 → ❶❸❺

A1　スタチン系薬剤の効果は多くの臨床試験で証明され，メタ解析も複数報告されている．2013年に発表された18 RCT，56,934名のメタ解析[1]では，スタチン投与により全死亡 RR 0.86（0.79〜0.94），心血管イベント RR 0.75（0.70〜0.81）と，概ね2〜3割のイベント減少効果がある．欧米では心血管イベントリスクが7.5%/10年以上で治療を勧めるが，本邦でのリスク見積もり法は十分検証されていない．近年，心血管イベント抑制のためには単純にLDL値を下げるのではなく，スタチン系薬剤を用いることが重要であるといわれ，2013年のAHA/ACCのガイドライン[2]でも脂質異常治療ではスタチン系薬剤のみが推奨されている．

エゼチミブは，スタチン内服患者への上乗せ効果がIMPROVE IT研究で報告[3]されたが，単独では心血管イベントを減らしていない．アスピリンの一次予防は，40歳以上の心血管リスクが高い患者で検討されるが，メリットが害を上回った際の使用に限られる．さらに，近年本邦で行われた大規模RCT[4]ではその有用性が証明できなかった．スタチンと糖尿病発症の関連については，JUPITER trial[5]の事後解析で，1つ以上の糖尿病リスク（メタボリック症候群，空腹時血糖上昇，HbA1c>6%，肥満）がある患者で，2型糖尿病発症がRR 1.28（1.07〜1.54）だったと報告され，その後も糖尿病発症リスクは複数報告されている．しかし，心血管イベント予防効果は糖尿病発症リスクを上回ると考えられ，これを理由にスタチン投与を躊躇すべきではない．

腎機能による用量調節はスタチンごとに異なり，アトルバスタチンやフルバスタチンは調節不要だが，他のスタチンでは調節を考慮する．治療に当たり，メリット・デメリットを提示して患者とよく話し合い，ともに方針を考えることが重要である．

A2　スタチン誘発性筋症は重要な副作用であるが，その程度は単なる筋痛からCK上昇を伴う筋症，腎障害も併発する横紋筋融解症まで様々で，定義も明確ではない．症状が出ても，再挑戦すると92%は内服に成功したという観察研究[6]もあり，心血管リスクが高ければ投与継続を検討する．継続法として，隔日投与や筋症発症が少ないフルバスタチンやプラバスタチンへの変更が有用である．隔日投与と連日投与の比較では，LDL低下効果は同等で副作用は少なかった[7]．非スタチン系薬剤は基本的には単独で使用すべきではない．またCK値の定期採血は横紋筋融解症の予測には使えず，むしろ不必要な中止の原因になるため推奨されない[8]．

- スタチン使用による心血管イベント抑制効果は2〜3割程度．
- 高リスクであればスタチンは可能な限り継続．筋症出現時は他のスタチンへ変更や隔日投与．

転帰　アトルバスタチンを5 mgから開始し筋痛症状出現なく20 mgまで増量．その後大きな副作用なく経過している．肥満に対する介入も併用し，生活習慣改善・減量を勧めている．

文献

1) Taylor F, et al. Cochrane Database Syst Rev 1：CD004816, 2013.〈心血管イベントへのスタチンの一次予防効果を検証したメタ解析〉
2) Stone NJ, et al. J Am Coll Cardiol 63：2889-2934, 2013.〈ACC/AHAから発表された脂質異常症ガイドライン．スタチン適応の閾値がさらに下がったことが物議を醸している〉
3) Cannon CP, et al. N Engl J Med 372(25)：2387-2397, 2015.〈エゼチミブのスタチンへの上乗せ効果が証明されたRCT．スタチン以外の薬剤での心血管イベント抑制効果が証明されたのは初めて〉
4) Ikeda Y, et al. JAMA 312(23)：2510-2520, 2014.〈日本人の高齢者に対するアスピリン一次予防のRCT．PROBE法で結果出ず〉
5) Ridker PM, et al. Circulation 108(19)：2292-2297, 2003.〈ロスバスタチンの効果を検証したRCT．事後解析で，初めてスタチン使用群での新規発症糖尿病が増えた〉
6) Zhang H, et al. Ann Intern Med 158(7)：526-534, 2013.〈スタチンを副作用で中断した11,124名の観察研究．6,579名が再挑戦し，そのうち92.2%が内服成功していた〉
7) Matalka MS, et al. Am Heart J 144(4)：674-677, 2002.〈スタチン隔日投与と連日投与を比較したRCT．効果同等で副作用は隔日が少ない〉
8) Smith CC, et al. Arch Intern Med 163(6)：688-692, 2003.〈CK値の定期的採血は不要とのレビュー．スタチン以外の理由でのCK上昇が多く，不必要なスタチン中止の原因になる．症状なければモニター不要〉

症例 53

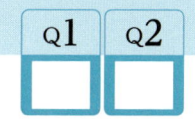

Q1 Q2

　42歳の男性．健康診断で尿酸高値を指摘され外来を受診した．1か月前に行われた検診採血でUA 7.8 mg/dLだった．最近，「尿酸値が高いと心筋梗塞になる」というテレビ番組を見て，心配になり受診した．既往は脂肪肝．家族歴で心疾患や突然死なし．内服薬なし．喫煙歴なし．アルコールは，ビール500 mL/日を連日摂取．
　身長172 cm，体重81 kg，BMI 27.4．バイタルサインは，体温36.5℃，血圧138/82 mmHg，脈拍70/分 整，SpO_2 99％（室内気）．身体所見では特記事項なく，痛風を疑うような関節所見も認めなかった．

Q1　本患者の高尿酸血症に対する説明として誤っているものを1つ選べ．

❶「症状がなければ薬を飲む必要はないです」
❷「心筋梗塞のリスクになります」
❸「コーヒーの飲みすぎは控えましょう」
❹「尿管結石のリスクになります」
❺「運動するのは重要ですが，筋トレは避けましょう」

本患者は「テレビで勧められていたので…」とアロプリノールの内服を希望してきた．

Q2　アロプリノール内服について正しい記載を3つ選べ．

❶ 発作がもし起これば，痛風の再発予防に効果があり使用が推奨される
❷ 主な副作用に皮疹，消化器症状，肝機能障害がある
❸ 腎障害がある場合には用量調節が必要である
❹ 心筋梗塞の予防効果があり使用が推奨される
❺ 慢性腎臓病がある場合には進展抑制効果があるため使用が推奨される

代謝・内分泌

無症候性高尿酸血症への介入

解答 A1 ➡ ❸ A2 ➡ ❶❷❸

解説 無症候性高尿酸血症の知識・管理を問う設問である．本邦では，ガイドラインで無症候性高尿酸血症に対する薬物的尿酸降下療法を推奨しているが，その根拠は明確ではない．American College of Rheumatology(ACR) および British Society for Rheumatology(BSR) のガイドライン[1,2]では，無症候性高尿酸血症に対する尿酸降下療法は推奨されていない．疫学的に高尿酸血症患者で冠動脈疾患や死亡率が多いことは NHANES 研究[3]で報告されているが，薬物などの尿酸降下介入が冠動脈疾患を減らすかはいまだ結論が出ていない．痛風患者に対する尿酸降下療法は，痛風再発予防と尿管結石予防に効果があるとされている[1,2]．

コーヒーについては，1日4杯以上の摂取が尿酸値を低下させることが大規模観察研究で報告[4]されており，飲みすぎが問題になることはない．運動は尿酸降下のために推奨されるが，筋トレなどの激しい筋肉運動は，尿酸値上昇や痛風発作発症と関連するため避けるように勧められている[2]．

アロプリノールはキサンチンオキシダーゼ(XO) 阻害薬で，1966 年に Hitcgungs らによって開発され，以降50年以上にわたって使用されている．アロプリノールの慢性腎臓病(CKD)進展抑制効果については，意見が分かれている．尿酸は腎排泄のため腎機能が低下すると血清尿酸値は高くなり，両者に正の相関関係があることは多数の疫学研究から明らかになっているが，因果関係の証明は難しい．小規模なランダム化比較試験で，無症候性高尿酸血症をもつ CKD 患者に対するアロプリノール投与が，CKD 進展を遅らせることができたと報告[5]されているものの，確定的な結果と言えず今後の検証が必要である．なお，この研究では心血管イベントの減少効果も報告されているが，こちらも腎障害がある場合には，用量は通常よりも少ない量から開始すべきであり，Stage 4 以上の CKD では 50 mg/日からの開始が推奨されている[1,2]．

副作用として，用量依存性に皮疹が出現することが知られ，それ以外にも下痢や嘔気などの消化器症状や肝機能障害が報告されている．また，300 名に1名程度の割合で，アロプリノール過敏症候群(Allopurinol hypersensitivity syndrome：AHS) という重篤な副作用が発症することが知られ，重篤な発熱，スティーブンス・ジョンソン症候群様の剥脱性皮膚炎，粘膜疹，血管炎，肝炎，腎障害などをきたすため，認識しておくことが重要である．

- 無症候性高尿酸血症に対する薬物介入は原則推奨されていない．
- アロプリノールを使用する際には，アロプリノール過敏症候群(AHS)に注意する．

転帰 無症候性高尿酸血症の概念と，薬物療法の効果と限界について説明した．食事・運動療法を行いつつ，減量・節酒介入を行ったところ，半年後には 8 kg 体重が減り，尿酸値も正常化した．

文献
1) Khanna D, et al. Arthritis Care Res(Hoboken) 64(10)：1447-1461, 2012.〈ACR の痛風関節炎ガイドライン〉
2) Jordan KM, et al. Rheumatology(Oxford) 46(8)：1372-1374, 2007.〈痛風関節炎に対する BSR のガイドライン〉
3) Fang J, et al. JAMA 283(18)：2404-2410, 2000.〈血清尿酸値と心血管関連死亡との関連を調べた米国の大規模前向き観察研究〉
4) Choi HK, et al. Arthritis Rheum 57(5)：816-821, 2007.〈コーヒー摂取と痛風リスクを検証した観察研究〉
5) Goicoechea M, et al. Am J Kideny Dis 65(4)：543-549, 2015.〈無症候性高尿酸血症に対するアロプリノールの効果を検証した小規模 RCT〉

症例 54

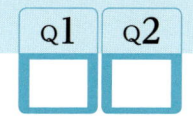

　76歳の男性．慢性経過の下痢と食欲不振で来院した．1年前に嘔気，食欲不振があり，精査目的で入院歴がある．その際は上下部内視鏡検査，腹部CT検査，血液検査にて明らかな原因は認められず，補液治療で徐々に改善し，1か月程度で退院した．その後は安定していたものの，倦怠感は持続していた．

　来院の1か月前より嘔気，食欲不振が再度出現したために受診した．下痢は1日2～3回程度の軟便で，しぶり腹や腹痛はなし．嘔気はあるが，嘔吐はなし．嚥下は問題なく，むせもなし．味覚，嗅覚低下の自覚症状は認めなかった．睡眠障害もなし．この1年間は起立時のふらつきもあり，活動性は低下していた．体重減少は1年間で5kgほど認められた．家人より無気力感，抑うつ症状が認められているとの訴えもあった．麻痺や歩行障害，転倒は認めなかった．既往歴は特になし，外傷歴・手術歴もなし．内服薬は整腸剤のみ．喫煙・飲酒なし．

　来院時バイタルサインは，体温36.2℃，血圧96/50 mmHg，脈拍64/分 整，呼吸数18/分，SpO_2 99％（室内気）．身長160 cm，体重48 kg．

　眼瞼結膜蒼白なし．眼球結膜黄染なし．顔色や体幹皮膚はやや蒼白気味．明らかな筋萎縮は認めない．舌乳頭萎縮なし．口角炎なし．甲状腺触れず．呼吸音，心音正常．腹部は平坦，軟．圧痛なし．腫瘤触れず．蠕動音は正常．四肢の浮腫なし．乳頭部，四肢の皺の色素沈着はなし．徒手筋力試験は上下肢ともに5/5で年齢相応．四肢の触覚，痛覚障害なし．深部腱反射の遅延，亢進なし．MMSE 27.

　血液検査結果は，WBC 4,600/μL（neu 54％，eos 5.2％，lym 38％），Hb 12.3 g/dL（MCV 85 fL），Plt 33×10⁴/μL，AST 22 IU/L，ALT 16 IU/L，ALP 220 IU/L，γ-GTP 38 IU/L，LDH 240 IU/L，TP 6.2 g/dL，Alb 3.0 g/dL，BUN 28 mg/dL，Cr 1.1 mg/dL，Na 136 mEq/L，K 3.4 mEq/L，Cl 101 mEq/L，CRP 0.4 mg/dL．

Q1 追加検査の結果，早朝コルチゾール1.2 μg/mL，ACTH 15 pg/mLであった．さらに行うべき検査を2つ選べ．

❶ 造影下垂体MRI，頭部MRI
❷ 腹部CT検査
❸ 下垂体4者(3者)負荷試験
❹ 頭部CT検査
❺ ACTH負荷試験

Q2 この疾患の原因となり得るものを3つ選べ．

❶ 多腺性機能不全症候群
❷ 副腎出血
❸ 髄膜炎
❹ 頭部外傷
❺ IgG4関連疾患

■症例54：副腎不全

不定愁訴や意欲の低下で"うつ病"とする前に

解答 A1 → ❶❸ A2 → ❸❹❺

解説 早朝コルチゾール1.2μg/mLと副腎不全が認められ，さらにACTH 15 pg/mLと上昇を認めなかったため，二次性もしくは三次性副腎不全と診断した．造影下垂体MRIの結果，左右対称性の下垂体腫大と下垂体柄の肥厚，下垂体全体～柄にかけて造影効果あり，最終的に汎下垂体炎に伴う二次性副腎不全と診断した．CRH，TRH，GRH，GH負荷試験を行ったところ，ACTH，TSHの反応性低下が認められた．

　副腎不全は副腎皮質ホルモンであるコルチゾールの欠乏により生じ，原発性(副腎自体の異常)，二次性(下垂体機能低下)，三次性(視床下部機能低下)に分類される[1]．原発性副腎不全は結核によるものが多かったが近年は減少しており，現在は自己免疫性が7～9割を占める．自己免疫性の中では多腺性機能不全症候群が6割を占める．他の原因として悪性腫瘍の副腎転移や副腎出血，梗塞などがあり，副腎皮質の9割以上が損傷を受けると副腎不全となる．二次性副腎不全は原発性よりも頻度が高く，好発年齢も60歳代と高齢発症となる．下垂体腫瘍，下垂体炎(原因としてリンパ球性下垂体炎，自己免疫性下垂体炎，IgG4関連下垂体炎，肉芽腫性，壊死性などがある[2])，放射線療法後，髄膜炎後，頭部外傷後，シーハン症候群などが原因となる[1]．

　副腎不全の症状は非特異的症状が多く，意欲の低下や消化管症状，食欲低下など，不定愁訴では必ず疑うべきである．また副腎不全患者では1/4で仕事を退職し，転職やシフト変更を含むと1/3で仕事内容が変化している[3]．原発性と二次性の鑑別には色素沈着の有無，"salt craving"と呼ばれる塩分を欲する症状が有用である．血液検査では好酸球増多が認められるものの，頻度は2～3割程度と低い．低Na血症や高K血症は原発性副腎不全で認められるが，これも2～3割程度である[4]．

　副腎不全の診断検査ではまず早朝コルチゾールを評価する．夜間絶食後，朝8～9時にコルチゾール，ACTHを測定し，コルチゾール<3.0μg/dLならば副腎抑制，>18μg/dLならば正常と判断する[5]．この時，副腎抑制状態でACTH>100 pg/mLならば原発性，ACTH正常範囲～低下ならば二次性と判断可能である[6]．コルチゾール3.0～18.0μg/dLでは判断困難としてACTH負荷試験を行う．ただし，ACTH負荷試験で診断できるのは原発性であり，二次性の場合は感度57～61％と低いため除外には使用できない[7]．二次性の評価にはメチラポン試験やCRH負荷試験が有用である[5]．

　ちなみに下垂体腺腫で障害されるホルモンの頻度はGRH>PRL>ACTH≧TSHだが，下垂体炎ではACTH>TSH>GRH>GHの順に障害される[2]．

> - 非特異的症状，活動性低下など，一見うつ病や認知症にみえる患者では副腎不全を考慮する．
> - 評価は早朝コルチゾールでスクリーニングし，コルチゾール3～18μg/dLならACTH負荷試験．ただ二次性では感度が低く，疑いが強ければ入院でメチラポン負荷試験を行う．

転帰 下垂体不全に対して，ヒドロコルチゾン20 mg/日を開始した．その後すぐに倦怠感は改善し，食欲も改善．活動性も戻り退院となった．甲状腺機能は定期的にフォローし，FT$_4$は安定していたため，レボチロキシンナトリウムは使用しなかった．下垂体炎については患者と相談し，生検は行わず，半年後のMRIフォローにて腫脹は改善を認めていた．その後，徐々にヒドロコルチゾンを減量したが，減量とともに症状が出現したため，結局10 mg/日を維持投与している．

文献
1) Charmandari E, et al. Lancet 383：2152-2167, 2014.〈副腎不全のレビュー〉
2) Carmichael JD. Curr Opin Endocrinol Diabetes Obes 19：314-321, 2012.〈下垂体炎の診断，治療のレビュー〉
3) Bleicken B, et al. Am J Med Sci 339：525-531, 2010.〈原発性，二次性副腎不全の解析．症状頻度など〉
4) Nomura K, et al. Intern Med 33：602-606, 1994.〈日本国内の病院へのアンケートで副腎不全症例を評価したサーベイ〉
5) Salvatori R. JAMA 294：2481-2488, 2005.〈副腎不全のレビュー．検査や，その解釈がまとまっている〉
6) Oelkers W, et al. J Clin Endocrinol Metab 75：259-264, 1992.〈原発性と二次性副腎不全のACTHを評価した報告〉
7) Dorin RI, et al. Ann Intern Med 139：194-204, 2003.〈副腎不全に対するACTH負荷試験のメタアナリシス〉

症例 55

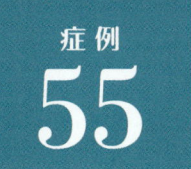

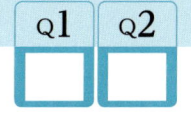

42 歳の女性．身長 158 cm，体重 62 kg，BMI 25．1 年前から高血圧を指摘され食事療法を開始しているが，自宅血圧は概ね 150～170/100 mmHg 前後だという．特に自覚症状は認めず，塩分もそれほど多くとっているわけではない．既往症として右膝の変形性関節症あり，家族に高血圧や虚血性心疾患なし．喫煙・飲酒なし．内服薬は当院よりエナラプリル 5 mg 1 錠分 1，アムロジピン 5 mg 1 錠分 1，近医整形外科よりロキソプロフェン 60 mg 3 錠分 3 を処方されており，他にサプリメントなどは飲んでいない．

バイタルサインは，血圧 176/102 mmHg，体温 36.5℃，脈拍 72/分 整，呼吸数 18/分である．診察では頭頸部に異常所見なく，胸部聴診では，呼吸音正常で，心雑音なし，腹部診察では，腫瘤なし，血管雑音なし．四肢や体幹に明らかな皮膚所見なし．前回の採血で血清 K が 3.4 mEq/L と低値だった．

Q1 本患者の今後の検査について正しいものを 2 つ選べ．

❶ 難治性高血圧であり，二次性高血圧のスクリーニングが必須である
❷ 腹部超音波による副腎スクリーニングを行う
❸ 降圧薬内服中では判断できないため，必ず降圧薬中止後 1 か月以上経過してから検査を行う
❹ 休薬はせず，血漿レニン活性（PRA），血漿アルドステロン濃度（PAC）を測定してもよい
❺ ロキソプロフェンは，PRA・PAC の結果に影響する

スクリーニング検査では，原発性アルドステロン症を疑う結果となった．さらに各種負荷試験でも陽性となったため，腹部ダイナミック CT 検査を行ったところ，左副腎に 15 mm 程度の腫瘤を認めた．

Q2 本患者の検査・治療について正しいものを 2 つ選べ．

❶ 片側に腫瘤があるタイプなので，腹腔鏡下手術を行うべきである
❷ 片側に腫瘤があるタイプでも，副腎静脈サンプリングは必要である
❸ 外科的治療を希望しない場合，第一選択はスピロノラクトンである
❹ アルドステロンを産生する腫瘤は腹部ダイナミック CT ですべて同定可能である
❺ 10 mm を超えているので悪性腫瘍の可能性が高い

原発性アルドステロン症の診断と治療

解答 A1 → ❹ ❺　A2 → ❷ ❸

A1 本例は，降圧薬2剤で治療中にもかかわらず血圧コントロールが不十分な高血圧患者である．低K血症もあり，原発性アルドステロン症(primary aldosteronism：PA)を考慮すべき症例である．PAスクリーニングを行うべき症例として，①低K血症を伴う高血圧，②重度の高血圧(収縮期血圧＞160mmHg・拡張期血圧＞100mmHg)，③降圧薬3剤を使用してもコントロール不十分な高血圧，④副腎偶発腫を認める高血圧，⑤若年高血圧の家族歴もしくは若年大血管疾患の家族歴のある高血圧，⑥第一親等内にPAの家族歴，が推奨されている[1]．本邦のガイドラインでは，その頻度の多さから高血圧患者全例にスクリーニングを推奨している[2]が，費用対効果の十分な検証はなされていない．治療抵抗性高血圧とは，利尿薬を含む降圧薬3剤を最大量まで使用してもコントロールできない高血圧を指す[3]．本例は降圧薬2剤で難治性高血圧とはいえないが，低K血症を伴っておりPAスクリーニング対象となる．

本例には，まずスクリーニング検査を行うべきで，一般的にはPRA・PACを測定し，アルドステロン/レニン比(ARR)を算出する．ARR＞200がPAを積極的に考慮する基準である．PRA・PACは，それぞれ内服薬剤や体位，測定時間などに影響を受ける．内服薬剤では，ACE阻害薬はPRAを上昇，PACを低下させるが，NSAIDsはPRA・PACをともに低下させ，Ca拮抗薬はPACを不変から低下，PRAを上昇させる[1]．正確な検査のためには，2週間前からの休薬が望ましいが，本例のような血圧コントロール不良例や低K血症の悪化が危惧されるような症例では，継続のままカットオフ値を変更して結果を解釈することも検討されており[4]，リスク・ベネフィットで考える必要がある．

A2 PA治療の原則は病変の分布により決まり，片側性病変は外科的手術，両側性病変は薬物療法である．本例は，画像検査で15mmの腫瘍が左副腎に認められるが，右側にCTでは同定できていない微小腫瘤が見つかる可能性もあり，この時点で片側性との診断は時期尚早である．原則，副腎静脈サンプリングを行い，局在を明確にすることが重要であり，両側性の場合には手術適応にはならない．腹部ダイナミックCTでは1cm以下の微小腺腫を見逃す可能性があり，機能性副腎腺腫をすべて同定できるわけではないことに注意する．

PAにはいくつかのサブタイプがあり，片側性では，アルドステロン産生腺腫(aldosterone producing adenoma：APA)や片側副腎過形成(unilateral adrenal hyperplasia：UAH)，両側性では，特発性アルドステロン症(idiopathic hyperaldosteronism：IHA)，原発性副腎過形成(primary adrenal hyperplasia：PAH)などがある．最も多いのはIHAで全体の60～70％を占める[1]．またアルドステロンを産生する副腎悪性腫瘍も報告されており，多くは4cmを超える大きいものであるといわれている[1]．両側性病変，もしくは外科的手術を希望しないような場合には，薬物療法としてスピロノラクトンの有効性が証明されており，代替薬としてはエプレレノンが使用される[1]．

- 患者状態や採血状況によって，PRA・PAC値は大幅に変動しうることに留意する．
- 手術療法・薬物療法の適応を押さえて適切に管理できるようにしよう．

転帰 副腎静脈サンプリングを施行したところ，両側副腎からアルドステロンの過剰分泌があることが判明し，特発性アルドステロン症と診断した．外科的手術適応はないとの判断となり，その後はスピロノラクトン25mg内服で血圧は125/80mmHg程度で推移し，症状は安定している．

文献

1) Funder JW, et al. J Clin Endocrinol Metab 93(9)：3266-3281, 2008.〈米国内分泌学会のPA診療ガイドラインでまとまっている〉
2) Nishikawa T, et al. Endocr J 58(9)：711-721, 2011.〈日本のPA診断・治療のガイドライン．PAスクリーニングを高血圧患者全例に推奨している〉
3) Mancia G, et al. J Hypertens 31(7)：1281-1357, 2013.〈2013年発表の欧州高血圧学会(ESH)/欧州循環器病学会(ESC)のガイドライン．治療抵抗性高血圧の定義が記載されている〉
4) Gallay BJ, Am J Kidney Dis 37(4)：699-705, 2001.〈降圧薬を中止せずにPAスクリーニングを行った場合のARRのカットオフ値を100で検証している〉

症例 56

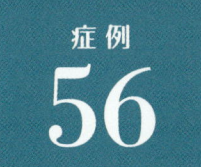

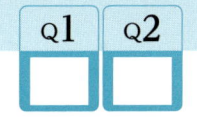

17歳，高校3年生の女子．学校での定期健診の際に甲状腺腫大を指摘され，要精密検査を指示されて来院した．最近起床時にだるさを感じることがあるが，学校を休むほどでもない．やや便秘気味(2日に1回程度)であるが，その他は自覚症状はない．

バイタルサインは，体温 36.0℃，血圧 106/70 mmHg，脈拍 56/分 整，SpO_2 98％(室内気)．

触診をしたところ，甲状腺部位にびまん性の腫瘤を触知した．同日血液検査を行い3日後に再診したところ，TSH 7.5 μU/mL，FT_4 1.24 ng/dL，TPO抗体陽性，抗サイログロブリン抗体陽性であった．

Q1 慢性甲状腺炎(橋本病)と診断した．本疾患について正しいものを3つ選べ．

❶ ヨード摂取不足の地域の患者の場合，ヨード投与も考慮する
❷ 全般性不安発作，社会恐怖の発症との関連が指摘されている
❸ TPO抗体陽性，甲状腺腫，甲状腺機能異常の3つが橋本病の診断基準である
❹ 甲状腺の超音波検査は必須である
❺ 大腸癌の発症リスクである

Q2 この症例におけるマネジメントについて適切な説明を2つ選べ．

❶ 将来，甲状腺機能低下症に至る可能性は低い
❷ レボチロキシンナトリウムの補給にて甲状腺腫は完全に退縮する
❸ 心血管系リスクとの関連は議論が分かれている
❹ 妊娠中は，より早期にホルモン補充療法を開始する
❺ TSHが10 μU/mL以上になったらホルモン補充療法を開始する

橋本病の診断と潜在性甲状腺機能低下症

解答 A1 ➡ ❶ ❷ ❺   A2 ➡ ❹ ❺

A1 橋本病（慢性甲状腺炎）は1912年に九州大学の外科医である橋本策（はかる）により初めて報告された疾患である．その頻度は高く，甲状腺機能低下症の中で最も多くの頻度を占めている．

日本甲状腺学会による甲状腺疾患ガイドライン2013では，臨床所見としてびまん性甲状腺腫があり（ただしバセドウ病など他の原因が認められないもの），検査所見として，TPO抗体あるいは高サイログロブリン抗体が陽性の場合は，橋本病と診断してよいとされている[1]．また，甲状腺機能異常も甲状腺腫大も認めないが抗マイクロゾーム抗体（あるいはTPO抗体）およびまたは抗サイログロブリン抗体陽性の場合は橋本病の疑いとするとされている．ヨード摂取不足の地域（モンゴル，ネパール，カンボジアなど）では，甲状腺機能低下症と甲状腺腫大の所見がみられるため，甲状腺抗体が陽性であっても，まずはヨード摂取を考慮する．

橋本病には関節リウマチ，悪性貧血，シェーグレン症候群など様々な疾患が合併することが知られているが，その他にも抑うつ状態，全般性不安発作，社会恐怖（社会不安障害），乳癌，甲状腺悪性リンパ腫，大腸癌発症との関連が指摘されている．甲状腺腫があり抗甲状腺抗体が陽性の場合，超音波検査は必ずしも必須ではないが，急速に増大する場合や孤立性結節を触知する場合は，甲状腺癌を念頭に置き実施する．

A2 TSH 4.5〜10 μU/mLかつFT$_3$，FT$_4$ともに正常の場合を潜在性甲状腺機能低下症という．甲状腺機能低下に進行する場合も多く，注意が必要である．橋本病の患者でヨード過剰の場合もTSHが増加するため，ヨード制限のうえでの検査が必要である．また甲状腺腫大がある場合にはレボチロキシンナトリウムの投与により甲状腺腫は縮小するが，完全には退縮しない．潜在性甲状腺機能低下症と心血管系リスクとの関連は証明されているが，治療の是非については議論が分かれている．TSH>10 μU/mL，心血管リスクが高い人，妊娠中（妊娠中はTSH>3.0 μU/mLで治療開始），あるいは妊娠を考慮している人にはホルモン補充が推奨されている．

- 橋本病と診断し，孤立性・多発性腫瘍を触知した場合は超音波検査を行う．
- 潜在性甲状腺機能低下症に対するホルモン補充療法には議論が分かれている．

転帰 ヨードについて食事指導をしたうえで3か月後に再検査したところ，TSHは正常になったため，その後は1年ごとに甲状腺機能検査を行っている．

文献

1) 日本甲状腺学会：甲状腺疾患ガイドライン2013. 慢性甲状腺炎（橋本病）の診断ガイドライン．http://www.japanthyroid.jp/doctor/guideline/japanese.html#mansei
2) Chen WH, et al. J Clin Endocrinol Metab 100(1)：109-114, 2015.〈台湾で行われたコホート研究．橋本甲状腺炎の患者における心血管病変の発生率．調整ハザード比は1.44〉
3) Gharib H, et al. J Clin Endocrinol Metab 90(1)：581-585, 2005.〈潜在的甲状腺機能低下症のマネジメントに関する共同宣言．TSH 10 μU/mL以上は治療すべきとしている〉
4) Villar HC, et al. Cochrane Database Syst Rev 3：CD003419, 2007.〈潜在的甲状腺機能低下症に対してホルモン補充療法はアウトカム改善効果がない，としたコクラン・レビュー〉

症例 57

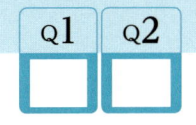

Q1 Q2

26歳の女性．動悸の自覚，吐き気があり（嘔吐はない），医療機関を受診した．発熱はなく，咽頭痛，頸部痛もない．食事はとれており，体重減少もない．

バイタルサインは，体温 36.3℃，血圧 110/70 mmHg，脈拍 110/分 整，SpO_2 98%（室内気）．身体所見では，眼球突出はなく，触診上の甲状腺腫大を認めず，結節も触れず，圧痛もなかった．心電図では頻脈を認めたが，その他は正常な洞調律であった．

血液検査では，TSH 感度以下，FT_3 6.01 pg/mL（正常値 2.36〜5.00 pg/mL），FT_4 2.88 ng/mL（正常値 0.88〜1.67 ng/mL）であった．

Q1 この患者にまず行うべき検査・治療で適切なものを1つ選べ．

❶ 甲状腺シンチグラフィ
❷ 尿中 hCG（ヒト絨毛性ゴナドトロピン）測定
❸ 抗甲状腺薬投与
❹ 非ステロイド性抗炎症薬（NSAIDs）投与
❺ ステロイド投与

検査の結果，甲状腺刺激ホルモンレセプター抗体（TRAb）は陰性であった．また，産科受診で妊娠8週かつ双胎妊娠であることが判明した．

Q2 診断で最も可能性があるものを1つ選べ．

❶ 橋本病
❷ バセドウ病
❸ 亜急性甲状腺炎
❹ 妊娠時一過性甲状腺機能亢進症
❺ 化膿性甲状腺炎

■症例57：妊娠時一過性甲状腺機能亢進症

妊娠時一過性甲状腺機能亢進症の診断と治療

解答 A1 ➡ ❷　A2 ➡ ❹

解説　症状と検査結果から，甲状腺機能亢進症であるのは確実であるが，その鑑別診断を考える設問である．血液検査での甲状腺ホルモン高値はあるが，軽度高値であり，症状も重篤ではない．薬剤の副作用を考えても，この外来日に，抗甲状腺薬を投与する必要はない．まず，診断のための非侵襲的な検査を行うべきであり，吐き気に対する対症療法は必要に応じて行われる．甲状腺刺激ホルモンレセプター抗体(TRAb)は，バセドウ病に関して感度，特異度とも90％を超える検査[1]であり，診断に重要である．

　また，本症例は発熱はなく，甲状腺に圧痛も認めないことから，亜急性甲状腺炎である可能性は低く，NSAIDsやステロイド薬投与の適応ではない．

　妊娠に伴い甲状腺機能は，甲状腺疾患の有無にかかわらず，正常妊娠でも影響を受ける．妊婦の中で甲状腺機能亢進症は，バセドウ病によるもので0.1～1％程度，高い血中濃度のhCGが甲状腺に作用して起こる妊娠時一過性甲状腺機能亢進症で1～3％程度みられる[2]．妊娠初期(8週)かつ，双胎妊娠は高hCG血症($10×10^4$ mIU/mL以上)をきたしやすい．また，高hCG血症は妊娠悪阻を引き起こすといわれ，患者の症状である吐き気の原因である可能性がある．バセドウ病の検査前確率は，病歴，身体所見から高いとはいえず，TRAbが陰性であることから，バセドウ病の可能性はきわめて低いと考える．次の診断のステップは血中hCGの測定で，$10×10^4$ mIU/mL以上であれば甲状腺機能亢進症を起こしうる高値である．妊娠時一過性甲状腺機能亢進症のほとんどが治療は不要であり，数週で自然治癒する[2]．

🔑
- 甲状腺機能亢進だけで抗甲状腺薬を投与しない．
- 妊娠に伴い高hCG血症による妊娠時一過性甲状腺機能亢進症が起こりうる．

転帰　血中hCGは$24×10^4$ mIU/mL($≧10×10^4$ mIU/mL)であった．制吐薬の頓用で経過観察したところ，2～3週間で吐き気，動悸とも改善した．FT_4も正常化した．経過からバセドウ病ではなく，妊娠時一過性甲状腺機能亢進症と考えられた．

文献
1) Barbesino G, et al. J Clin Endocrinol Metab 98(6)：2247-2255, 2013.〈甲状腺刺激ホルモンレセプター抗体のレビュー〉
2) Patil-Sisodia K, et al. Endocr Pract 16(1)：118-129, 2010.〈妊娠中の甲状腺機能亢進症に関するレビュー〉

症例 58

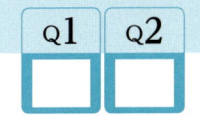

Q1 Q2

　48歳の女性．顔のほてり(hot flash)を主訴に来院した．2年前から顔のほてり，倦怠感，頭痛を自覚していた．1年前に近医で精査したが，明らかな器質的疾患は認めず，更年期障害と診断された．その後，対症療法を行っていたが，症状の改善がなく，ホルモン補充療法(hormone replacement therapy：HRT)について相談におとずれた．既往歴は特になし．内服薬なし．妊娠2回・出産2回．46歳(2年前)に閉経．喫煙は20歳から5本/日．機会飲酒のみ．

　バイタルサイン・身体所見に特記すべき異常はない．

　血液検査を行ったところ，WBC 5,000/μL，Hb 12.8 g/dL，Plt 22.6×10^4/μL，Na 145 mEq/L，K 3.8 mEq/L，Cl 106 mEq/L，TP 6.7 g/dL，Alb 4.3 g/dL，BUN 16 mg/dL，Cr 0.9 mg/dL，T-Bil 0.4 mg/dL，AST 46 IU/L，ALT 53 IU/L，LDH 260 IU/L，ALP 278 IU/L，CRP＜0.03 mg/dL，TSH 0.50 μU/mL，FT$_4$ 1.5 ng/dL，抗核抗体(−)，抗SS-A抗体(−)であった．

Q1　更年期障害について正しいものを1つ選べ．

❶ 本症例は更年期障害の発症年齢として典型的でない
❷ 血液検査の結果はエストラジオール(E$_2$)低値，FSH高値が予想される
❸ hot flashは更年期障害に特異的な症状である
❹ 胃癌の治療中に更年期障害でみられる症状を呈することが多い
❺ 閉経がない男性では更年期障害は起きない

　あなたが再度診察したところ，やはり更年期障害と考えられた．患者は症状が強いため，HRTを希望している．

Q2　HRTについて正しいものを2つ選べ．

❶ 更年期障害は全例でHRTの適応である
❷ HRTではエストロゲン単独が一般的である
❸ 日本ではHRTの投与経路は経口投与のみである
❹ HRTを行う際のリスクとして乳癌がある
❺ 本症例ではHRT導入前に禁煙指導が必要である

更年期障害におけるホルモン補充療法

解答 A1 ➡ ❷   A2 ➡ ❹ ❺

A1 更年期とは閉経（平均が50歳前後）を挟んだ前後約5年間を指し，一般的には45〜55歳の間と考えられている．45歳以降で1年間月経がなければ通常は卵巣が機能していないとみなし，閉経と考えてよい．

女性の更年期障害の病因は，閉経により卵巣からのエストロゲンの分泌が低下することによるものと考えられている．急激にエストロゲンが枯渇すると，顔のほてり（hot flash），倦怠感，疲労感，手足の冷え，腰痛，頭痛，肩こり，めまいなど，いわゆる不定愁訴とされる症状が出現することがある．hot flash は内分泌疾患でもみられることがあり，更年期障害に特異的な症状とはいえない．検査ではエストロゲンの中で最も生理活性の高いエストラジオール（E_2）の低下とFSH・LH高値がみられる．

不定愁訴と更年期女性というキーワードから更年期障害を想起するのは容易であるが，診断の際は甲状腺機能亢進症・低下症，シェーグレン症候群，褐色細胞腫などの他に，大うつ病をはじめとする精神疾患などを除外することが重要である．❹は胃癌ではなく乳癌であれば正しい．乳癌のホルモン療法でエストロゲンの産生を抑える薬や抗エストロゲン薬を使用している患者では，副作用として更年期障害と同じ症状を呈することがある．

更年期障害は女性特有の疾患と考えられていたが，最近では男性でもテストステロンの低下により更年期障害〔加齢男性性腺機能低下症候群（late-onset hypogonadism：LOH）〕症候群が出現すると考えられている[1]．

A2 更年期障害の治療は不足したエストロゲンを補充する HRT が有効であるが，エストロゲンとプロゲステロンの併用またはプラセボの二重盲検の無作為化比較試験（Women's Health Initiative：WHI試験）では，介入群に乳癌，心血管イベント，脳卒中，深部静脈血栓症のリスク上昇がみられ，健康利益を示せなかったため早期試験中止された[2]．そのため現時点では対症療法で効果が不十分な症例に絞って，リスクを説明のうえで HRT を行うのが一般的である．

エストロゲン製剤は経口製剤の他，経皮製剤としてパッチやゲルがある．また，エストロゲン単独での長期投与は子宮体癌のリスクを上昇させるため，エストロゲンにプロゲステロン（黄体ホルモン）を併用するのが一般的である．本症例のような喫煙者では血栓症のリスクが上昇するため，必ず禁煙指導を行った後に HRT を導入することが重要である．

> - 更年期障害の診断は，他疾患の除外が重要である．
> - HRT を導入する際のリスクを理解する．

転帰 症状が強いため，禁煙指導を行った後に HRT を導入した．今後は症状の変化の他に，乳癌，血栓症の発生に留意しながら経過をみていく．

文献
1) Huhtaniemi I. Asian J Androl 16(2)：192-202, 2014.〈LOH 症候群のレビュー〉
2) Writing Group for the Women's Health Initiative Investigators. JAMA 288(3)：321-333, 2002.〈HRT によるリスクがベネフィットを上回ると判定された試験〉

症例 59

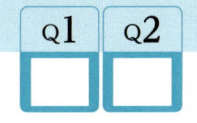

Q1 Q2

72歳の男性．3か月前から階段昇降時に呼吸困難を自覚していた．平地歩行では問題ないが，徐々に症状が悪化している．体重が2か月で2 kg減少しており，肺などが悪くなってきたのではないかと心配して受診した．既往歴は30代で胃潰瘍にて胃部分切除(詳細不明)．

バイタルサインは，体温36.2℃，血圧132/58 mmHg，脈拍58/分 整，SpO_2 96%(室内気)．JCS 0．眼球結膜貧血あり，舌は萎縮し痛みを伴っていた．神経所見では脳十二神経異常なし，眼振なし，反復拮抗運動異常なし，失調歩行なし，四肢末梢の知覚低下としびれ感あり，運動障害は明らかにはなし．

血液検査では，WBC 4,300/μL，Hb 7.5 g/dL，MCV 128.0 fL，Plt 18.2×10^4/μL．

Q1 本症例で疑われる疾患について間違っているものを1つ選べ．

❶ 神経症状よりも貧血が先行することが多い
❷ H_2ブロッカーが原因となりうる
❸ 血清ビタミンB_{12}が>300 pg/mLであれば欠乏症は否定的である
❹ ホモシステイン低値が診断に有効である
❺ 汎血球減少をきたすことがある

Q2 検査の結果でビタミンB_{12}の欠乏が明らかとなった．治療について間違っているものを2つ選べ．

❶ MCVの正常化には6か月程度要する
❷ メコバラミン2,000 μg内服とする
❸ メコバラミン1,000 μg筋肉内注射とする
❹ 経過中に高K血症をきたすことがある
❺ 高齢患者では神経障害が回復しないことがある

ビタミン B₁₂ 欠乏による巨赤芽球性貧血

解答 A1 → ❹   A2 → ❶ ❹

A1 高度の大球性貧血（MCV＞120 fL）があり，感覚障害も伴っているためにビタミン B₁₂ 欠乏や葉酸欠乏による巨赤芽球性貧血を疑う症例である．ビタミン B₁₂ あるいは葉酸の欠乏は DNA 合成障害を起こすが，生体の DNA 合成障害は細胞増殖の最も活発な血液細胞に強く影響を与えるため，貧血（血球減少）が他の症状に先行して出現する．そのため基本的に軽度では貧血症状から始まり，その後にハンター舌炎，神経症状（末梢神経障害，感覚障害，認知症）をきたす．ただし 20％程度は神経症状を認めるものの血液学的異常を認めなかったとの報告もあり，注意が必要である．高度になると赤血球以外の血球にも影響が及び，汎血球減少を起こす．

巨赤芽球性貧血のリスクは栄養失調（飢餓，アルコール依存，偏食，妊娠など），胃切除後などによる吸収障害，抗内因子抗体，葉酸代謝に影響を及ぼす薬剤などがある．PPI や H₂ ブロッカーの長期使用がビタミン B₁₂ 欠乏のリスクとなるとの報告もある[1]．

ビタミン B₁₂ が 300 pg/mL 以上であれば欠乏症は否定的である[2]．200 pg/mL 未満であることが欠乏症としてカットオフ値に使われることが多く，感度 97％[3]である．しかし境界域の結果が出た場合，他の疾患で説明しがたい神経症状，大赤血球，認知症などがある場合にはホモシステインとメチルマロン酸の検査が必要になる．ビタミン B₁₂ が欠乏するとホモシステインからのメチオニン合成が低下しホモシステインは高値（96％）に，メチルマロニル CoA のサクシニル CoA への変換が低下しメチルマロン酸も高値（98％）を認める．葉酸欠乏の際にはホモシステインは高値（91％）であるが，メチルマロン酸は低値（12％）となる[4]．

A2 治療は欠乏したビタミン B₁₂ や葉酸の補充である．ビタミン B₁₂ の補充方法は胃切除後患者でも筋肉内注射と内服とで差がなかったとの報告があり[5]，患者の QOL や通院回数の削減を考え内服投与も検討する．新生された赤血球内への K 流入により低 K 血症をきたすことがあるため注意が必要である．

神経症状の改善は 1 週間以内に始まり，治癒には 3 か月程度かかる．高齢者などでは治癒しないことがあるため，事前に予想して説明しておくことが重要である．MCV の正常化は通常 2 か月以内に完了する．

- 血清ビタミン B₁₂ で判断しがたい時にはホモシステインやメチルマロン酸の検査が有効．
- ビタミン B₁₂ の投与方法として内服も考慮される．

転帰 外来にてメコバラミン 1,000 μg 3 回/週の筋肉内注射を 2 週間行った．2 週間後には四肢末梢のしびれ感が改善しており，採血でも貧血の改善が確認された．頻回の通院が大変とのことであり，改善傾向を確認できたことから内服に切り替え治療を継続した．他院で上部内視鏡検査を行ったが，残胃には萎縮が認められるものの腫瘍性病変などは認めなかった．

文献

1) Lam JR, et al. JAMA 310(22)：2435-2442, 2013.〈ビタミン B₁₂ 欠乏と制酸薬使用の関連について調べたケースコントロールスタディ〉
2) Lindenbaum J, et al. Am J Hematol 34(2)：99-107, 1990.
3) Devalia V, et al. Br J Haematol 166(4)：496-513, 2014.〈ビタミン B₁₂ と葉酸欠乏に関するイギリスのガイドライン〉
4) Savage DG, et al. Am J Med 96(3)：239-246, 1994.〈ビタミン B₁₂ 欠乏の際のホモシステインとメチルマロン酸との関連についての横断研究〉
5) Butler CC, et al. Fam Pract 23(3)：279-285, 2006.〈内服加療の有効性について調べたシステマティックレビュー〉

症例 60

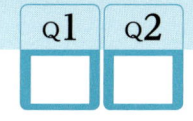

32 歳の女性．身長 165 cm，体重 80 kg，BMI 29.4．職場健診を毎年受けており，脂肪肝，肥満症を指摘されている．1 か月前から何となく疲労感を自覚していた．同僚から顔色が悪いと指摘され，外来を受診．診察上，バイタルサインに異常はなかったが，明らかに顔面蒼白だった．眼瞼結膜蒼白，匙状爪なし，口角炎は認めなかった．黒色便や血便などの病歴はなく，内服薬も特記すべきものはなかった．最終月経は 20 日前から 5 日間でふだんと変わらず，月経量もそれほど多くないとのことで，妊娠の可能性も否定された．

外来で血液検査を施行したところ，Hb 7.6 g/dL，MCV 85 fL，MCHC 33％と正球性正色素性貧血を認め，追加で提出したフェリチン値は 5.0 ng/mL だった．

Q1 鉄欠乏性貧血について誤っているものを 2 つ選べ．

❶ 鉄欠乏性貧血患者の 20％が正球性貧血である
❷ 肥満は鉄欠乏性貧血の原因となる
❸ 身体所見で結膜辺縁の蒼白がなければ貧血は否定できる
❹ フェリチンが 15 ng/mL 以下で鉄欠乏性貧血と確定診断できる
❺ 血小板増多を伴うことがある

Q2 本疾患への鉄剤投与について誤っているものを 2 つ選べ．

❶ 貧血には至っていない鉄欠乏症に伴う疲労感にも有効
❷ ビタミン C 併用は副作用軽減の効果がある
❸ 経口投与と比較して静脈内投与のほうが貧血の改善が早い
❹ 鉄剤投与期間はヘモグロビン値を指標にして検討すべきである
❺ 妊婦は鉄剤による副作用が起きやすい

鉄欠乏性貧血の診断と鉄剤投与

解答　A1 ➡ ❶ ❸　　A2 ➡ ❷ ❹

A1　鉄欠乏性貧血は生殖可能年齢の女性と高齢者で多く認められる．原因で多いのが，消化管出血や月経，悪性腫瘍などによる鉄喪失である．肥満も体内への鉄吸収・体内の鉄遊離を低下させるヘプシジンが増加するため，貧血のリスクとなる[1]．身体所見で下眼瞼結膜辺縁が蒼白（結膜前縁と後縁の色合いが同じ）の場合，Hb 9.0 g/dL をカットオフ値とすると，LR+ 4.5，LR− 0.6 である[2]が，この身体所見のみで貧血を否定するのは難しい．

鉄欠乏性貧血は一般的に小球性低色素性貧血になるといわれているが，MCV 正常の正球性正色素性貧血も 40％以上あるといわれる[3]．また，反応性血小板増多症を合併することもある．血清フェリチン値は，最も正確で費用対効果の高い検査である．フェリチン値 15 ng/mL 以下で LR 51.8，フェリチン 100 ng/mL 以上の場合 LR 0.08 となり，フェリチン 15 ng/mL 以下で鉄欠乏性貧血の確定，100 ng/mL 以上で否定することができる[3]．

A2　貧血がない場合でもフェリチン 50 mg/mL 以下の鉄欠乏状態の女性には，鉄剤投与で症状が有意に改善したとの報告[4]がある．鉄は十二指腸から吸収されるが，様々な食品や薬剤が吸収に関連する．アスコルビン酸（ビタミン C）は鉄吸収を改善するため投与されるが，貧血改善の効果や副作用軽減効果は証明されていない[5]．

投与経路は禁忌がなければ原則経口であり，経静脈投与はアナフィラキシーや感染症などのリスクも報告[6]されているが，妊婦の報告では，貧血の改善速度は静脈内投与のほうが優れている[7]．妊婦では経口鉄剤投与により，鼓腸や便秘などの副作用が 70％でみられ[8]，一般女性より高率である．鉄剤の投与終了は体内の鉄貯蔵を表すフェリチンが正常化するまで，もしくは Hb 値が改善してから最低 6 か月後まで服用することが必要といわれている．

- 血清フェリチンが診断能に最も優れた検査である．
- 鉄剤投与は血清フェリチンが正常化するまで．

転帰　フェリチン 5.0 ng/mL であり，鉄欠乏性貧血と診断した．本人と相談し，上部消化管内視鏡検査や便潜血，産婦人科診察を受けてもらったが，それぞれ異常所見はなかった．月経による鉄欠乏性貧血を考え，経口鉄剤を開始し，1 か月後には Hb 11 g/dL まで改善，3 か月後にフェリチンが正常に回復するまで鉄剤投与を継続した．

文献

1) Thomas G , et al. N Engl J Med 371：1324-1331, 2014.〈小球性貧血のレビュー〉
2) Tarang N , et al. J Gen Intern Med 12：102-106, 1997.〈貧血における結膜蒼白の検査特性の研究〉
3) Matthew W, et al. Am Fam Physician 87(2)：98-104, 2013.〈鉄欠乏性貧血のレビュー〉
4) Verdon F, et al. BMJ 326：1124, 2003.〈貧血のない女性の倦怠感に対する鉄剤投与の有用性〉
5) Richard H, et al. Am J Clin Nurt 91：1461S-1467S, 2010.〈鉄の生体内利用率についてのレビュー〉
6) Edward L, et al. BMJ 347：f4822, 2013.〈鉄剤静脈投与の効果と副作用を検証したシステマティックレビュー〉
7) Kochhar PK, et al. J Obstet Gynaecol Res 39(2)：504-510, 2013.〈妊娠貧血患者での経口 vs 経静脈鉄剤の比較．30 日後の Hb 改善は，経口 3.1 g/dL，経静脈 5.1 g/dL だった〉
8) Reveiz L, et al. Cochrane Database Syst Rev Issue 10：2011.〈妊婦への鉄欠乏性貧血治療のシステマティックレビュー〉

症例 61

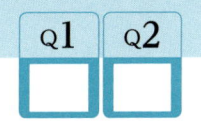

Q1 Q2

　16歳の女性．陸上部で長距離を走っている．練習量はかなり多く，1日に15〜20 km程度走ることもよくある．週末も練習試合や大会などで，ほぼ休みがない生活だった．3か月ほど前から練習中の疲れやすさを自覚していた．2週間ほど前から走っている際に以前よりも息切れが出ることが多くなり，タイムも伸びなくなった．日常生活には支障はないものの，労作時の症状が気になり病院を受診した．既往歴は特記事項なく，内服薬もなし．気分の落ち込みや興味の消失はない．下痢はないがやや便秘がち．生理周期も異常なく通常どおり月経があり，過多月経はないとのことである．妊娠の可能性なし．

　バイタルサインは，体温36.2℃，血圧108/65 mmHg，脈拍52/分，SpO_2 98％（室内気）．身体所見では，身長162 cm，体重48 kg，BMI18.3．結膜やや貧血あり，甲状腺触知せず，胸腹部異常所見なし，匙状爪なし，手掌線赤色．

　血液検査では，WBC 4,500/μL，Hb 9.8 g/dL，MCV 82 fL，Plt $23.4×10^4$/μL，Alb 4.2 g/dL，AST 22 IU/L，ALT 18 IU/L，BUN 12.1 mg/dL，Cr 0.65 mg/dL，Na 145 mEq/L，K 4.1 mEq/L，Cl 101 mEq/L，Ca 9.8 mg/dL，TSH 2.12μU/mL，Fe 12μg/dL，フェリチン 4.0 ng/mL だった．

Q1 本患者で貧血の原因になり得るものを3つ選べ．

❶ 発汗
❷ 長距離歩行
❸ 便秘
❹ 鉄分摂取不足
❺ 徐脈

　その後，貧血の精査のために便潜血と上部消化管内視鏡検査を行ったが特記すべき異常所見はなく，産婦人科診察でも婦人科系疾患の関与は否定的で，スポーツ貧血と診断した．

Q2 本患者の治療について正しいものを2つ選べ．

❶ 鉄剤投与による治療を行うことで運動機能の改善が期待できる
❷ 女性のスポーツ選手は採血スクリーニングを受けるべきである
❸ 治療に伴う鉄過剰は女性に多い
❹ 貧血のない鉄欠乏状態の患者の治療は推奨されない
❺ 治療は食事療法のみで十分である

スポーツ貧血の原因と治療

解答 A1 ➡ ❶ ❷ ❹   A2 ➡ ❶ ❷

A1

スポーツ選手の貧血は"スポーツ貧血"として知られている．スポーツ貧血では，最大酸素摂取量低下や筋肉への酸素供給減少などの影響から運動機能低下が起こる[1]．スポーツ貧血の原因は主に，①鉄欠乏性貧血，②溶血性貧血，③希釈性貧血，の3つに分類されている．鉄欠乏性貧血は多因子が関与し，特に女性のスポーツ選手では肉類などの食事による鉄分摂取不足や月経過多が原因であることが多い．選択肢で提示した発汗と鉄欠乏の関係はいくつかの研究で報告され[2]，汗中に鉄分が含まれていることが知られているが，臨床的には無視できる量かもしれない[1]ともいわれている．

長距離歩行は，長時間何度も足を踏みつけることで，足底の赤血球が踏みつぶされ変形・溶血することで"行軍ヘモグロビン尿症"を引き起こす[3]．これは，血管内溶血をきたして結果的に鉄欠乏性貧血をきたすといわれている．また，希釈性貧血は運動による生理的な循環血液量増加に伴う希釈が関連し，真の貧血ではない．徐脈や便秘は貧血の原因とは考えにくい．

A2

症状のある鉄欠乏性貧血は全例治療適応である[1]ものの，貧血を伴わない鉄欠乏状態の患者に対する治療の是非は意見が分かれている．ただ，専門家やガイドラインは，エビデンスは不足しているとしながらも，特に女性のスポーツ選手はリスクが高いため貧血を伴わない鉄欠乏状態の患者に対する鉄剤治療を推奨し，かつスクリーニング採血も推奨している[4]．

鉄剤治療の効果については，小規模RCTがいくつか報告されているが，運動機能や介入方法などが様々で異質性が高く，結果の統合が難しい．11の研究を評価したレビュー[5]では，8研究で鉄剤投与が何かしらの運動機能改善につながったと報告されており，鉄剤投与による運動機能改善効果はあると考える．貧血は食事療法のみでは十分な改善が得られないことが過去に報告されている[6]一方で，維持療法であれば食事のみでも鉄代謝が維持されたという報告もある．

治療に伴う鉄過剰は，過補充による臓器障害を呈した場合を指し，女性よりも男性に多いことが知られているが原因は不明である．また，鉄剤内服時には，Ca含有食品やサプリメント，H_2ブロッカーやPPIなどの制酸薬との併用などで吸収低下が起こるため注意が必要である．

- スポーツ選手は貧血をきたしやすく，"スポーツ貧血"と呼ばれる．
- スポーツ貧血に対する鉄剤投与は運動機能を改善する可能性がある．

転帰 栄養指導を行い，鉄剤内服を開始した．その後，徐々に症状は改善し，運動中の諸症状は消失し，それまで通り運動ができるようになった．

文献

1) Rowland T, et al. Am J Lifestyle Med 6(4)：319-327, 2012.〈スポーツ選手の鉄欠乏に関するレビュー．貧血の運動能への影響などが述べられている〉
2) Lamanca JJ, et al. Int J Sports Med 9(1)：52-55, 1988.〈汗に含まれる鉄分を測定した小規模観察研究．女性のほうが汗の鉄分が多い〉
3) Selby GB, et al. Am J Med 81(5)：791-794, 1986.〈水泳選手での行軍ヘモグロビン尿症の検討〉
4) Rodriguez NR, et al. J Am Diet Assoc 109：509Y27, 2009.〈米国・カナダの運動機能と栄養に関するガイドライン〉
5) DellaValle DM. Curr Sports Med Rep 12(4)：234-239, 2013.〈鉄欠乏患者に対する鉄剤投与と運動機能改善のRCTを集めたレビュー〉
6) Clement DB, et al. Sports Med 1：65-72, 1984.〈食事のみの鉄分では鉄欠乏性の改善は難しいと記載〉

症例 62

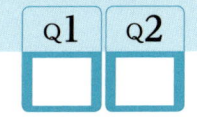

56歳の男性．飲酒歴はなく，生来健康であったが，2か月前からの息切れ，動悸，全身倦怠感，脱力感があり医療機関を受診した．明らかな消化管出血の病歴はない．

バイタルサインには問題がなかったが，身体所見で眼瞼結膜に貧血の所見を認めた．肝脾腫は認めなかった．発熱，寝汗，体重減少はない．血液検査では，WBC 2,100/μL，Plt $9×10^4$/μL，Hb 8.8 g/dL，MCV 90 fL と軽度の汎血球減少症，正球性正色素性貧血を認めた．白血球分画に異常はなかった．葉酸，ビタミン B_{12} は正常，血清フェリチンも 256 ng/mL と正常であった．

Q1 鑑別として考えられる疾患を1つ選べ．

① 鉄欠乏性貧血
② サラセミア
③ 急性骨髄性白血病
④ 骨髄異形成症候群
⑤ 慢性リンパ性白血病

骨髄生検の結果，赤芽球系の異形成のみ，環状鉄芽球 20％（15％以上で異常）がみられ，鉄芽球性不応性貧血の所見であった．ただし，遺伝子異常は認められなかった．病歴を聞くと，精力がつくようにと亜鉛入りのサプリメントとビタミン B_{12}，葉酸を含むビタミン剤を毎日多量に常用していた．

Q2 最も可能性が高い疾患を1つ選べ．

① ビタミン B_{12} 欠乏性貧血
② 葉酸欠乏性貧血
③ 銅欠乏性貧血
④ 鉄芽球性不応性貧血（原発性，一次性）
⑤ 成人T細胞白血病

■症例62：続発性骨髄異形成症候群

続発性骨髄異形成症候群，銅欠乏性貧血の診断

解答 A1 → ❹　A2 → ❸

解説 症状と検査結果からは鑑別は広いが，【Q1】の選択肢の中で，汎血球減少症，正球性正色素性貧血をきたすもので，骨髄所見として鑑別に挙がるのは骨髄異形成症候群となる．鉄欠乏性貧血では，フェリチンは低値となり，サラセミアでは平均赤血球容積は低値となる．白血球数の著明な変化や，白血球分画に異常がないことから，急性骨髄性白血病，慢性リンパ性白血病はともに考えにくい．

骨髄異形成症候群は様々な疾患群を含むが，骨髄所見は，骨髄異形成症候群の中でも，鉄芽球性不応性貧血を示すものであった．鉄芽球性不応性貧血は，誘因のない原発性(一次性)のものと，アルコール，クロラムフェニコール，鉛などの中毒，ビタミンB_6や銅欠乏による続発性(二次性)のものがある[1]．

病歴上，亜鉛の過量摂取が疑われる．亜鉛は，小腸上皮から吸収されるが，この時に銅との干渉が知られている．これには様々なメカニズムが考えられているが，1つの可能性として，小腸上皮細胞中の銅・亜鉛結合蛋白メタロチオネイン(metallothionein)の排出がある．メタロチオネインが銅と亜鉛を結合したまま，小腸上皮の脱落とともに便中に排出される結果，過量亜鉛が排出されると同時に銅の排出が促進されるため，銅欠乏となる．

銅欠乏性貧血の骨髄像は多様であるが，鉄芽球性不応性の骨髄所見を取ることがある[2]．また亜鉛600 mg/日程度で，亜鉛の過量摂取による貧血が生じうる[3]．

ビタミンB_{12}欠乏性貧血は，血中のビタミンB_{12}濃度が正常でも起こりうるが，サプリメントでの十分な補充が行われている本症例では可能性が低い．

成人T細胞白血病は，ヒトT細胞白血病ウイルス1型(human T-cell leukemia virus type 1：HTLV-1)によって引き起こされる白血病である．病状としては，リンパ節腫脹，検査所見としてはリンパ球増多が典型であり，本症例とは臨床像が異なる．

- 骨髄異形成症候群の骨髄所見を示す中にも，二次的な要因(銅欠乏など)があることに注意する．
- 亜鉛の過量摂取は銅欠乏を起こすことに注意する．

転帰 亜鉛のサプリメントを中止し，銅のサプリメントを開始したところ，貧血は徐々に軽快した．

文献
1) Hast R. Scand J Haematol Suppl 45：53-55, 1986.〈鉄芽球性不応性貧血のレビュー〉
2) Broun ER, et al. JAMA 264(11)：1441-1443, 1990.〈亜鉛の過量摂取により二次性の鉄芽球性不応性を示した貧血の症例検討〉
3) Willis MS, et al. Am J Clin Pathol 123：125-131, 2005.〈亜鉛の過量摂取による貧血に関する症例検討〉

症例 63

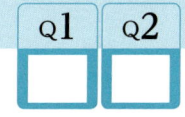

45歳の女性．2週間前の健康診断で白血球減少（2,000/μL）を指摘され，受診した．今まで健康診断を毎年受けていたが，白血球は正常だった．2週間前から鼻炎に対して市販の感冒薬を内服していた．現在鼻炎症状は改善している．発熱や頭痛はこの経過中にみられておらず，体重減少や易感染性の病歴はない．

バイタルサインは特に異常なし．身体所見では，リンパ節腫大，脾腫などの異常はみられなかった．項部硬直もない．白血球分画では好中球数は1,100/μLで，目視で見ても形態に異常はなかった．赤血球数や血小板には異常はなく，LDHの上昇もなかった．

Q1 本症例の好中球減少に対して必要な処置を1つ選べ．

❶ 陽圧のかかる隔離室に入院
❷ 陰圧のかかる隔離室に入院
❸ 一般病棟に入院
❹ 生物(なまもの)は避けるよう説明し，帰宅を指示する
❺ 発熱があればすぐに受診が必要であるが，避けるべき食物はなく，日常生活には問題がないことを説明し，帰宅を指示する

薬剤性の好中球減少症も考え，患者には市販の感冒薬は中止するよう説明した．

Q2 さらに本症例の好中球減少に対して必要な治療方針を1つ選べ．

❶ 経過観察のみ．投薬は行わない
❷ 抗菌薬を経験的治療として投与
❸ 抗真菌薬を経験的治療として投与
❹ 顆粒球コロニー刺激因子（granulocyte-colony stimulating factor：G-CSF）を投与するが，抗菌薬は投与しない
❺ G-CSFを投与し，抗菌薬を経験的治療として投与

好中球減少症（薬剤性/感染後）の診断と治療

解答 A1 → ❺　A2 → ❶

解説 好中球減少症の重症度は，好中球数が細菌感染の相対的なリスクと関連するため，軽度 mild（1,000〜1,500/μL），中等度 moderate（500〜1,000/μL），重度 severe（500/μL 未満）に分類される．好中球数が 500/μL 未満になると，細菌感染症を起こしやすくなる．好中球減少症の原因は多岐に及ぶが，ブラジルで偶発的に発見された，好中球減少を伴う成人 97 名に対する研究[1]では，原因のはっきりしない慢性特発性好中球減少症が 34.0％と最も多く，その他，感染症 9.3％，薬剤性 2.1％となっている．

　本症例のように，ウイルス感染か薬剤性が原因であることが予想され，他の疾患の可能性が低い軽度の好中球減少では，感染を予防するための特別な対応策は不要であるが，発熱があれば血液培養採取など精査のうえ，治療が必要である．生物を避ける好中球減少症用食（neutropenic diet）は，感染症予防として，化学療法で好中球減少症となる患者に対して一般に行われている．いくつかの好中球減少時用食（生の果物や野菜を避ける）とそうではない食事との比較試験[2,3]があるが感染症の予防とはなっていない．好中球減少がさらに進行するおそれもあり，慎重な経過観察が必要である．基本的に発熱がなければ外来での経過観察が可能であり，入院適応は重度の好中球減少かつ発熱がある場合である[4]．

　軽度の好中球減少で発熱がない患者に対して予防的な抗菌薬投与などの化学予防は不要である．また，顆粒球コロニー刺激因子（G-CSF）など白血球数を増やす薬剤の選択も感染リスクを下げるわけではなく，不要な治療である[4]．

> - 既往のない予期せぬ好中球減少症では，感染症や薬剤性など後天的な要因がきっかけとなりうる．
> - 発熱のない軽度の好中球減少症では，特別な対応策は不要であるが，発熱時の対応など慎重な経過観察が必要である．

転帰 市販の薬剤を中止し，その後，1 週間ごとの外来通院としたが，徐々に好中球は増加，3 週後には正常化した．市販の薬剤はいつも内服しているものであり，今回の好中球減少症の原因は，薬剤性より鼻炎症状をきたしたウイルス感染症の可能性が高いものと考えられた．

文献
1) Lima CS, et al. Ann Hematol 85(10)：705-709, 2006.〈好中球減少を伴う成人 97 名に対する研究〉
2) Gardner A, et al. J Clin Oncol 26(35)：5684-5688, 2008.
3) Freifeld AG, et al. Clin Infect Dis 52(4)：e56-93, 2011.
4) Munshi HG, et al. West J Med 172(4)：248-252, 2000.〈好中球減少症に関するレビュー〉

症例 64

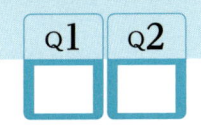

Q1 ☐ Q2 ☐

67歳の女性．1か月前の健康診断にて TP 9.6 g/dL，Alb 3.4 g/dL であり，精査目的で受診を指示され来院した．患者本人に自覚症状はなし．悪心・嘔吐なし．黒色便なし．下痢なし．下肢のしびれなし．四肢の浮腫なし．寝汗・発熱なし．体重減少なし．既往歴・内服歴なし．喫煙・飲酒なし．

来院時意識は清明．バイタルサインは，体温 36.8℃，血圧 120/54 mmHg，脈拍 80/分 整，呼吸数 20/分，SpO_2 99％（室内気）．眼瞼結膜蒼白なし．眼球結膜黄染なし．舌乳頭萎縮，舌炎なし．口角炎なし．呼吸音は肺胞呼吸音．心音は雑音，過剰音なし．腹部圧痛なし．肝脾触知せず．頭頸部，腋窩，鼠径リンパ節腫脹なし．四肢の浮腫なし．皮疹なし．脊柱叩打痛なし．四肢の感覚も左右差なく，深部腱反射も減弱亢進なし．

血液検査所見は，WBC 6,900/μL，Hb 12.7 g/dL，Plt $16.2×10^4$/μL，CRP 0.3 mg/dL，AST 15 IU/L，ALT 10 IU/L，ALP 134 IU/L，γ-GTP 5 IU/L，LDH 117 IU/L，TP 9.8 g/dL，Alb 3.8 g/dL，BUN 12.7 mg/dL，Cr 0.8 mg/dL，Na 133 mEq/L，K 3.8 mEq/L，Cl 99 mEq/L，Ca 8.8 mg/dL，P 3.3 mg/dL．尿検査では，蛋白尿（±），血尿（−）．

追加検査にて，IgG 5,320 mg/dL，IgA 119 mg/dL，IgM 30 mg/dL，免疫蛋白電気泳動では IgGκ鎖の M-bow が認められた．FLC（free light chain，遊離軽鎖）κ/λ比は 4.2 と開大を認めた．

Q1 考えられる疾患と，その疾患を鑑別するための追加検査の記載として正しいものを1つ選べ．

❶ MGUS（monoclonal gammopathy of undetermined significance，意義不明の単クローン性免疫グロブリン血症）：骨髄穿刺にて形質細胞が10％以上認められる
❷ くすぶり型多発性骨髄腫：臓器障害が認められない
❸ 多発性骨髄腫：組織の生検において，クローン性の形質細胞の浸潤が認められる
❹ 原発性マクログロブリン血症：IgG型のM蛋白（単クローン性免疫グロブリン）が認められる
❺ B細胞性リンパ腫：骨髄穿刺にてクローン性リンパ球の浸潤が認められる

その後の検査にて頭部単純X線，全脊椎MRIを施行し，明らかな骨病変を認めず．骨髄穿刺では骨髄中形質細胞は24％であった．

Q2 対応として適切なものを2つ選べ．

❶ 2〜3か月ごとのフォローアップ
❷ 半年〜1年ごとのフォローアップ
❸ ボルテゾミブ，デキサメタゾンによる治療
❹ レナリドミド，デキサメタゾンによる治療
❺ 自家幹細胞移植を予定

M蛋白血症をみた時に

解答 A1 ➡ ❷ A2 ➡ ❶ ❹

A1 総蛋白/アルブミン解離を認めた際はそれがM蛋白の増加かどうかの評価が重要となる．M蛋白の評価には免疫グロブリンと免疫蛋白電気泳動が有用だが，FLC κ/λ比を組み合わせることでさらに感度は上昇する[1]．FLCは免疫グロブリンの軽鎖が重鎖と結合できずに血中に遊離したもので，免疫グロブリン産生が増加している場合に上昇する．通常κ鎖とλ鎖は同量合成されκ/λ比は0.26～1.65となるが，その範囲から逸脱する場合はどちらか一方の軽鎖がクローン性に増加していることを示唆する．ちなみにFLCが尿中に漏出したものがベンス・ジョーンズ蛋白である．

M蛋白は免疫グロブリンを産生する形質細胞やB細胞の問題（多発性骨髄腫，B細胞性リンパ腫，原発性マクログロブリン血症）で認められる他，肝硬変や感染症，自己免疫疾患で免疫グロブリンの産生が亢進している場合も認められることがある．形質細胞の異常によりM蛋白を認める疾患を表1にまとめる[2]．B細胞性リンパ腫はM蛋白をきたしうるが，骨髄浸潤の有無は問わない．MGUSやくすぶり型多発性骨髄腫（smoldering multiple myeloma：SMM）は多発性骨髄腫（MM）の主な前癌病変であり，SMMは臓器障害が出現した時点でMMと判断される．臓器障害は高Ca血症，腎障害，貧血，骨病変，症候性の血液過粘稠，アミロイドーシス，免疫不全（年2回以上の細菌感染）で判断される．

MGUSは加齢により増加し，50歳以上の3.2%，80歳以上の6.6%で認められる[2]．1年間で1%がMMに進展する．MMへの進展リスク因子は，①IgA, IgMタイプであること，②M蛋白≥1.5g/dL，③FLC比の異常，3項目が挙げられ，すべて満たさなければMMへの進展率は5%/20年だがすべて満たすと58%/20年に及ぶ．

A2 SMMではMMへの進展率が最初の5年間は10%/年，次の5年間は3%/年，その後は1%/年と高い[3]．またMGUSと同じように骨髄中形質細胞，M蛋白量がリスク因子となる．したがって，診断時には骨髄穿刺，骨病変精査を行い，2～3か月ごとのフォローが推奨される．

2013年に高リスクのSMMに対するレナリドミド－デキサメタゾン（LD）療法のRCTが発表され，SMMの時点で治療を行うことでMMへの進展リスク（HR 0.18[0.09～0.32]）と死亡リスク（HR 0.31[0.10～0.91]）を有意に低下させる結果であった[4]．状況によっては高リスク群のSMMの時点で治療を考慮してもよいと考えられる．

表1 M蛋白を認める疾患 （文献2より）

疾患	定義
MGUS	血清M蛋白<3g/dL，骨髄中形質細胞<10%，臓器障害なし
くすぶり型多発性骨髄腫	血清M蛋白≥3g/dL，骨髄中形質細胞≥10%，臓器障害なし
多発性骨髄腫	M蛋白陽性，骨髄中形質細胞≥10%，臓器障害あり
形質細胞腫	骨生検，組織生検でクローン性の形質細胞を認める
原発性マクログロブリン血症	IgM M蛋白血症で骨髄中lympho-plasmacytoid cell≥10%，M蛋白>3g/dL，症状（肝脾腫，紫斑など）
POEMS症候群	形質細胞増殖によるpolyneuropathy（多発神経症），organomegaly（臓器腫大），endocrinopathy（内分泌障害），M蛋白血症，skin change（皮膚病変）を認める病態

- M蛋白血症の評価には免疫グロブリン，免疫蛋白電気泳動，FLC κ/λ比の評価が有用．
- M蛋白血症を認め，形質細胞性の疾患を考慮した時は，MGUS, SMM, MMのいずれかを判断し，治療適応とフォローの判断を行う．
- SMMではMM進展リスクが高いが，現時点では治療適応にはならない．ただし，LD療法により予後改善効果が認められている．

転帰 SMMと診断し，骨髄中形質細胞，M蛋白量から高リスク群と判断した．患者には2か月ごとのフォローか化学療法（LD療法）の双方を提示．希望によりフォローする方針となった．

文献
1) Davids MS, et al. Am J Hematol 85：787-790, 2010.〈free light chainについてのレビュー〉
2) Rajkumar SV, et al. Mayo Clin Proc 81：693-703, 2006.〈MGUSをはじめとした形質細胞性疾患のレビュー〉
3) Landgren O, et al. JAMA 304(21)：2397-2404, 2010.〈MMの前癌病変についてのレビュー〉
4) Mateos MV, et al. N Engl J Med 369：438-447, 2013.〈高リスクのSMM患者119例を対象とした，LD療法のオープンラベルランダム化比較試験〉

症例 65

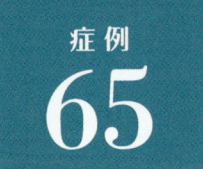

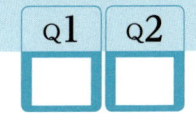

Q1 ☐   Q2 ☐

9歳の男児．気管支喘息の既往あり．感冒を契機とした小発作を年に数回繰り返しているが，その他のコントロールは比較的良好に経過している．過去に通年性鼻炎の診断を受けており，鼻汁，鼻閉が日常的に認められている．過去の検査でハウスダストのIgE-RASTが陽性であったため抗原回避で対応していたが，症状の改善には至らず経過していた．

数日前から夜間の咳嗽も出現してきており，症状の相談目的で母親とともに来院した．バイタルサインには特に異常はみられない．診察上，鼻粘膜は蒼白性の腫脹を呈しており，口呼吸であった．強制呼気時にわずかに両肺野でwheezeを聴取した．

Q1 母親に対して行うアドバイスで適切なものを2つ選べ．

❶「抗原回避をもっと徹底すれば治ります」
❷「小児のアレルギー性鼻炎は次第に改善していきます」
❸「気管支喘息の治療を優先的に行いましょう」
❹「しっかり治療することで，合併症を減らせます」
❺「他のアトピー素因があるか探しましょう」

気管支喘息の治療とともに，この患児にクロモグリク酸点鼻薬，第2世代経口抗ヒスタミン薬内服で対応していたが，症状はそれほど改善せず，1か月後再受診となった．あなたはステロイドの点鼻薬の使用を考慮した．

Q2 母親に対して行う説明で適切なものを2つ選べ．

❶「どの点鼻ステロイド薬でも効果や副作用は変わりありません」
❷「点鼻ステロイド薬は小児への安全性はきわめて高いです」
❸「点鼻ステロイド薬を使用すると他の薬を減らすことができます」
❹「点鼻ステロイド薬は鼻の奥の中央をめがけて使用してください」
❺「症状が改善してくれば頓用で使用しても構いません」

アレルギー・膠原病

小児のアレルギー性鼻炎への対応

解答 A1 ➡ ❹ ❺   A2 ➡ ❸ ❺

A1 アレルギー性鼻炎は家族歴，喘息，蕁麻疹など，アレルギーの既往歴をもつアトピー性の人に生じるのが一般的である．鼻炎患者の最大40％に喘息の症状を示す一方で，喘息患者の約70％が鼻炎を経験する．

小児のアレルギー性鼻炎は小児の発達に重大な影響を与え，次第に増悪するといわれている[1]．アレルギー性鼻炎は気管支喘息と密接な関係があり，同時に治療を行うことで双方の疾患のコントロールもできる[2]．小児の慢性鼻炎を治療しないと中耳炎，副鼻腔炎，顔面の伸長化，発達障害を起こしうるため適切な治療が必要であり，必要例には抗原回避に留めず局所のステロイド療法はためらうべきではない．

A2 成人においては点鼻ステロイドはきわめて安全であるが，小児に対しては身長への影響が報告されているため，可能であれば短期間の使用に留めたい[3]．点鼻ステロイドによって各々生体利用率や小児の身長に及ぼす影響が異なり，その中でもモメタゾンフランカルボン酸エステル（ナゾネックス®）が検出感度以下であったため，小児では推奨される[4]．

点鼻ステロイドを適正に使用することにより抗ヒスタミン薬，抗ロイコトリエン薬を併用してもあまり変わらないと報告されているため，適正な点鼻ステロイドの使用により内服整理も可能となる[5]．また使用時に鼻腔の内側に向けると鼻中隔穿孔する例もあるため，鼻中隔に直接当たらないようにわずかに外側に向けて鼻の奥にスプレーするように指導する．最初は定時で使用するほうがよいが，落ち着いてきたら頓用でも有効である[6]．

- 小児のアレルギー性鼻炎は積極的に治療を行う．
- 点鼻ステロイドは処方するだけでなく，副作用，使用方法もよく説明する必要がある．

転帰 患児は短期間の点鼻ステロイドを使用し，症状は改善傾向になった．その後，季節の変わり目には頓用で使用し，症状のコントロールは良好となった．

文献

1) Kremer B, et al. Clin Exp Allergy 32(9)：1310-1315, 2002.〈小児のアレルギー性鼻炎による発達障害について〉
2) Brozek JL, et al. J Allergy Clin Immunol 126(3)：466-476, 2010.〈one airway theory について記載あり〉
3) Schenkel EJ, et al. Pediatrics 105(2)：E22, 2000.〈点鼻ステロイドの使用により低身長になりうる〉
4) Zitt M, et al. Drug Saf 30(4)：317-326, 2007.〈ナゾネックス®の生体利用率について〉
5) Di Lorenzo G, et al. Clin Exp Allergy 34(2)：259-267, 2004.〈点鼻ステロイド単剤と抗ヒスタミン薬，抗ロイコトリエン薬を併用しても効果はあまり変わらない〉
6) Kaszuba SM, et al. Arch Intern Med 161(21)：2581-2587, 2001.〈点鼻のステロイドの頓用は抗ヒスタミン薬より効果がある〉

症例 66

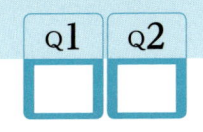

16歳の男性．高校入学時よりサッカー部に所属．小児期から特に気管支喘息の罹患歴はなく，喘息の家族歴もない．最近，パンやうどん，パスタなどを食べてから部活をすると途中で皮膚に発赤を認め，瘙痒感が出現することから何らかのアレルギーを疑って受診．白米では症状は出ない．時々息苦しくなったこともあったが，息が吸えないくらい酷くなることはなかったため様子をみていた．

バイタルサイン・身体所見に特に異常はみられず，病歴より食物依存性運動誘発アナフィラキシー（food-dependent exercise-induced anaphylaxis：FDEIA）が疑われた．

Q1 FDEIAについて，正しいものを1つ選べ．

❶ FDEIAはジョギング後に起こることが多く，歩くだけでは起こらない
❷ 小麦依存性運動誘発アナフィラキシー（wheat-dependent exercise-induced anaphylaxis：WDEIA）の診断にはω-5グリアジン（エタノール溶性小麦蛋白）によって誘導されるIgEの測定が必要である
❸ WDEIAは小麦蛋白を摂取する以外でも起こりうる
❹ FDEIAは運動を止めてからもしばらく症状は続く
❺ NSAIDsやアセチルサリチル酸の内服，アルコール摂取がFDEIAの診断に影響することはない

Q2 本症例はWDEIAの可能性が高いため，今後の管理方法を考える必要がある．予防法として明らかに有効と考えられる方法を2つ選べ．

❶ 運動後ある程度時間が経ってから食事を摂る
❷ H_1ブロッカーを内服する
❸ クロモグリク酸ナトリウムを投与する
❹ 食事後4〜6時間経ってから運動をする
❺ ミソプロストールを内服する

■症例 66：食物依存性運動誘発アナフィラキシー

食物依存性運動誘発アナフィラキシーの誘発因子と診断，その管理

解答 A1 ➡ ❸　　A2 ➡ ❶ ❹

A1 FDEIAは，運動と食物摂取の単独では起きないが，食物摂取後に運動をした時にアナフィラキシーが起こることと定義されている．ナッツ類，肉，エビ，小麦など多くの食べ物が誘発因子になりうると報告されている[1]．ジョギングで起こることが多いが，普通に歩いているだけでも起こりうる[1]．運動を止めればすぐに症状は消失する．

小麦依存性運動誘発アナフィラキシー（WDEIA）は，小麦アレルギーの特殊型で小麦摂取と運動負荷が重なることで発症し，ω-5 グリアジンはグルテン蛋白のコンポーネントで，WDEIAの重要なアレルゲンと考えられている．ω-5 グリアジン特異的IgEの感度が80％と小麦やグルテンより高いため有用という研究があるが，特異度は68％であり診断の必須事項ではない[2]．また小麦を摂取する以外にも，加水分解された小麦蛋白入りの石鹸（茶のしずく®）で洗顔後，鼻や結膜が感作されてWDEIAが起きうるという日本の報告もあり[3]，粘膜との接触にも気を付ける．

アルコールやNSAIDs，アセチルサリチル酸も運動誘発性アナフィラキシーを起こす可能性があり，FDEIAの診断時にそれらの摂取がないか確認する必要がある[1]．

A2 FDEIAの予防は，食事をして4〜6時間経ってから運動をし，運動後もある程度時間が経ってから食事を摂るようにすることが大切である[4]．あらかじめクロモグリク酸ナトリウムやH₁ブロッカー[4]，ミソプロストールを投与しておくこと[5]は，予防効果としては限定的で検討は不十分である．

🔑
- WDEIAは診断にω-5 グリアジン特異的IgE測定が有用である可能性が高いが，小麦蛋白の摂取だけでなく洗顔などの粘膜感作からも惹起されうる．
- FDEIAの管理としては，原因食物の摂取は運動前4〜6時間を避け，運動後もある程度時間を空けてから摂るようにする．

転帰 パンやうどんなどの小麦入り食品摂取によるFDEIAと考えられたことから，運動前後の小麦入り食品の摂取は控えてクロモグリク酸ナトリウムをあらかじめ投与し，食後4〜6時間経ってから部活を行うように指導したところ，アナフィラキシー症状はみられなくなった．

文献
1) Wölbing F, et al. Allergy 68(9)：1085-1092, 2013.〈アナフィラキシーにおける補因子の役割などをFDEIA中心にまとめたレビュー〉
2) Matsuo H, et al. Allergy 63(2)：233-236, 2008.〈WDEIAの診断におけるω-5 グリアジン特異的IgEの感度などの研究〉
3) Fukutomi Y, et al. J Allergy Clin Immunol 127(2)：531-533, 2011.〈洗顔石鹸の加水分解小麦蛋白でWDEIAが起こる可能性を指摘した報告〉
4) Barg W, et al. Curr Allergy Asthma Rep 11(1)：45-51, 2011.〈運動誘発性アナフィラキシー（EIA）の診断と治療，予防のレビュー〉
5) Takahashi A, et al. Int J Dermatol 50(2)：237-238, 2011.〈ミソプロストールでFDEIAが予防可能という報告〉

症例 67

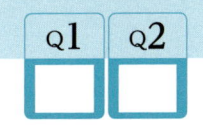

生来健康な38歳の女性，専業主婦．5日前からの足のむくみを自覚し，4日前からは手指もむくんで家事に支障をきたすようになった．3日前から膝，手首，足首，手関節に触ると左右対称の痛みを自覚．2日前に近医を受診し抗ヒスタミン薬を処方されるも改善しないため，精査目的で内科外来を受診した．

内服はなし，喘息やアレルギー性疾患を含め既往歴なし，家族歴なし，発熱なし，口内炎なし，下痢なし，嘔吐なし，血便なし，レイノー現象なし．10歳の子どもが1人いるが無症状．周囲に発熱者や同症状者なし．同様の症状は過去にはない．

診察時バイタルサインは，体温36.7℃，血圧120/75 mmHg，脈拍67/分 整，呼吸数16/分，SpO_2 98％(室内気)．眼瞼・口唇の浮腫なし．頸静脈張なし．甲状腺に腫大なし，圧痛なし．頸部リンパ節腫脹なし．下腿に圧痕の残らない浮腫を認めるが四肢に関節炎なし．全身に明らかな皮疹なし．

血液検査の結果はWBC 8,800/μL(eos19.8％)で，肝腎機能，電解質に異常なし．TSH 3.05 μU/mL，FT_4 1.20 ng/dL．尿検査に特記所見なし．胸部X線では心拡大なし．心電図は正軸，洞調律であった．

Q1 好酸球性血管浮腫を考慮した．本疾患において正しいものを2つ選べ．

① 40〜50代の女性に多い
② 浮腫は1〜3か月程度で消失する場合が多い
③ 併存症や臓器合併症を有する場合が多い
④ 関節炎の他，発熱や体重減少を合併する場合がある
⑤ CRPやESRなどの炎症反応は上昇しないが，IgMやIgEは上昇する場合が多い

Q2 治療方針と経過に関して正しいものを1つ選べ．

① 単発性か再発性かは治療方針に寄与しない
② 臨床的経過と好酸球数は相関しない
③ 好酸球増多の持続期間は疾患予後に寄与しない
④ ステロイド使用は必須ではない
⑤ 臓器合併症の検索は疾患経過に寄与しない

好酸球性血管浮腫の臨床的特徴と合併症

解答 A1 ➡ ❷ ❹　A2 ➡ ❹

- 好酸球性血管浮腫の臨床的特徴を理解し，好酸球増多症候群の合併がないか確認する．

A1 好酸球性血管浮腫(angioedema with eosinophilia：AE)は1984年に症例報告がなされて以来，疾患概念が確立しつつある[1]．再発性好酸球性血管浮腫(episodic angioedema with eosinophilia：EAE)と非再発性好酸球性血管浮腫(non-episodic angioedema with eosinophilia：NEAE)に分類されるが，本邦ではNEAEが多いとされている．NEAEは20～30代の女性に多く，四肢に限局した浮腫，症状は2～12週程度であり[2,3]，再発がないことが特徴とされている[4]．症例報告は多いが現時点では単～数施設からの後ろ向き研究しかなく，疾患の頻度は不明である．また原因も，血清中のIL-5やGM-CSFなどのサイトカインが関与しているという仮説があるが明らかになってはいない．併存症に関しては喘息やアレルギー性鼻炎などアレルギー性疾患の併存率が比較的高いとする報告もあるが，それ以外の併存症や臓器合併症は少ないとされる[2,3]．関節炎や発熱，体重増加を呈する症例もあり，好酸球は時に10,000～20,000/μLに達することもあるが，炎症反応や免疫グロブリンは，必ずしも上昇するわけではない[2,3]．

A2 好酸球性血管浮腫では臨床経過とともに好酸球数は減少する．ステロイドが著効するという過去の症例報告があるため症状の程度や好酸球数の程度によって使用されているのが現状であるが，少なくともNEAEの場合はステロイドを使用しなくても自然軽快し得る[3]．

EAEの場合は治療中断に伴い症状が再燃しステロイドに依存してしまうケースもあり，抗IgE抗体やチロシンキナーゼ阻害薬を併用する報告もある[2]ため，再発の有無は治療方針に大きく関わる．またEAEは好酸球増多症候群を合併するケースもある[5]ため，6か月以上の好酸球増多の持続や臓器合併症の併発がみられた場合は，好酸球増多症候群としての精査が必要になる．この点からも症状が許容されるならば安易にステロイドを使用することは控えるべきと考える．

転帰 病名と臨床経過を告げて本人と相談のうえ，無治療で経過観察する方針とした．症状の出現と消退を繰り返しながらも3か月後には症状は完全に消失し，好酸球数も経時的に減少し正常化した．

文献

1) Gleich GJ, et al. N Engl J Med 310(25)：1621-1626, 1984. 〈好酸球性血管浮腫を初めて報告したとされる論文〉
2) Cho HJ, et al. Allergy Asthma Immunol Res 6(4)：362-365, 2014. 〈韓国での3施設10症例の後ろ向き研究〉
3) Nakachi S, et al. Allergol Int 61(2)：259-263, 2012. 〈日本での1施設11症例の後ろ向き研究〉
4) Jang JS, et al. Korean J Intern Med 21(4)：275-278, 2006. 〈EAEとNEAEの症状の比較と地域差を論じている韓国からの報告〉
5) Klion AD, et al. J Allergy Clin Immunol 117(6)：1292-1302, 2006. 〈2005年にスイスで行われた好酸球増多症候群ワークショップのレポート〉

症例 68

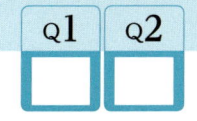

32歳の男性．6年前から1～2か月に1回，発熱と腹痛を繰り返している．発熱の際にはロキソプロフェンなどの市販薬で対応することもあるが，いったんは解熱するものの同様の症状を繰り返している．腹痛の前に腹部違和感と嘔気が生じることもあるが，嘔吐や下痢は伴わない．下肢の関節痛を伴うこともある．発熱は2～3日で自然に消失する．今まで他院で有症状時に受診した際に行われた採血検査ではWBC 8,000～12,000/μL，CRP 2～13 mg/dL程度の上昇を認めるものの，それ以外の異常所見はなかった．造影CTを撮影されたこともあったが特に異常はなかったと説明されている．原因がよくわからないと言われて，仕方なく鎮痛薬や胃薬で様子をみていた．昨日から再度38℃台の発熱と臍を中心とした腹痛が出現したために，初めて当院の外来を受診した．

バイタルサインは，体温38.2℃，血圧120/62 mmHg，脈拍58/分 整，SpO₂ 98%（室内気）．頭頸部異常なし，体表のリンパ節腫脹・圧痛なし，腹部全体に軽度の圧痛を認める．皮疹なし，両膝関節に軽度の圧痛と可動痛を認める．

血液検査の結果は，WBC 9,200/μL，ALP 160 IU/L，AST 23 IU/L，ALT 16 IU/L，T-Bil 0.6 mg/dL，LDH 120 IU/L，CK 20 IU/L，CRP 9.5 mg/dL．

上記から周期性発熱症候群を起こす疾患を鑑別に挙げた．

Q1 最も考えられる疾患の特徴について誤っているものを2つ選べ．

❶ 心外膜炎を伴う
❷ ぶどう膜炎を伴う
❸ ストレスが発作の誘因となる
❹ 発作には症状の全くない発作間欠期がある
❺ 伴性劣性遺伝である

Q2 本疾患への治療について正しいものを2つ選べ．

❶ コルヒチンが有効である
❷ 難治例にはステロイドの使用を検討する
❸ 挙児希望の女性では内服治療を即時中断する
❹ 治療の長期目的はアミロイドーシスの予防である
❺ 1年間症状がコントロールできれば漸減中止を考慮する

家族性地中海熱疑いへの対応

解答 A1 ➡ ❷ ❺　A2 ➡ ❶ ❹

A1 周期性発熱症候群とは，無症状の期間をはさんで半日〜数週間持続する，一般的な感染症では説明のつかない発熱のエピソードを6〜12か月に3回以上繰り返す疾患群である．臨床的に疑う所見としては，①血液の炎症反応が高値となる発熱を反復する，②発熱期間や随伴症状が毎回似通っている，③自然経過（抗菌薬なし）で解熱する，④発熱発作の間欠期には症状がみられない（炎症反応は必ずしも陰性ではない），⑤自己免疫や細菌感染症の証拠が得られない，⑥発熱時の血清プロカルシトニンが低値である，⑦家族歴がある，などが挙げられる．

周期性発熱症候群の中で，家族性地中海熱（familial Mediterranean fever：FMF），高IgD症候群，TNF受容体関連周期性症候群（TNF receptor-associated periodic syndrome：TRAPS），クリオピリン関連周期熱症候群（cryopyrin-associated periodic syndrome：CAPS）などは遺伝形式が判明している．FMFはその中で最も頻度が多く，常染色体劣性遺伝を取ることが多い．

FMFで最も高率に認められるのが，周熱期間が1〜3日と短い特徴的な周期性発熱である．発熱はCRPやSAA（血清アミロイドA）などの急性期蛋白の増加を伴っている．発作の頻度は個人差があるが1〜3か月ごとのことが多く，発作の誘因としてストレス，手術などによる侵襲，生理などがある．発熱に伴う随伴症状は漿膜炎，滑膜炎が多く，胸痛，腹痛，関節痛などが起こる．腹痛の場合には腹水や腹膜刺激症状などの所見を伴うこともあり，急性腹症との鑑別が重要である．滑膜炎は膝関節，足関節などの下肢の単関節で発症することが多い．他にも頻度は少ないが心外膜炎，無菌性髄膜炎，丹毒様紅斑などの随伴症状がみられることもある．【Q1】は家族性地中海熱の診断基準[1]に関する設問であり，❶❸❹は正しい．ぶどう膜炎は自己炎症疾患ではTRAPSやCAPSなどに認めるがFMFの特徴ではない．熱型には特徴があり，FMFの発熱は3日以内であることが多いのに対し，1〜2週ほどの有熱期間を認めるのはTRAPSに多い[2]．

A2 FMFの治療はコルヒチンが第1選択薬であり，有用性はRCTで確認されている[3]．無効例や副作用のために使用できない場合にはTNF-α阻害薬（インフリキシマブ，エタネルセプト）の有効性が報告されているが，本邦の保険適用はない．ステロイドは無効とされている．治療の目的は発熱や疼痛などの症状の改善などとともに，続発する重篤な合併症であるアミロイドーシスの予防である．コルヒチンの投与により腎アミロイドーシスの合併を予防することができたとの報告もある[4]．そのために治療は永続的に必要になり，症状がコントロールできたからといって漸減中止はできない．

女性患者の場合は適切な治療を行い，腹膜炎による腹膜癒着や流産，卵巣へのアミロイドの癒着による不妊を防ぐ必要がある．コルヒチンを妊娠計画に合わせて計画的に減量することもあるが，即時中止をするわけではない．挙児希望の患者には，十分説明したうえで加療を行う．

- FMFは周期的な数日の発熱に漿膜炎，滑膜炎を起こす自己炎症疾患である．
- 治療はコルヒチンで，症状緩和とアミロイドーシスの予防である．

転帰 病歴からFMFを最も疑った．自己炎症疾患を専門とする医師に紹介したところ，MEFV遺伝子が確認されコルヒチンでの治療が開始されたとの報告があった．患者は現在，専門医の外来を通院中である．

文献
1) 厚生労働科学研究費補助金難治性疾患等克服研究事業：家族性地中海熱の病態解明と治療指針の確立．平成23-24年度総合研究報告書，2013．〈診断基準と治療指針案についての報告〉
2) 大西秀典，他．J Environ Dermatol Cutan Allergol 7(3)：169-176, 2013．〈FMFについてまとめられた日本語のレビュー〉
3) Ozuturk MA, et al. Clin Exp Rheumatol 29(4 Suppl 67)：S77-86, 2011．〈FMFの治療方法についてのレビュー〉
4) Livneh A, et al. Arthritis Rheum 37(12)：1804-1811, 1994．〈FMFに対するコルヒチン治療の影響を調べた後ろ向きコホート研究〉

症例 69

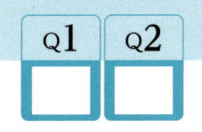

Q1 Q2

　38歳の女性．右側頭部痛，左上下肢痛で来院した．来院の1年前に子どもが下顎にぶつかったのを契機として下顎の疼痛を自覚した．様々な病院を受診し，最終的に下顎骨髄炎と診断された．その後，掻爬術が施行され，症状は改善を認めた．組織検査にて感染性，悪性腫瘍は否定され，特発性慢性骨髄炎と診断されていた．その3か月後（来院9か月前）より右側頭部痛，左前腕痛，左大腿部痛を自覚．徐々に頭痛が増悪するため，来院2か月前に近医を受診し，頭部CTを評価されたが明らかな異常は認められなかった．上下肢痛の増悪も認めたため，今回受診となった．発熱，寝汗，体重減少なし．下痢，腹痛なし．関節痛なし．皮疹はないが，両手が荒れやすいとのことであった．口内炎，粘膜障害はなし．

　既往歴は下顎骨髄炎．内服薬はロキソプロフェンナトリウム頓用．来院時バイタルサインは，体温36.4℃，血圧120/50 mmHg，脈拍74/分 整，呼吸数18/分，SpO$_2$ 100％（室内気）．顔面，体幹に皮疹はなし．両手掌に落屑を伴う皮疹と一部に膿疱形成を認める．関節腫脹，圧痛は認めない．口腔内，眼瞼結膜に異常は認めない．四肢の浮腫なし．心音，呼吸音正常．腹部平坦，軟．圧痛なし．右側頭部は腫脹発赤は認めないが，同部位に圧痛あり．左前腕，大腿部も発赤腫脹はないが，強く圧迫すると圧痛あり．

　血液検査の結果は，WBC 6,200/μL（neu 60％, lym 30％），Hb 13.5 g/dL，Plt 25×10^4/μL，AST 32 IU/L，ALT 20 IU/L，ALP 210 IU/L，γ-GTP 24 IU/L，LDH 187 IU/L，CPK 40 IU/L，TP 7.4 g/dL，Alb 4.2 g/dL，BUN 15 mg/dL，Cr 0.6 mg/dL，Na 140 mEq/L，K 3.8 mEq/L，Cl 102 mEq/L，Ca 8.6 mg/dL，P 3.5 mg/dL．

　画像所見では，前腕，大腿骨X線では尺骨，大腿骨骨皮質の肥厚を認める．以前撮影された頭部CTの再評価にて，右側頭骨の骨皮質の肥厚が認められた．

Q1 全身骨シンチを施行したところ，右側頭骨，左橈骨，左大腿骨に集積が認められた．本症例の診断として最も正しいものを選べ．

❶ 慢性非化膿性骨髄炎（SAPHO症候群）
❷ 骨腫瘍
❸ 化膿性骨髄炎
❹ 副甲状腺機能低下症
❺ 悪性リンパ腫

Q2 この疾患の予後・管理について，正しい記載を1つ選べ．

❶ 大半の症例が自然に改善する
❷ 長期間の経過で機能障害を生じることが多い
❸ 皮膚病変があると慢性化のリスク因子となる
❹ 5年生存率は50％に満たない
❺ ビスホスホネートを使用すると骨病変が増悪するため，禁忌である

症例69：SAPHO症候群

> 下顎骨の慢性特発性骨髄炎，多発性の骨痛

解答　A1 ➡ ❶　　A2 ➡ ❸

A1　側頭骨，尺骨，大腿骨の骨過形成，骨痛と掌蹠膿疱症を認め，下顎骨病変の掻爬術において化膿性，悪性腫瘍が否定されているため，慢性非化膿性骨髄炎と診断した．

慢性非化膿性骨髄炎はSAPHO症候群に含まれる疾患である．SAPHO症候群はsynovitis（滑膜炎），acne（ざ瘡），pustulosis（膿疱症），hyperostosis（骨過形成），osteitis（骨炎）の頭文字をとったもので，これらの病態の2つ以上を合併する疾患群である．発症年齢は40歳台で多く，60歳以上での発症は稀である．HLA-B27が13～30％で陽性となり，強直性脊椎炎や炎症性腸疾患との合併も報告されている[1]．

診断はいくつかの診断基準は提唱されているものの，検証はされておらず，上記症状の組み合わせと他疾患，特に感染症の除外でなされることが多い．

骨関節病変は大半の症例で認められる．皮膚病変では掌蹠膿疱症が50％，皮膚乾癬25％，重度のざ瘡が9％で認められ，皮膚病変を認めない症例も16％ある[3]．骨関節病変で最も多いのが胸鎖関節，上位肋骨，肋軟骨，胸骨柄が侵される前胸部病変であり，65～90％で認められる．他には脊椎病変は33％で認められ，椎間板炎，椎体炎による骨硬化像，椎体周囲炎を呈する．長管骨病変は30％で認められ，骨硬化像，骨皮質の肥厚，骨周囲の化骨所見が認められる．腸骨や下顎骨，頭蓋骨などの扁平骨病変は10％で認められる．腸骨病変は仙腸関節炎に伴い出現することが多い[4]．また，下顎骨病変は10％で認められ，下顎骨の慢性特発性骨髄炎症例の85％がSAPHO症候群の診断基準を満たすため，原因不明の下顎骨骨髄炎では後にSAPHO症候群へ移行する可能性があることを覚えておく[5]．関節炎は92％と高頻度で認められ，特に軸関節が91％と多い．末梢関節炎は36％で認められるが，関節破壊は稀である[4]．骨病変の評価には骨シンチグラムやPET-CTが有用である[1]．

A2　SAPHO症候群の経過は様々で，13％が3～6か月程度の経過で改善し，再発を認めず，35％が寛解と再燃を繰り返し，52％が軽快・増悪を繰り返し慢性化する．慢性化のリスク因子は前胸部病変（OR 5.7[1.8～18.1]）と皮膚病変の存在（OR 10.3[3.4～31.1]），炎症反応陽性（ESR ≥ 20 mm/時，CRP ≥ 0.5 mg/dL：OR 7.7[2.7～22]）が挙げられる[5]．慢性化することが多いが，関節破壊は稀であり，機能予後や生命予後は悪くない[5]．

治療は確立されたものはないが，NSAIDsによる対症療法，抗菌薬治療（ドキシサイクリン，アジスロマイシン，クリンダマイシン），ステロイド，DMARD，抗TNF-α阻害薬，ビスホスホネートが試される．ビスホスホネートはアレンドロン酸，ゾレドロン酸の点滴投与により骨病変の改善，疼痛の改善効果が報告されている．経口投与でも効果が認められた症例報告もあり，本症例のような骨病変が主な症例では最も効果が見込める治療といえる[1]．

> - 下顎骨の特発性慢性骨髄炎はSAPHO症候群の可能性を考慮する．フォローにて明らかになることもある．
> - 骨病変が主ならば，副作用，効果の面からビスホスホネートが最も適する可能性がある．

転帰　掌蹠膿疱症は軽度であったため，外来にて毎月ゾレドロン酸4 mgの点滴投与を行った．治療開始後，頭痛，左上下肢痛は改善を認めたため，半年後には経口ビスホスホン酸に切り替え，以後継続している．他部位の疼痛が出現，改善を繰り返しているが，日常生活には支障がない程度でコントロールできている．

文献

1) Carnerio S, et al. Rheum Dis Clin N Am 39：401-418, 2013.〈SAPHO症候群のレビュー〉
2) McPhillips A, et al. Int J Oral Maxillofac Surg 39：1160-1167, 2010.〈下顎骨病変を伴うSPAHO症候群のレビュー〉
3) Steinhoff JP, et al. J Clin Rheumatol 8：13-22, 2002.〈12名のSAPHO症候群患者の症状頻度の評価とレビュー〉
4) Earwaker JW, et al. Skeletal Radiol 32：311-327, 2003.〈骨関節病変の解説，画像所見の解説を中心としたレビュー〉
5) Wannfors K. Oral Surg Oral Med Oral Pathol Oral Radiol 116：692-697, 2013.〈下顎骨の慢性特発性骨髄炎と二次性骨髄炎の比較，SPAHO症候群との関連を評価〉
6) Colina M, et al. Arthritis Rheum 61：813-821, 2009.〈71例のSAPHO症候群の評価と長期予後を評価．慢性化に関わる因子を評価したコホート〉

症例 70

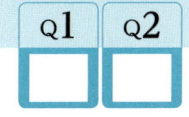

　60歳の女性．約3か月前から朝に60分程度続くこわばりとともに左手母指MCP（中手指節）関節と左手示指MCP関節の疼痛・腫脹を自覚し始め，1か月前からは右手示指MCP関節の疼痛・腫脹も出現するようになった．症状は軽微で日常生活に支障をきたすほどではなかったが，改善がみられないため内科外来を受診した．経過中に発熱はなく，受診時もバイタルに異常はみられない．身体所見では上記3関節の腫脹・熱感・疼痛を認める以外には特記すべき異常所見は確認されず，皮疹や消化器症状なども経過中を含め一度も出現していない．採血ではリウマチ因子（RF）は正常範囲内であるが，抗CCP抗体は50.0 U/mLと陽性であり，CRP 1.89 mg/dL，ESR 40 mm/時と炎症マーカーの上昇を認めた．

　特記すべき既往歴はなく，常用薬もない．母が関節リウマチである．10本/日×約20年の喫煙歴がある．夫と子どもと生活しており，職業は主婦である．

Q1 早期関節リウマチを疑った場合，診断をつけるために適していない所見を1つ選べ．

❶ CRPかつ/またはESRの異常値
❷ 1か所以上の関節腫脹の出現
❸ 手指単純X線写真での異常（骨びらんなど）
❹ 6週以上の症状持続
❺ RFもしくは抗CCP抗体高値陽性

　本症例は他鑑別疾患を除外した後，早期関節リウマチと診断された．診断時のDAS（disease activity score）28を用いた疾患活動性の評価は中等度であった．採血で腎機能，肝機能に異常はなく，胸部単純写真でも異常陰影は確認されなかった．

Q2 初期治療として適切と考えられる選択肢を2つ選べ．

❶ メトトレキサート
❷ アセトアミノフェン
❸ 経口ステロイド
❹ 金製剤
❺ TNF阻害薬

新分類基準による関節リウマチの診断

解答 A1 → ❸ A2 → ❶ ❸

A1 これまで関節リウマチの診断には 1987 年に米国リウマチ学会が提唱した分類基準が長年用いられてきた．しかし早期関節リウマチでは，罹患関節の対称性・皮下結節・画像所見などは発症初期に確認されないこともしばしば認められた．そのため，2010 年に米国リウマチ学会と欧州リウマチ学会は関節リウマチ新分類基準[1]を提唱した(表1)．この基準では，1 関節以上に臨床的に滑膜炎を認める場合に，血清学的所見と罹患期間，急性期反応物質を規定因子として分類を行っている．関節リウマチ以外の疾患も基準を満たす可能性があるため，鑑別疾患の慎重な除外とともに治療開始後も慎重な経過観察が必要である．

手指単純 X 線写真は早期関節リウマチの診断には適さず，経時的な変化の観察のために用いられることが多い．滑膜炎の有無の評価には，関節超音波もしくは MRI が使用されることが多い．なお，関節リウマチ患者の約半数は，関節症状が出現する前にすでにリウマチ因子や抗 CCP 抗体で代表される血清学異常を伴っているともいわれているが，臨床的に関節症状・所見を伴わない段階での判定は困難であり，経時的な観察が必要となる[2,3]．

A2 一般的に予後不良因子を伴う中等度以上の活動性の早期関節リウマチに対しては，疾患修飾抗リウマチ薬(DMARDs)の投与が推奨されている．メトトレキサートは DMARDs の中でも最もその効果に信頼性が示されている薬剤であり，禁忌がない限りは第 1 選択薬とされる[2,3]．金製剤も古くから使用されている DMARDs であり，その有用性は評価されている．メトトレキサートが効果不十分ないし使用困難な際は候補となり得る薬剤の 1 つである．メトトレキサートの主な禁忌としては，妊婦・授乳婦，慢性肝疾患，腎機能障害，胸腹水貯留患者などが挙げられる．

なお，DMARDs の臨床的な効果は投与後 1〜2 か月程度してから得られることが多く，活動性のある関節炎については，リリーバーとしてのステロイド局所注射もしくは全身投与も考慮される．ただし，副反応が多く認められることに留意すべきであり，過剰投与や不要な長期投与は避けるべきである．またアセトアミノフェンでは鎮痛効果は得られても，十分な抗炎症作用や骨破壊抑制効果は示されておらず，一般的に治療薬として選択されることは少ない．TNF 阻害薬などの生物学的製剤が関節リウマチの治療に革新をもたらしたが，活動性がきわめて高度である場合以外には，原則として DMARDs 療法に反応不良な場合にのみ使用開始が推奨されている[2,3]．

表1 早期関節リウマチの新分類基準

		スコア
罹患関節	大関節 1 か所	0
	大関節 2〜10 か所	1
	小関節 1〜3 か所	2
	小関節 4〜10 か所	3
	小関節 11 か所	5
血清学的検査	RF 陰性かつ抗 CCP 抗体陰性	0
	いずれかが低値陽性	2
	いずれかが高値陽性	3
急性期反応物質	CRP 正常かつ ESR 正常	0
	CRP，ESR のいずれかが異常値	1
症状の持続	6 週未満	0
	6 週以上	1

合計スコア 6 点以上で早期関節リウマチと分類する．

- 関節リウマチは早期診断・早期治療開始が重要であり，その概念に基づき 2010 年に新分類基準が提唱された．
- 初期治療は禁忌がない限り，多くはメトトレキサートを中心とした DMARDs による治療から導入される．

転帰 メトトレキサート内服加療を開始し，徐々に増量を行った．リリーバーとしての少量ステロイド併用を行ったところ，手指関節の疼痛・腫脹は早期に改善した．ステロイドは徐々に減量し，3 か月後にはメトトレキサート単剤で本人の自覚症状も改善．手指関節の疼痛・腫脹は消失した状態が維持され，血液検査においても CRP・ESR などの炎症マーカーは正常範囲で安定した．

文献
1) Aletaha D, et al. Ann Rheum Dis 69(9)：1580-1588, 2010.
2) Smolen JS, et al. Ann Rheum Dis 73(3)：492-509, 2014.
3) 日本リウマチ学会(編)：関節リウマチ診療ガイドライン 2014. メディカルレビュー社, 2014.

症例 71

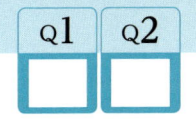

79歳の女性．2週間前に急に首と両肩の痛みが出現し，押し入れに布団をしまうことができなくなった．明け方になると痛みで寝返りもうてない．両肩挙上困難で椅子から立ち上がる時に股関節が痛み，両上腕と大腿の圧痛もある．

バイタルサインは，体温37.2℃，血圧148/76 mmHg，脈拍78/分 整，SpO_2 97%（室内気）．胸部聴診では心雑音なし．明らかな皮疹なし．顎跛行はあるが，側頭動脈怒張はない．血液検査では，WBC 9,200/μL，CRP 4.8 mg/dL，ESR 78 mm/時．

臨床情報からリウマチ性多発筋痛症（polymyalgia rheumatica：PMR）を疑った．

Q1 PMRを疑って診察を進めるうえで正しいものを1つ選べ．

❶ 急性発症の経過はPMRらしくなく，むしろ関節リウマチ（rheumatoid arthritis：RA）を疑う
❷ 画像で肩関節周囲炎が確認できたらRAとPMRの鑑別は容易である
❸ 鑑別疾患としてRAを考え，抗CCP抗体やリウマチ因子をチェックする
❹ 病歴，身体所見が典型的であれば，直ちにプレドニゾロン内服を開始する
❺ 頭痛や側頭部圧痛がなければ巨細胞性動脈炎（giant cell arteritis：GCA）合併は否定的である

Q2 この患者のマネジメントを考えるうえで適切なものを2つ選べ．

❶ 側頭動脈に大血管炎を合併するのは5％程度である
❷ 治療はPMRの場合プレドニゾロン15〜20 mg/日，GCAの場合プレドニゾロン50〜60 mg/日で開始する
❸ 診断確定前にプレドニゾロンを開始すると側頭動脈生検の結果に影響を及ぼす
❹ プレドニゾロンを減量できない場合はメトトレキサートなどの疾患修飾性抗リウマチ薬を併用すると著効する
❺ 治療が奏効しない場合は診断自体が正しいかを再考する

リウマチ性多発筋痛症の診断・マネジメント

解答 A1 ➡ ❸　A2 ➡ ❷ ❺

A1　リウマチ性多発筋痛症(PMR)は50歳以上の女性に発症することが多く，急性〜亜急性で発症し，肩や股関節，頸関節の疼痛やこわばりと可動域制限が出現する[1]．鑑別疾患は関節リウマチ(RA)，肩関節周囲炎，甲状腺疾患，膠原病(全身性エリテマトーデス，多発筋炎，皮膚筋炎・結節性多発動脈炎)，悪性腫瘍の腫瘍随伴症候群，パーキンソン病，感染性心内膜炎，スタチン内服など多岐にわたるため，除外診断が重要である．

PMRは滑膜や関節周囲に炎症が起き，超音波やMRIで炎症所見を証明できれば変形性関節症などの非炎症性疾患との鑑別には役立つが，RAや乾癬性関節炎では同様の所見を認めるため鑑別できない[2]．このため現行の分類基準ではPMRの診断を下すうえで超音波は必須ではない[3]．特にRAは，PMRとして治療された症例の20％がRAだったと報告され，鑑別が重要になる．2012年にACR/EULARが発表したPMRの分類基準ではリウマチ因子と抗CCP抗体陰性であることが項目に含まれており，この点からもRAが特に重大な鑑別項目であることがわかる．患者のQOL阻害の程度にもよるが，詳細な病歴聴取，診察とともに上記鑑別疾患を可能な限り除外する作業が必要になる．

巨細胞性動脈炎(GCA)は側頭動脈に炎症があっても触診上は正常のことがある．また症状も頭痛や血管痛の他に，顎跛行や血管雑音，霧視，複視をきたすことがあれば，無症状の場合もある．ACRの1990年の分類基準でも，頭痛は必須ではない．

A2　GCAの25％に大血管炎を併発する．GCAが生検で確定した場合は大-中動脈(狭窄，解離，動脈瘤)の評価や小血管病変のモニターのためMRAやCTAは有用とされる[3]．PMRは10〜20 mg/日，GCAは1 mg/kg/日のプレドニゾロンで治療する．GCAでも大抵は高用量プレドニゾロンで全身の炎症症状は改善する．GCAもPMRもステロイドに反応し，多くは単剤でコントロール可能である．臨床症状が消失し炎症反応が正常化した後に，2週間おきに10〜20％ずつ減量していく．

GCAが疑われる場合は，血管炎の病理学的証明のために側頭動脈を1.5〜2.0 cm切除し検査する必要がある．1か所目を生検し陰性であっても，臨床的に強く疑うなら2か所目を生検すべきとされる(両側の側頭動脈をルーチンに生検するべきではない)．動脈炎性の視神経症は失明の危機があり緊急疾患であるため治療が急がれる．

ステロイド治療を開始した後でも生検の診断感度は高く，治療開始後数週間経ってから診断感度が落ちてくるとされる[3]．プレドニゾロンを減らすための治療として画一的なものはない．確たるデータがない中でGCAに対してインフリキシマブ，メトトレキサート，シクロホスファミド，アザチオプリン，抗マラリア薬などの免疫抑制薬が使用されているのが現状だが，治療に反応しない，漸減の途中で増悪するなどの場合は，前述のとおり全身性の血管炎や感染症などアセスメントをやり直す必要がある．

> • PMRの臨床像と鑑別疾患，治療法，初期治療に反応しない場合の対応法を熟知する．

転帰　関節リウマチ，悪性腫瘍，感染性心内膜炎などの鑑別疾患の除外を行ったうえで側頭動脈生検を行ったが，GCAには一致しない所見だった．プレドニゾロン15 mg/日から治療開始した．速やかに症状が消失したため2週間後より漸減を行い，現在5 mgで症状は再燃していない．

文献

1) Salvarani C, at al. Nat Rev Rheumatol 8(9)：509-521, 2012.〈PMRとGCAの病態診断，治療に関して概説している2012年のレビュー〉
2) Camellino D, et al. Rheumatology(Oxford) 51(1)：77-86, 2012.〈PMRに対する諸々の画像検査の診断特性を論じたシステマティックレビュー〉
3) Weyand CM, et al. N Engl J Med 371(1)：50-57, 2014.〈GCAとPMRの病態生理，検査，治療に関してまとめられているレビュー〉

症例 72

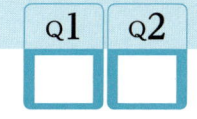

35歳の女性．会社員．妊娠8か月．保育園に行っている2歳の長女が4日前にインフルエンザA型と診断され，オセルタミビルを処方された．長女は今朝から解熱しているが，なお鼻汁・咳嗽が残っている．本日朝より，急に寒気を伴う発熱(37.7℃)があり，自分もインフルエンザに罹患したのではと考え，16時に来院した．

来院時のバイタルサインは，体温38.5℃，血圧102/78 mmHg，脈拍98/分 整，呼吸数24/分，SpO_2 98%（室内気）．頭痛，関節痛はあるものの，咳嗽・鼻汁は明確ではない．身体診察では，咽頭後壁にリンパ濾胞を認め，扁桃発赤を認めるが，聴診上，肺野に副雑音を聴取しない．本人は妊娠7か月の時点でインフルエンザ予防接種を接種済みである．

Q1 インフルエンザの説明で正しいものを1つ選べ．

❶ インフルエンザウイルスの排出期間は成人でも小児でも同様である
❷ インフルエンザウイルスの排出は症状の発現症後から始まる
❸ 妊婦，および産後2週以内の褥婦はインフルエンザ重症化のハイリスクグループである
❹ 咳嗽，発熱，頭痛の3つがそろえば，インフルエンザの臨床診断に有用とされる
❺ インフルエンザ迅速診断の特異度は60％前後である

Q2 インフルエンザ迅速診断キットでは，A型が陰性であった．妊婦・授乳婦への予防・治療について，正しいものを2つ選べ．

❶ 妊娠中・授乳中における抗インフルエンザ薬の選択は，オセルタミビルよりザナミビルのほうがより好ましい
❷ 妊婦の場合，発症後48時間を経過した場合には抗インフルエンザ薬の投与は禁忌である
❸ 妊娠中の発熱に対してはアセトアミノフェンが比較的安全である
❹ 妊娠中のインフルエンザワクチンの予防接種が推奨されている
❺ 妊婦に対してはインフルエンザの診断が確定してからのノイラミニダーゼ阻害薬の投与が推奨される

インフルエンザの診断と妊婦への治療

解答 A1 ➡ ❸　A2 ➡ ❸ ❹

A1 CDCは，①5歳以下の小児（特に2歳以下），②65歳以上の高齢者，③妊婦および産後2週以内の褥婦，④慢性疾患患者（気管支喘息を含む呼吸器疾患・高血圧を除く心血管疾患・腎疾患・肝疾患・血液疾患・内分泌疾患・神経疾患），⑤免疫不全患者，⑥施設入所者などをインフルエンザが重症化しやすいハイリスクグループとして挙げており[1]，妊婦はその1つであるため，適切な対処が必要である．インフルエンザの潜伏期間は平均1.5日（1〜3日）であるが，発症の1〜2日前からインフルエンザウイルスの排出は始まっており，成人の場合は5〜10日間は排出が続くといわれている．小児や高齢者における排出期間は成人より長く，10日以上続くこともある[2]．

インフルエンザの診断は臨床的になされることが多く，発熱，倦怠感，頭痛，関節痛，咳嗽などがよくある症状であるが，鼻汁や咽頭痛もみられることがある．吐き気や下痢などの消化器症状も25％程度にみられ，とりわけインフルエンザB型の場合にはよくみられることがある．臨床症状のみでインフルエンザの診断を確定することはできない[3]が，発熱，咳嗽，突然の発症はLR+ 1.7〜5.1と有用であるとされている[4]．

インフルエンザ迅速診断キットの感度は62.3％（95％CI 57.9〜66.6％），特異度は98.2％（95％CI 97.5〜98.7％）であり，事前確率が高い場合は陰性であるからといって診断の除外には役立たない．成人は小児と比べ感度が低く，またB型インフルエンザはA型よりも感度が低い[5]．

A2 妊婦のインフルエンザ罹患は，重症化のリスクが高く，また妊娠第1期の罹患に伴う発生異常のリスクや，高熱に伴う神経管開存との関連が知られており，早期のインフルエンザ治療を開始することが推奨されている．また，治療の有用性は投与に伴う副反応を上回るため，診断の確定を待たずに早期に，妊娠の時期にかかわらず開始することが推奨されている．また，全身性の効果と，気管支喘息およびCOPDに対するザナミビルの潜在的なリスクのために，ザナミビルよりもオセルタミビルのほうが推奨されている．通常は発症後48時間以内の投与が推奨されているが，妊婦の場合にはその期間を過ぎてからの投与が必要となる場合もある．また発症予防のためには，インフルエンザの予防接種が重要である．

妊娠中の，特に妊娠第1期における妊婦の高熱は，神経管開存や他の発生異常との関連が指摘されているため，抗インフルエンザ薬とともに解熱薬の投与も重要である．アセトアミノフェンが胎児に与える影響に関しては，他の解熱薬（NSAIDs）などの胎児に与える影響と比較した場合，現時点では推奨されるものである．小規模ではあるが，母乳中のオセルタミビルの移行は胎児の治療レベルまでは到達しないとの研究もある．

- 臨床症状のみでインフルエンザを確定することはできない．
- 妊婦はハイリスクグループであり，抗インフルエンザ薬の投与が推奨される．

転帰 症状および周囲の流行・感染者との接触状況からインフルエンザと診断し，同日よりオセルタミビル75 mg 1日2回投与を開始した．内服後3日後に，特に副作用や合併症もなく軽快した．

文献

1) United States Centers for Disease Control and Prevention：Updated recommendations for obstetric health care providers related to use of antiviral medications in the treatment and prevention of influenza for the 2010-2011 season. http://www.cdc.gov/flu/professionals/antivirals/avrec_ob2011.htm（最終アクセス2016年1月11日）
2) Fiore AE, et al. MMWR Recomm Rep 60(1)：1-24, 2011.
3) Call SA, et al. JAMA 293(8)：987-997, 2005.
4) Ebell MH, et al. Ann Fam Med 9(1)：69-77, 2011.
5) Chartrand C, et al. Ann Intern Med 156(7)：500-511, 2012.

症例 73

Q1 Q2

　23歳，会社員の女性．5日前から続く38℃台の発熱，咽頭痛を主訴に受診した．鼻汁，咳はなく，嚥下障害もない．

　バイタルサインは，体温38℃，血圧98/60 mmHg，脈拍100/分 整，呼吸数24/分，SpO_2 98%（室内気）．身体所見では，咽頭の軽度発赤，両側の後頸部リンパ節腫脹を認めた．扁桃腫大はあるが，白苔はない．前頸部，腋窩リンパ節は触知しなかった．また，腹部所見では，肝臓，脾臓とも触れなかったが，Traubeの三角の鼓音の消失を認めた．

Q1 本患者の病歴，身体所見からは考えにくい疾患を1つ選べ．

❶ 急性HIV感染症
❷ サイトメガロウイルス感染症
❸ EBウイルス（EBV）感染症
❹ インフルエンザ感染症
❺ トキソプラズマ感染症

Q2 伝染性単核球症（初感染）が疑われる患者において，陽性ならEBVの初感染と考えられる血液検査所見を1つ選べ．

❶ VCA（viral capsid antigens）IgG
❷ VCA IgM
❸ EBNA（EBV-associated nuclear antigen）
❹ VCA IgA
❺ EA-DR（early antigen-diffuse restricted）-IgG

EBウイルスによる伝染性単核球症の診断

解答 A1 ➡ ❹　A2 ➡ ❷

A1　発熱，咽頭痛，リンパ節腫脹，Traubeの三角の鼓音の消失という脾腫を疑う所見(LR＋ 2.3)[1]から，伝染性単核球症様症候 (infectious mononucleosis like syndrome)を想起できると思う．急性HIV感染症，サイトメガロウイルス感染症，EBウイルス(Epstein-Barr virus：EBV)感染症，トキソプラズマ感染症はどれも伝染性単核球症様症候群を起こす疾患である．インフルエンザ感染症では，脾腫は一般的に起こらない．

伝染性単核球症の症状は「なんでもあり」である．咽頭痛，リンパ節腫脹もよくみられるが，発熱や全身倦怠感のみなど特徴的な症状がないこともあるので注意が必要である．後頸部リンパ節腫脹の感度は40％，腋窩リンパ節腫脹の感度は27％であり，これらのリンパ節腫脹がないからといって，否定はできない[2]．伝染性単核球症を疑った時には，脾腫は特異度99％，SpPinな所見〔特異度(specificity)が高い所見が陽性(positive)の時には，その疾患を診断(rule in)できる〕であり，脾腫があれば，伝染性単核球症を疑う．

A2　EBVによる伝染性単核球症の抗体価による診断でVCA IgMの上昇は特異度が高い(98.4％)検査であり，間接蛍光抗体法(IFA)のほうが，酵素結合免疫吸着法(ELISA)より感度・特異度ともに高い[3]．VCA IgGはVCA-IgMに続いて陽性となり，EBNAはさらに遅れて上昇する．VCA IgAは，上咽頭癌で感度・特異度とも高い抗体検査となり，EA-DR-IgGは慢性活動性EBV感染症で高値となる．

転帰　病歴からは，伝染性単核球症を疑う所見に乏しかったが，発熱と脾腫から伝染性単核球症を想起，診断に至った．不明熱として，血液培養も2セット採取したが，結果は陰性であった．発熱は6日間続いたが，徐々に症状は軽快した．

文献

1) Grover SA, et al. JAMA 270(18)：2218-2221, 1993.〈脾腫の身体所見に関するレビュー〉
2) Aronson MD, et al. Ann Intern Med 96(4)：505-508, 1982.〈咽頭痛のある患者の前向き研究でEBウイルス感染症の症状について感度・特異度を調べたもの〉
3) Martins TB, et al. Am J Clin Pathol 129(1)：34-41, 2008.〈EBウイルス抗体価の精度に関する研究〉

- 伝染性単核球症での脾腫は特異度の高い所見である．
- VCA IgM(IFA)陽性ならEBVによる伝染性単核球症と考える．

症例 74

　23歳の女性．3日前から39℃台の発熱と筋肉痛が生じ，顔面から首にかけて発疹を認めたことから受診した．咳嗽や結膜炎は認めず．四肢体幹に発疹なし．幼少期に麻疹ワクチン接種歴あり．風疹は罹患歴あり．会社の隣の席に2週間前に麻疹を発症した同僚がいて，咳嗽がひどかった．最近の海外渡航歴や虫刺され，草むらの散策や山登りなどのアウトドアでの活動も特にない．
　バイタルサインは，体温39℃，血圧110/74 mmHg，脈拍100/分 整，SpO_2 98%（室内気）．病歴にて会社の同僚から感染した麻疹を疑った．

Q1 本症例のような麻疹の症状において典型的麻疹と異なる点で正しいものを1つ選べ．

❶ 発疹は顔面や耳の周りなどから体幹や手足に広がっていく
❷ 肝炎や胸水貯留などの重症化を認める
❸ 罹病期間は典型的麻疹より長い
❹ 潜伏期間は典型的麻疹より長い
❺ 感染力は典型的麻疹より強い

Q2 検査を行うことにしたが，この症例のように非典型的経過をたどる麻疹患者の検査において典型的麻疹と異なる点を1つ選べ．

❶ IgM抗体の上昇
❷ IgG抗体の異常高値
❸ ウイルスのRT-PCRが陽性
❹ プラーク減少中和アッセイ力価の低下
❺ IgG抗体がペア血清で4倍以上上昇

修飾麻疹と通常麻疹の相違点

解答 A1 ➡ ❹　A2 ➡ ❷

A1 修飾麻疹は，以前にワクチン接種歴がある人，母体から麻疹抗体を受けた1歳未満の乳児，麻疹の抗体がなく麻疹患者に曝露後免疫グロブリン投与を受けた人などが，麻疹に対しての抗体価の上昇が不十分な状態で麻疹ウイルスに感染することから起こる．通常の麻疹と異なり潜伏期間は長く(14〜21日)，結膜炎などのカタル症状やコプリック斑を認めず，発疹は典型的な顔面から全身に広がる形式と異なり顔面から首のみなどと非典型的で，時には認めないこともある．罹病期間は短く，発疹や発熱も数日で消失する[1〜3]．また感染力は通常より低い[2,3]．

一方，異形麻疹とは，1960年代に世界的に生ワクチンの発熱率が高いため不活化ワクチンを併用した時期(日本では1966〜1968年)に接種を受けた人が数年経ってから自然麻疹に罹患した時に，発熱や頭痛が生じその1〜3日後に末端から体幹へ広がるような発疹を生じる状態をいい，罹病期間は通常より長く，時に重症化し，浮腫，間質性肺浸潤，胸水貯留，肝炎などをきたし，死亡した例も報告されている[1]．

A2 検査についてであるが，修飾麻疹においては通常の感染確認に使われるIgM抗体の上昇が認められない場合もある．ウイルスRT-PCRなどで確定検査をするが[3]，これは通常麻疹でも行われる．また修飾麻疹ではIgG抗体が異常高値を示すことが多く，初めから高値のためペア血清で4倍にならない可能性が高い[2,3]．プラーク減少中和アッセイ力価はより堅固なブースター効果がある場合(中和抗体を作る能力あり)に上昇することから，ワクチン接種歴があると麻疹曝露を受けて上昇を認めるため，修飾麻疹において力価はかなり高くなる[4]．

🔑
- 麻疹ワクチン接種歴のある患者でも，麻疹患者と接触して2〜3週間経った後に発熱や頭痛，発疹を認める場合は，修飾麻疹の可能性を考える．
- 修飾麻疹の検査で特徴的なのは，IgMが低値か陰性でIgGが異常高値になることであるが，確定診断をつける場合はウイルスPCR法を行う．

転帰 ワクチン接種歴を確認したところ，2回接種を行っていたが，麻疹発症患者との濃厚接触を認めたため修飾麻疹を疑い，IgM抗体，IgG抗体，ウイルスPCR検査を行った．IgM抗体は(＋/−)，IgG抗体は異常高値となり，ウイルスPCRは陽性となったことから確定診断された．

文献
1) Gershon AA：Measles virus(rubeola). *In* Mandell GL, et al(ed)：Mandell, Douglas and Bennett's Principles and Practice of Infectious Diseases. p2232, Churchill Livingstone, New York City, 2009.〈感染症の診断と治療について病態や菌別に詳しく記載されている教科書〉
2) Artimos de Oliveira S, et al. Vaccine 19(9-10)：1093-1096, 2000.〈親族内での2回ワクチン接種歴がある患者の修飾麻疹発生例の報告〉
3) Rota JS, et al. J Infect Dis 204(suppl 1)：S559-563, 2011.〈複数回のワクチン歴のある内科医が初発麻疹患者との接触で修飾麻疹を発症した2例の報告〉
4) Hickman CJ, et al. J Infect Dis 204(Suppl 1)：S549-558, 2011.〈プラーク減少中和アッセイの力価がワクチン歴ありで高く，抗体親和性も高かったという報告〉

症例 75

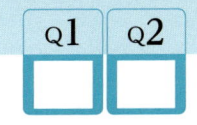

Q1　Q2

　34歳の男性．2日前より38℃の発熱，頭痛，上気道症状があり感冒薬を内服していたが，昨日より発疹が全身に出現したため来院した．
　バイタルサインは，体温37.5℃，血圧120/72 mmHg，脈拍74/分 整，SpO_2 99％（室内気）．身体所見上，神経学的所見も含め異常なし．発疹は顔面および体幹に広がるバラ紅色の斑状および斑丘疹であり，軽度の瘙痒感を認める．咽頭発赤はなく，耳介後面および頸部のリンパ節腫脹を認める．咽頭所見はなく，聴診を含む他の身体所見に異常はない．海外渡航歴なし．特に既往は認めないが，会社の同僚に，2週間前に同様の症状があった者がいたとのこと．

Q1　臨床症状より，風疹を疑った．正しいものを1つ選べ．

❶ 眼球結膜充血はあまりみられない所見である
❷ 精巣痛は風疹ではみられない
❸ 麻疹との鑑別のため，口腔内の診察は重要である
❹ 風疹IgM抗体は発疹出現時から高値となる
❺ 手指のこわばりや痛みを伴う関節炎は稀である

　検査の結果，風疹であることが判明した．患者には28歳の妻がおり，挙児希望であるが現在妊娠しているかどうかはわからない．

Q2　妊婦，妊娠希望者の風疹罹患について，正しいものを2つ選べ．

❶ 発疹がみられている間は接触を避けるべきである
❷ 妊娠早期（1か月以内）に風疹に感染すれば，先天性風疹症候群（congenital rubella syndrome：CRS）はほぼ必発である
❸ 不顕性感染ではCRSは発症しない
❹ 風疹HI抗体値が8倍あれば風疹ワクチン接種の必要はない
❺ 風疹ワクチン接種後に妊娠が判明した場合，CRS発症の可能性は高い

風疹の鑑別と先天性風疹症候群

解答 A1 → ❸　A2 → ❶ ❷

A1 風疹はトガウイルス科ルビウイルス属に属する風疹ウイルス(rubella virus)により引き起こされる．飛沫感染であり，潜伏期間は約2〜3週である．発熱，頭痛，鼻汁，咳嗽などの上気道炎症状ののち発疹が出現する．眼球結膜充血もよくみられる所見である．特有の発疹，リンパ節腫脹，発熱が3主徴であるが，この3つが揃わないこともあり，また15〜30％は不顕性感染である．耳介後部，後頸部，後頭下部のリンパ節腫脹が特徴的で，発疹が出現する数日前から現れ，発疹消失後も数週間持続する．発疹は紅色の斑状あるいは斑丘疹で，顔面・耳介後部から出現し1日で体幹・四肢へと拡大する．1つひとつの発疹は数mmと小さく癒合傾向は少ない．

軽い瘙痒感があり，"3日はしか"の名前が表すように，通常約3日で治癒するが，成人はやや遷延することが多い．発疹に癒合傾向がなく，落屑や色素沈着もみられないことが麻疹との鑑別点といわれていたが，成人では風疹でもこれらの所見がみられることもあり，麻疹の特徴であるコプリック斑の有無が鑑別のポイントとなり，口腔内の診察が重要となる．また，発疹からは突発性発疹，溶連菌感染症，伝染性紅斑，薬疹などとの鑑別は難しく，最終診断は抗体検査に委ねられることが多いが，発疹出現直後の風疹IgM抗体の陽性率は50％程度で，他疾患による偽陽性も認めるため注意が必要である．手指のこわばりや痛みを訴えることも多く，関節炎を伴うこともあり(5〜30％)，成人女性に多くみられるがそのほとんどは一過性である．成人男性では精巣痛や睾丸炎を認めることもある．

A2 風疹は基本的に予後良好な疾患であるが，特に問題となるのが妊娠早期に風疹に罹患した際に，胎児に白内障・緑内障・網膜症などの眼疾患，先天性心疾患，知的発達遅滞，感音難聴などを発症させる先天性風疹症候群(CRS)である．妊娠早期(1か月以内)の感染によるCRS発症率は100％であるが，20週以降では6％以下となる，また後期は難聴のみがみられることが多い．不顕性感染やワクチン接種後の再感染でもCRSは起こりうるため，抗体が陽性でも妊婦が風疹患者と濃厚接触していた場合には注意深いフォローが必要である．

本邦では1977年に女子中学生への風疹ワクチンの定期接種が開始されたが，1995年までは男子への予防接種が行われていなかったため，現在特に20〜40歳代の男性の風疹の発症が多くみられている．本邦では2012年から風疹の流行がみられ，多くのCRSの発症が認められた．過去の風疹罹患の既往はあいまいなことが多いため，風疹HI抗体値が16倍以下の場合はワクチン接種が勧められる．ワクチン接種後2か月は避妊が必要であるが，これまで風疹ワクチン接種によるCRS発症の報告例はない．

- 特有の発疹，耳介後面のリンパ節腫脹，発熱が診断のポイントである．
- CRS発症を予防するためにも，ワクチン接種が必要である．

転帰 来院当日より発疹は軽快しはじめたが，自宅で安静療養した．妻とは1週間は接触を避け，妊娠していないことを確認した後，ワクチンを接種した．また職場の同僚の同年代の男性たちにも風疹ワクチン接種を勧めた．

文献
1) 加藤博史，他．感染症誌 87(5)：603-607, 2013.〈日本における成人風疹のケースシリーズ報告〉
2) Lambert N, et al. Lancet 385(9984)：2297-2307, 2015.〈新しい抗体検査などを含む風疹のレビュー〉

症例 76

35歳の男性．2日前から38℃台の発熱と頭痛が出現．市販の解熱鎮痛薬を使用していたが，薬が切れると熱が出てくる．全身倦怠感が強く辛くなってきたために本日，外来を受診した．商社に勤務し海外で穀物の取引を行っており，日本と海外（インドネシア，カンボジア，ラオス）を行き来している．既往歴はなし．渡航前のワクチン追加接種なし．

来院時バイタルサインは，体温38.5℃，血圧120/65 mmHg，脈拍76/分 整，呼吸数20/分，SpO_2 98％（室内気）．

自覚症状では呼吸器症状や消化器症状は認めなかった．海外渡航が多いため，輸入感染症を鑑別に挙げながら診断を行うこととし，渡航先で発熱，見た目の重症感があったことからマラリアを鑑別に挙げた．

Q1 マラリアについて正しいものを2つ選べ．

❶ 8週間以内に海外渡航歴がなければ否定的である
❷ 周期的な発熱が除外診断に有用である
❸ 脾腫は感度が高いが，特異度は低い身体所見である
❹ 血小板減少は感度が高い検査所見である
❺ 感染症法で4類感染症に分類される

Q2 重症マラリア感染を示唆する所見として正しいものを3つ選べ．

❶ 肺水腫
❷ 全身性リンパ節腫脹
❸ 低血糖
❹ 腎機能障害（Cr＞3 mg/dL）
❺ 高ビリルビン血症（ビリルビン＞3 mg/dL）

症例76：マラリア

マラリア感染症を疑う所見と重症マラリアの診断項目

解答　A1 ➡ ❹❺　　A2 ➡ ❶❸❹

A1　マラリアは，マラリア原虫（*Plasmodium* spp.）を運ぶ雌のハマダラカの吸血で感染する．熱帯熱マラリア原虫（*P. falciparum*），三日熱マラリア原虫（*P. vivax*），四日熱マラリア原虫（*P. malariae*），卵形マラリア原虫（*P. ovale*）の他，近年は人畜共通感染症としてのサルマラリア（*P. knowlesi*）も含めて計5種類がある．流行が多いのは熱帯熱マラリアと三日熱マラリアであり，感染症法で4類感染症に分類されている．

マラリア原虫は熱帯・亜熱帯地域に生息し，熱帯熱マラリアの流行はサハラ砂漠以南の西アフリカ，三日熱マラリアはメキシコ，中米，中東，北アフリカで多く認める．最新の流行地域は厚生労働省検疫所FORTHのホームページ[1]などを確認するとよい．

確定診断は赤血球に感染したマラリア原虫を顕微鏡的に確認することがゴールドスタンダードだが，実際には臨床家が病歴・身体所見・一般検査で疑いをもつことが重要である．多くは2か月以内の潜伏期間だが，非熱帯熱マラリアの35％は帰国後2か月以上経過して発症したとのアメリカの報告があるため[2]，病歴聴取の際には数か月さかのぼって流行地域への渡航の有無を確認することが大切となる．非常に稀ではあるが，3か月以上の潜伏期間があった例もあることを知っておきたい．

非流行地域でマラリアと診断される患者の所見は，発熱 RR 5.1（95％CI 4.9～5.3），脾腫 RR 6.5（95％CI 3.9～11.0），高ビリルビン血症 RR 7.3（95％CI 4.1～7.5），血小板低下 RR 5.6（95％CI 4.1～7.5）との報告があるため，ここに注目するのがよいかもしれない[3]．ただし感度と特異度については，脾腫（感度24％，特異度96％），高ビリルビン血症（感度38％，特異度95％），血小板減少（感度75％，特異度88％）と，前2者は特異度は高いものの感度が低いことには注意が必要である．古典的にいわれる周期的な（2 or 3日おきの）発熱がみられることは稀であり，熱型で除外することはできない．他にも下痢症状を認める，全身状態が重篤でないなどの臨床経過で除外することはできない．

表1　重症熱帯熱マラリアの診断　（文献4より）

臨床所見	意識障害（成人 GCS<11，小児 Blantyre coma score<3），衰弱（支援なしに歩行，起立，座位不能），複数回のけいれん（2エピソード/日），循環虚脱（成人：収縮期血圧<70 mmHg），肺水腫（X線での確認または呼吸数>30回/分，SpO$_2$<92％（室内気）），特異的出血（再発性または持続的な鼻・歯茎・静脈穿刺部位からの出血，吐血または下血），ショック（代償性または非代償性ショック）
検査所見	アシドーシス（BE<8 mEq/L または HCO$_3^-$<15 mmol/L または静脈血漿乳酸≧5 mmol/L），低血糖（<40mg/dL），重症マラリア貧血（寄生虫数>10,000/μL を満たし，Hb≦5 g/dL または12歳未満 Ht≧15％），腎機能障害（Cr>3 mg/dL または BUN>20 mmol/L），黄疸（寄生虫数>10,000/μL を満たしビリルビン>3 mg/dL），高原虫血症（熱帯熱マラリア寄生>10％）

A2　熱帯熱マラリアは早期に治療を開始しないと臓器障害を呈し重症化する．重症熱帯熱マラリアの診断（表1）[4]で，全身性のリンパ節腫脹は項目になく，尿検査ではヘモグロビン尿が診断項目の1つである．これらの項目がある場合には，速やかに関連施設との連携が必要である．

- マラリアの潜伏期は2か月以上のことがあるため，流行地域への渡航の有無に注意する．
- 脾腫，高ビリルビン血症，血小板低下が診断の際にある程度有効である．
- 重症マラリアは治療が遅れると死につながるため，診断を急ぐ．

転帰　インドネシアとカンボジアへ1か月前まで渡航していたとのことだった．マラリアが疑われたためにマラリア感染症に対応可能と思われる病院へ紹介した．末梢血標本で三日熱マラリアが確認され，アトバコン・プログアニルにより加療された．今後のDEET（防虫薬）を含む防蚊対策の徹底を指導され，入院5日目で退院となった．

文献

1) 厚生労働省検疫所：FORTH によるマラリアについての情報．http://www.forth.go.jp/useful/malaria.html
2) Schwartz E, et al. N Engl J Med 349(16)：1510-1516, 2003.〈診断の遅れたマラリアに関するレビュー〉
3) Taylor SM, et al. JAMA 304(18)：2048-2056, 2010.〈「Does this patient have…」シリーズのマラリア版〉
4) World Health Organization：Guidelines for the treatment of malaria 3rd ed. Geneva, 2015.〈WHO によるマラリア治療のガイドライン〉

症例 77

75歳の男性．既往歴に糖尿病と高血圧，アルコール性肝障害があり，糖尿病と高血圧は内服加療中．現在はアルコールを控えており肝障害は改善傾向．数日前より口が開きにくくなってきて38℃台の発熱と著明な発汗を認め，手足の動きが悪くなってきたため受診．園芸が趣味であり今まで何回もシャベルで傷つけて出血することはあったが，特に病院受診などはしなかった．1週間ほど前にもシャベルで土を起こす際に手にシャベルの先を刺してしまい出血したが，しばらくして血が止まったため病院受診はしなかった．破傷風のワクチンを受けたことはない．受診中に時折全身のけいれんを認めている．

受診時のバイタルサインは，体温 38.1℃，血圧 120/90 mmHg，脈拍 120/分 整，呼吸数 12/分，SpO_2 98%（室内気）であった．身体所見は軽度開口障害あり，項部硬直なし，胸腹部異常所見なしであった．

Q1 本症例において，予後不良因子として評価が定まっていないものを1つ選べ．

❶ 潜伏期間が7日以内
❷ 全身性の破傷風
❸ 脈拍が＞120/分
❹ 60歳以上
❺ 外傷後の破傷風トキソイドワクチン未接種

Q2 治療薬として挙げたものの中で重要度が最も低いものを選べ．

❶ ビタミンC
❷ 硫酸マグネシウム
❸ ジアゼパム
❹ 破傷風免疫グロブリン
❺ メトロニダゾール

破傷風の予後不良因子と治療

解答 A1 ➡ ❺　　A2 ➡ ❶

A1 成人破傷風に関して予後不良因子のレビューはないが，ある研究では潜伏期間が7日以内での死亡率は75％と高く，それ以外に有意に死亡と相関があった因子としては，全身性破傷風，熱≥40℃以上で脈拍>120/分，術後破傷風，外傷後の破傷風ワクチン未接種，高齢などが挙げられる[1]．別の研究では予後不良因子として潜伏期間7日以内と脈拍>120/分，年齢60歳以上，けいれん（全身性破傷風の一症状）と，前研究と同様の項目とともに，発症までが48時間以内，なども挙げられたが，外傷後のワクチン未接種は有意な予後不良因子とはいえなかった[2]．また収容される施設に人工呼吸器がないと，喉頭筋や呼吸筋のけいれんで窒息して死亡する率も高い[3]．

A2 治療については非結合毒素の中和目的でHTIG（ヒト破傷風免疫グロブリン）をできるだけ早く筋注（破傷風トキソイド接種とは反対側）し，可能な時は創部のデブリドマンを行ったうえでメトロニダゾールなどの感受性のある抗菌薬を投与する．抗菌薬はペニシリンGでも代用できるが，メトロニダゾールにペニシリンを加えても死亡率に有意差はない[1]．

　筋硬直やけいれんをコントロールするためにジアゼパムなどのベンゾジアゼピン系鎮静薬を使用するが，数種類併用することで予後が改善するかは不明である．硫酸マグネシウムを投与すると，人工呼吸器装着の必要度は変わらないものの自律神経障害を調節して筋けいれんのコントロールに必要な薬の量を有意に減らし，心血管動態が安定化してより少量のベラパミルのみ必要な状態になる[4]．

　ビタミンCについては13～30歳までの55名に対して45％死亡率を下げたという小規模研究[5]があるものの，今後の大規模研究の必要があり，効果はいまだ不明である．

- 破傷風を疑った場合，予後不良因子として潜伏期間7日以内，60歳以上，脈拍>120/分，けいれんなどが挙げられる．外傷後のワクチン未接種との関連は不明である．
- 治療は創部デブリドマン，ベンゾジアゼピン系による鎮静，HTIGによる毒素中和，抗菌薬，人工呼吸器による窒息防止，破傷風トキソイドによる免疫獲得，硫酸マグネシウム投与などがある．

転帰 破傷風としてHTIG筋注，破傷風トキソイド接種開始，メトロニダゾール静注，ジアゼパムによる鎮静を行うも，呼吸状態悪化にて人工呼吸器を装着．その後は症状改善し，入院42日で後遺症を残さず退院となった．

文献

1) Saltoglu N, al. Clin Microbiol Infect 10(3)：229-233, 2004. 〈成人破傷風に罹患した53名での死亡に関連した因子の分析研究〉
2) Sanya EO, et al. Trop Doct 37(3)：170-173, 2007. 〈成人破傷風の202名に関する予後不良因子を分析した研究〉
3) Thwaites CL, et al. BMJ 326(7381)：117-118, 2003. 〈破傷風の予防と治療の簡易レビュー〉
4) Thwaites CL, et al. Lancet 368(9545)：1436-1443, 2006. 〈成人破傷風患者に硫酸マグネシウムを投与して効果をみたRCT〉
5) Hemilä H, et al. Cochrane Database Syst Rev 13(11)：CD006665, 2013. 〈ビタミンCが破傷風の予防と治療に与える効果についてのレビュー〉

症例 78

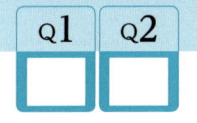

33歳，会社経営の女性．インドネシアのバリ島から帰国後，翌日より39℃台の発熱と目の奥に突き刺すような頭痛を認めるようになった．蚊に刺される機会は多く，今まで何度もインドネシア出張に行っている．発熱が持続するため，帰国後3日目に近医を受診．インフルエンザ迅速検査を施行されるも陰性であった．発熱は38℃台であったが，帰国後4日目より淡い発疹を体幹から四肢に認めるようになり，全身の脱力感も生じたため当院を受診した．

> **Q1** デング熱も鑑別に入れて診察や検査を行うこととした．
> 症状増悪の指標となる所見として当てはまらないものを1つ選べ．
> ❶ 胸水貯留
> ❷ 頻呼吸
> ❸ 血小板減少
> ❹ 歯肉からの出血
> ❺ 重度の腹痛

問診を詳しく行ったところ，歯肉からの出血も腹痛も認めなかった．バイタルサインは，体温38.2℃，血圧120/76 mmHg，脈拍96/分 整，呼吸数12/分，SpO$_2$ 99%（室内気）．胸部X線写真にて胸水貯留なく，採血では血小板が $8×10^4/\mu L$ と軽度低下していた．

> **Q2** 経過よりデング熱が疑われ，確定診断のために検査をすることにした．
> この症例の場合，今の時点で陰性になる可能性がある検査を2つ選べ．
> ❶ デングウイルス遺伝子PCRの検出検査
> ❷ デングウイルス特異的IgG検査
> ❸ デングウイルスの分離
> ❹ デングウイルス特異的IgM検査
> ❺ NS1抗原検査（血清検査，ELISA，迅速テスト）

デング熱の注意すべき所見と検査

解答 A1 ➡ ❸　A2 ➡ ❷ ❹

A1 デング熱は従来，東南アジアや中南米，アフリカへの渡航者の発熱の鑑別として重要であったが，2014 年に都内で集団感染事例が認められたこともある．プライマリ・ケア医が接する可能性も高い．潜伏期間は 3～14 日といわれ，発熱期，重症期，回復期に分かれるが，発症から 4～7 日目の重症期にデング出血熱やその先のデングショック症候群への進行を防ぐことに加えて，回復期にも突然ショック状態になる場合があるため，重症化のサインを見逃さないことが大切である[1]．

2009 年に WHO の定義が見直され，重篤な出血，重篤な臓器障害，胸水貯留，ショックをきたすような血漿漏出，重度の腹痛，歯肉からの出血，不穏状態や全身倦怠感，頻呼吸，持続する嘔吐，吐血などを認める場合に重症デング熱とされるようになり[2]，血小板減少は必須ではなくなった[1,2]．その後の研究からも，それ以前の血小板減少を含んだ WHO による重症化基準の感度が蔓延国で低かったことが明らかになっている[3]．

A2 確定診断をつける検査については，発症初期からウイルス血症に伴いウイルス分離や遺伝子の PCR 検査は陽性となり，ウイルスの非構造蛋白である NS 1 抗原検査でも陽性となるが，抗体検査は IgM が陽性になるには発症から 4～5 日必要であり，さらに IgG は初感染の場合発症から 7 日以上経ってから陽性（2 回目以降は 5 日以上経ってから）になる[1,4]．

本症例の場合，発症からまだ 4 日のため，初感染であれば IgG は陰性になる可能性が高く，IgM も陰性になる可能性もある．

- 渡航歴，症状からデング熱が疑われた場合，重症デング熱の所見がないか問診や診察検査から判断する必要があるが，血小板減少だけでは重症化の指標とはならない．
- 確定診断のために血液検査を行う場合，ウイルス血症の検査（PCR や NS1 抗原）は発症早期から陽性になるが，IgG や IgM などの抗体検査は発症から 5 日以上経たないと陽性にならないため注意する．

転帰 重症デング熱の定義には当てはまらなかったが，回復期に突然急変する可能性も考慮して入院を勧めた．しかし本人の強い希望で外来での経過観察となり，水分摂取励行，安静を指示したところ数日後に解熱し，1 週間後には症状消失を認めた．

文献

1) Simmons CP, et al. N Engl J Med 366(15)：1423-1432, 2012.〈デング熱の疫学，所見，検査，治療についてのレビュー〉
2) WHO：Dengue. Guidelines for Diagnosis, Treatment, Prevention and Control. World Health Organization, 2009.〈デング出血熱から重症デング熱への定義変更を行った WHO のガイドライン〉
3) Srikiatkhachorn A, et al. Clin Infect Dis 50(8)：1135-1143, 2010.〈以前のデング出血熱の WHO の定義について，タイでの小児事例をもとに感度・特異度を前向きに検討した研究〉
4) Peeling RW, et al. Nat Rev Microbiol 8(12 Suppl)：S30-38, 2010.〈デングウイルスの検査を評価したレビュー〉

症例 79

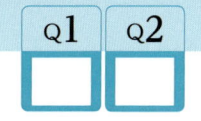

Q1 ☐　Q2 ☐

　28 歳の男性．4 週間持続する発熱で来院した．4 週間ほど前より 37℃台後半の発熱と倦怠感を自覚．節々の痛みもあり，感冒と判断し市販薬を使用していたが改善せず，右腋窩の違和感も出現した．2 週間前に近医を受診．その際に頸部リンパ節腫脹，圧痛を指摘され，セフカペンピボキシルを処方されたものの，効果がなかった．その後も症状が持続したため，外来を受診した．咽頭痛，咳嗽，鼻汁なし．霞目なし．寝汗，体重変化はなし．

　既婚．5 歳の子ども 1 人，性交渉歴は妻のみ．猫を半年前より飼っている．旅行歴なし．輸血歴なし．喫煙は 10 本/日×8 年間，機会飲酒のみ．既往歴なし．内服薬はセフカペンピボキシル 7 日間，アセトアミノフェン 400 mg 頓用．

　バイタルサインは，体温 37.8℃，血圧 130/60 mmHg，脈拍 92/分 整，呼吸数 20/分，SpO_2 100％（室内気）．眼瞼結膜，眼球結膜の充血なし．咽頭後壁発赤腫脹なし．両側前頸部，右腋窩リンパ節腫脹あり，軽度圧痛あり．リンパ節は最大径 1.5 cm 程度．表面平滑，可動性良好．鼠径リンパ節は腫脹なし．呼吸音，心音に異常なし．肝脾触れず．両側手に猫のひっかき傷，咬傷痕が多数あり．一部小水疱形成を認める．陰部所見に異常は認められない．

　血液検査結果は，WBC 8,400/μL（neu 82％，lym 15％），Hb 14.2 g/dL，Plt 23×10⁴/μL, CRP 2.3 mg/dL，AST 34 IU/L，ALT 24 IU/L，ALP 235 IU/L，γ-GTP 32 IU/L，LDH 258 IU/L，BUN 18 mg/dL，Cr 0.8 mg/dL，Na 142 mEq/L，K 3.8 mEq/L，Cl 106 mEq/L．

　胸部 X 線では明らかな浸潤影なし．

　追加情報として猫は屋内，屋外を行き来しており，夏はネコノミも認められたとのことであった．

Q1　ネコひっかき病を考慮した．正しいものを 2 つ選べ．

❶ リンパ節腫脹は腋窩リンパ節の腫脹が最も多い
❷ 冬季に多く発症する
❸ 主に発熱と全身性リンパ節腫大を呈する
❹ 咬傷や舐められただけでは発症しない
❺ 若年者では脳炎や心内膜炎の頻度が上昇する

Q2　この症例のマネジメントとして適切なものを 2 つ選べ．

❶ 直ちにリンパ節生検を勧める
❷ B 型肝炎，C 型肝炎，EBV，CMV，HIV，結核の血清学的検査を勧める
❸ 対症療法のみでフォロー外来は予定しない
❹ アジスロマイシンを処方し，1 か月程度経過観察とする
❺ ステロイドを開始する

長期間の発熱＋リンパ節腫脹

解答 A1 ➡ ❶ ❷　　A2 ➡ ❷ ❹

A1
猫によるひっかき傷，創部の水疱形成，発熱，腋窩リンパ節腫大はネコひっかき病（cat scratch disease：CSD）に典型的な情報である．CSDは猫の唾液中に含まれる *Bartonella henselae*，*B. clarridgeiae* がひっかき傷や咬傷部から感染し，感染部位には水疱や膿疱を形成，感染部位に近いリンパ節の腫脹，発熱をきたす疾患である[1]．唾液中に含まれているため，舐められただけでも感染リスクがある．猫間の感染はネコノミを介して行われ，夏の間に飼い猫に感染し，冬季に飼い主に感染が広がるパターンが多い[2]．また，同一家族内での発症もある．

症状は発熱が55％，リンパ節腫脹が94％と頻度が高い．リンパ節腫脹は腋窩30％，頸部22％，鼠径18.8％と腋窩リンパ節の腫脹が多く，全身性は0.4％と少ない．これは手から感染することが多いためと考えられる．他の症状としては倦怠感，食欲低下があり，稀ながら脳症，パリノー症候群，視神経炎，心膜炎もある[3]．高齢者のCSDでは脳炎，心膜炎や，非典型的なパターンが多い[3]．

A2
CSDの診断はリンパ節腫大と猫咬傷，ひっかき傷，同部位の水疱，肉芽腫形成があれば臨床的にかなり疑わしいが，確定診断はバルトネラ抗体の評価あるいは，リンパ節組織のバルトネラPCR検査も診断に有用である．

CSDと同様に数週間にわたるリンパ節腫脹，発熱をきたす疾患として重要なのは結核，非結核性抗酸菌症，HIV感染（急性レトロウイルス症候群），リンパ腫，EBV，CMV，HBV，HCV感染症が挙げられる[1]．CSDの自然経過として，リンパ節腫脹が改善するまでの期間は1.6か月（0.25〜17か月）であり[4]，経過をフォローしつつ改善が乏しい場合，増悪傾向がある場合はリンパ腫を考慮してリンパ節生検を考慮するのが現実的であろう．

リンパ節生検が診断，治療方針に関連するかどうかを判断するのにZスコアがあり，表1の項目で評価される[5]．表2にZスコアの感度・特異度を示す．

CSDの治療は免疫正常患者群であれば経過観察

表1　Zスコア（改訂版）　（文献5を改変）

因子	スコア	リンパ節の大きさ	スコア
年齢＞40歳	5	＜1.0 cm² (1×1 cm)	0
圧痛あり	−5	1.0〜3.99 cm²	4
全身瘙痒感	4	4.0〜8.99 cm² (2×2 cm〜)	8
鎖骨上リンパ節腫大	3	≧9.0 cm² (3×3 cm〜)	12
リンパ節触診 硬い	2		

7点以上で生検を推奨（生検が診断や治療に関与する可能性）．

表2　Zスコアの感度・特異度

スコア	感度	特異度	スコア	感度	特異度
6	97.4％	55.4％	10	76.9％	83.0％
7	97.4％	56.3％	11	74.4％	88.4％
8	92.3％	62.5％	12	61.5％	90.2％
9	92.3％	69.6％	13	48.7％	93.8％

のみで改善する．アジスロマイシン，リファンピシン，シプロフロキサシン，ST合剤は重症例では考慮する．心内膜炎合併例ではアミノグリコシド系抗菌薬を2週間投与が推奨される[1]．ステロイドは網膜炎合併例で試されるが確立された治療ではない．

> 🔑
> - 猫によるひっかき傷，創部の水疱，肉芽腫形成，所属リンパ節腫大があればネコひっかき病の可能性が高いが，除外診断となるため，注意が必要である．

転帰　ネコひっかき病と診断し，アジスロマイシンを処方し，猫の扱い，疾患について患者教育を行った．他の感染症は検査陰性であったため，慎重にフォローした．年齢やリンパ節の大きさ，症状から悪性腫瘍の可能性は低いと判断した．翌月の外来では症状は改善しており，その後も再増悪は認められなかった．

文献
1) Klotz SA, et al. Am Fam Physician 83（2）：152-155, 2011.〈CSDのレビュー〉
2) Sanguinetti-Morelli D, et al. Emery Infect Dis 17：705-707, 2011.〈フランスにおけるCSDの季節性の考察〉
3) Ben-Ami R, et al. Colin Infect Dis 41：969-974, 2005.〈CSDの若年者群と高齢者群の症状を比較した報告〉
4) Metzkor-Cotter E, et al. Clin Infect Dis 37：1149-1154, 2003.〈CSDのバルトネラ抗体や症状を長期間フォローした報告〉
5) Tokuda Y, et al. Medicine 82：414-418, 2003.〈Zスコアを沖縄県立中部病院の患者群で評価した後ろ向きコホート研究〉

症例 80

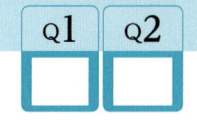

Q1 ☐　Q2 ☐

35歳の男性．2～3週間前から血液の混じっていない水様性下痢と腹痛を認めるようになり，腹部の張り感も増してきて，体重減少も認めるようになった．はじめは食中毒かと思って様子をみていたが，症状の改善を認めないため受診となる．生ものの摂取は特にないとのこと．インドとバングラデシュを約2週間旅行した後，1か月前に帰国している．

バイタルサインは，体温 36.8℃，血圧 110/80 mmHg，脈拍 90/分 整，SpO_2 99％（室内気）であった．水分摂取は十分できており，診察上，脱水の所見はなく，採血で電解質異常も認めなかった．

便検査を提出したところ，下図のような所見を認めた．

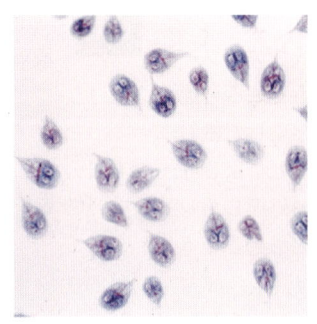

(CDC の HP より)

Q1 本疾患の危険因子のうち，誤っているものを1つ選べ．

❶ MSM (men who have sex with men)
❷ 乳児なども利用できるプールの使用
❸ 胃酸過多症
❹ 肺線維症
❺ 免疫能低下

便検査にてジアルジアの虫体を認め，ジアルジア感染症と診断されたが，発展途上国への旅行以外にジアルジア感染症の危険因子は認めなかった．

Q2 本症例に対する治療として，日本での保険適用上使用可能なものを1つ選べ．

❶ メベンダゾール内服
❷ メトロニダゾール内服
❸ パロモマイシン内服
❹ チニダゾール内服
❺ アルベンダゾール内服

ジアルジア症の危険因子と治療

解答 A1 ➡ ❸　A2 ➡ ❷

A1 ジアルジア症（*Giardia lamblia* 感染症）は囊子を経口摂取することで感染する糞口感染である．旅行者下痢の原因としては発展途上国，特に南アジア，東南アジアへの旅行者の5～15％を占め，カンピロバクターの15～35％，腸管毒素性大腸菌や腸管出血性大腸菌の15～25％に次いで多くみられる[1]．

先進国では，おむつのまま乳児が遊んでいるプール（便が付着している場合，感染を拡大させる可能性がある），汚染水による集団感染，感染した紙おむつを扱った介護者間の感染，MSMなどによる肛門性交からのヒト-ヒト感染，汚染水で処理したレタスなどの食物摂取による集団感染なども起こりうる[2]．その他の危険因子についての報告は，健常者6.3％の罹病率が肺線維症では有意に高い（28.0％）[3]，免疫能低下者で多く認める（HIV患者ではCD4が少ないほうがより重症だが，無症候性のジアルジア症も多い）[4]，ジアルジアは胃酸に抵抗性であるため低胃酸症の人で多いというものがある．

A2 有症状患者には抗原虫療法が適応となる．治療薬についてのレビューでは，世界で多く使われているのはメトロニダゾールだが，包虫症に使われるアルベンダゾールがメトロニダゾールと効果は同等で消化器系障害や神経障害などの副作用が少なかったと指摘されており[5]，チニダゾールやパロモマイシンも効果はメトロニダゾールと大きく変わらず副作用も少なかったと報告されている．メベンダゾールも腸管吸収率が低いため，メトロニダゾールやチニダゾールより副作用が少ないといわれているが，効果についてはメトロニダゾールとの比較でエビデンスレベルは低いものの同等の効果があるといえなかった論文もあり[5]，保険適用もないことから推奨されない．

いずれの薬剤も日本で処方可能であるが，ジアルジア症の保険適用が通っているのはメトロニダゾールのみである．補液のような支持的療法は下痢による脱水や電解質異常を認める場合に考慮する．

- ジアルジア症は発展途上国，特に南アジアや東南アジアへの旅行者下痢の原因として少なくない．渡航歴がない場合もMSM，低胃酸症，肺線維症，免疫能低下，公共プールの使用などがある下痢，腹痛患者の場合，鑑別に挙げる必要がある．
- 治療は保険適用のメトロニダゾールが推奨される．

転帰 メトロニダゾール内服後より水様性下痢，腹痛などの症状は改善し，体重も徐々に増加した．

文献

1) Steffen R, et al. JAMA 313(1)：71-80, 2015.〈旅行者下痢についての最近3年間における122件の記事をまとめたレビュー〉
2) Yoder JS, et al. MMWR Surveill Summ 61(5)：13-23, 2012.〈全米における2009～2010年にかけてのジアルジア症のサーベイランス結果について疫学的分析のみならず，推奨される予防法にも言及した報告書〉
3) Roberts DM, et al. J Pediatr 112(4)：555-559, 1988.〈107名の肺線維症患者と64名の健康者を比較し患者群で有意にジアルジア症が多かったという報告〉
4) Stark D, et al. Clin Microbiol Rev 22(4)：634-650, 2009.〈免疫能低下者における腸管内原虫の病態や疫学，免疫状態との関連についてのレビュー〉
5) Granados CE, et al. Cochrane Database Syst Rev 12(12)：CD007787, 2012.〈ジアルジア症の治療について治療薬間の症状改善率や副作用などの比較を行ったシステマティックレビュー〉

症例 81

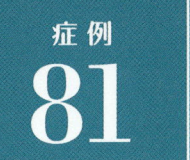

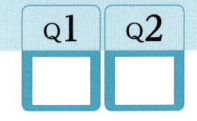

東京在住の62歳の男性．季節は夏．受診2日前に家族と伊豆に旅行し，海辺で裸足になり孫と遊んでいる際に右足底に切り傷ができてしまった．同日夜から右足底が腫れて赤くなり，少し寒気がしたため翌朝に旅館近くの病院を受診．創部の洗浄と被覆剤の処置を受けた．37.3℃の微熱と悪寒があり，血液培養を採取し診察終了．そのまま東京へ戻ったが，同日夜に38℃の発熱と寒気を自覚した．受診当日の朝，「血液培養で菌が検出されたため近隣の医療機関にかかってほしい」と連絡があったため当院内科外来を受診．

既往歴はC型慢性肝炎にて40歳代で治療を受けたが，その後通院を自己中断している．内服薬はなし．喫煙は10本/日×40年のcurrent-smoker．飲酒はビール350 mL缶×3〜4本/日．

受診時バイタルサインは，体温37.8℃，血圧105/65 mmHg，脈拍110/分，呼吸数20/分，SpO_2 98％（室内気）．意識清明だが倦怠感強い．右足底から足関節にかけて腫脹，発赤，熱感，圧痛を認める．水疱はない．右足底の創部に汚染はない．前医に問い合わせると，血液培養でグラム陰性桿菌が検出されたが菌種は不明とのこと．

Q1 本疾患の原因微生物として最も疑わしいものを選べ．

1. *Aeromonas hydrophila*
2. *Vibrio vulnificus*
3. *Erysipelothrix rhusiopathiae*
4. *Edwardsiella tarda*
5. *Mycobacterium marinum*

Q2 本患者への抗菌薬の選択で最も正しいものを選べ．

1. エタンブトール＋リファンピシン
2. スルファメトキサゾール・トリメトプリム
3. ドキシサイクリン＋セフタジジム
4. バンコマイシン＋セフタジジム
5. クリンダマイシン＋セフォタキシム

Vibrio vulnificus による蜂窩織炎

解答 A1 ➡ ❷　A2 ➡ ❸

解説　*Vibrio vulnificus* は海水に生息するグラム陰性桿菌で，主にはカキや甲殻類などの魚介類摂取にて感染し重症感染症を発症するが，傷口が海水に曝露された軟部組織から直接感染することもある．感染すると蜂窩織炎や敗血症を呈し，死亡率は50％にも及ぶため，病歴から積極的に疑う必要がある疾患である．菌体自体は年中海水に存在するが，*V. vulnificus* 感染は夏場に多い[1]．被疑食物の接種歴，海水の接触曝露歴，慢性肝疾患，アルコール多飲，糖尿病，担癌患者などがリスクとなるため，患者背景の把握も重要となる[2]．本症例では肝硬変の有無は不明だが慢性肝疾患とアルコール多飲歴があり，疾患発症のハイリスクである．蜂窩織炎とともに典型的には壊死を伴う水疱性病変を認め，放置すれば菌血症，敗血症に進展する．

市中感染の蜂窩織炎553例の血液培養の後ろ向き研究では，菌を分離できたのはわずか2％（主にgroup Aまたはgroup G streptococci, *S. aureus*, *V. vulnificus*）であったことから，一般に蜂窩織炎では血液培養は費用効果が悪く推奨されていない[3]が，本症例のように海水または真水による感染の他，リンパ浮腫が併存する場合，頬部または眼窩周囲蜂窩織炎，悪寒や高熱があって菌血症が疑われる場合では，血液培養を採取するべきである[4]．治療はドキシサイクリン100 mg 12時間ごと＋セフタジジムもしくはセフォタキシム1〜2 g 8時間ごとが選択される．経過は急速かつ重症で，発症24時間以内に抗菌薬投与をしないと死亡率が上昇する[2]．

Aeromonas hydrophila はグラム陰性桿菌であるが，河川や湖など淡水への曝露や受傷で感染する．スルファメトキサゾール・トリメトプリムが第一選択．*Erysipelothrix rhusiopathiae* はグラム陽性球菌で，海産物を扱う職業従事者に多い緩徐に進行する蜂窩織炎である．セファレキシン内服が第一選択．*Edwardsiella tarda* は腸内細菌科に属するグラム陰性桿菌で，汚染した淡水に曝露することで生じる．*Mycobacterium marinum* は非結核性抗酸菌による皮膚感染症．海水/淡水を問わず水槽やプールに曝露後2〜6週で発症する．ドキシサイクリン，クラリスロマイシンなどの他，エタンブトール＋リファンピシンが使用されることもある[5]．

- 壊死性筋膜炎以外にも致死的経過をたどる皮膚軟部組織感染があることを認識し，積極的に病歴を聴取する．

転帰　*V. vulnificus* 感染症を疑い入院．バイタルサインも不安定であり重症敗血症としての管理が必要と判断し，ICUに入室とした．直ちに血液培養を採取した後，ドキシサイクリン100 mg 12時間ごと＋セフォタキシム1〜2 g 8時間ごとで加療を開始したが，同日に血圧低下．敗血症性ショックとしての支持療法およびデブリドマンを行い，全身状態は徐々に改善した．血液培養からは*V. vulnificus* が検出された他，採血や画像所見などから代償期の肝硬変も合併していることが判明した．

文献

1) Daniels NA. Clin Infect Dis 52(6)：788-792, 2011.〈*V. vulnificus* 感染症のレビュー〉
2) Bross MH, et al. Am Fam Physician 76(4)：539-544, 2007.〈*V. vulnificus* 感染症の罹患リスクを抜粋〉
3) Perl B. Clin Infect Dis 29(6)：1483-1488, 1999.〈蜂窩織炎での血液培養の陽性率と費用効果を検証した研究〉
4) Swartz MN. N Engl J Med 350(9)：904-912, 2004.〈蜂窩織炎のレビュー〉
5) 青木 眞：レジデントのための感染症診療マニュアル（2版）．医学書院，pp798-802, 2015.〈海水，淡水関連の軟部組織感染症に関して，治療法も含め詳述あり〉

症例 82

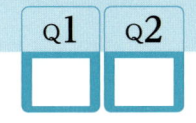

Q1 Q2

　生来健康な28歳の男性．1週間前からの多関節痛（手首，肘，膝），発熱があり，受診した．体重減少や寝汗はみられない．非合法ドラッグの使用は本人が否定．う歯はなく，最近の歯科治療歴もない．以前から複数の女性のパートナーとの性交渉がある．海外渡航歴はない．
　バイタルサインは，体温37.4℃，血圧108/62 mmHg，脈拍88/分 整，呼吸数18/分，SpO_2 98％（室内気）．身体所見では，左手首，右肘，右膝に他動での関節痛はあったが，明らかな関節の腫脹は認められなかった．左手関節は腱鞘炎の所見であった．また，数mm程度のやや発赤した丘疹を四肢に複数認めた．心雑音はなく，呼吸音も正常．四肢末端に異常はなく，眼瞼結膜にも異常はなかった．排尿時痛はなく，尿道に明らかな異常は認めなかった．頭痛はなく，項部硬直もなかった．

Q1 本患者に行う検査として，考えられる疾患の管理に寄与しないものを1つ選べ．

❶ HIV検査
❷ 咽頭粘液（ぬぐい液）培養
❸ 尿道分泌物の培養
❹ 血液培養
❺ 髄液培養

Q2 本患者への治療として最も適切なものを選べ．

❶ レボフロキサシン＋ドキシサイクリン
❷ アモキシシリン・クラブラン酸
❸ セフカペンピボキシル＋ミノマイシン
❹ セフトリアキソン＋アジスロマイシン
❺ アモキシシリン＋ドキシサイクリン

播種性淋菌感染症の診断と治療

解答 A1 ➡ ❺　A2 ➡ ❹

解説　尿道所見は明らかでないものの，若年男性の腱鞘炎，皮膚炎，多発関節痛で，性交渉歴が明らかであれば，播種性淋菌感染症[1]を考えたい．

　播種性淋菌感染症は，菌血症を伴う全身性の淋菌感染症である．患者は軽度の発熱，倦怠感，多発関節痛を起こす．性器での淋菌感染ははっきりしない場合が多い．血液や関節液などの感染局所の培養により，淋菌の検出が可能である．また，症状がなくとも，感染源となりうる咽頭粘液や尿道分泌物の培養は陽性となりうる[1]．髄液に関して，本症例では臨床所見として髄膜炎を疑わせる所見はなく，培養は不要である．

　淋菌は多剤耐性菌の存在が知られており，効果を十分にするためにも，また，クラミジア感染など他の感染症と共存（共感染）している可能性を考えても，2剤での治療（dual therapy）が推奨されている．HIV検査も忘れないようにしたい．感染していると思われるパートナーの治療も重要である．

　セフトリアキソン耐性菌が増加しており潜在的な *Chlamydia trachomatis* 感染も考慮して，第1選択薬は，セフトリアキソンとアジスロマイシンである[2]．米国のCenters for Disease Control and Prevention（CDC）のガイドライン[2]では淋菌症一般において筋注が推奨されているが，本邦では添付文書上，明記されていない使用法であり，筆者は静脈注射で治療を行っている．セフトリアキソンは1 g/24時間，少なくとも7日間の投与が推奨されている[2]．アジスロマイシンは1 g単回投与である．

> - 性交渉のある患者で，腱鞘炎，皮膚炎，多発関節痛があれば，尿道炎の所見がなくとも，播種性淋菌感染症を鑑別に挙げる．
> - 淋菌感染症に対しては，セフトリアキソンとアジスロマイシンの2剤での治療（dual therapy）が推奨されている．

転帰　血液培養で淋菌が検出され，播種性淋菌感染症と診断された．セフトリアキソンとアジスロマイシンの投与で症状は徐々に改善した．

文献

1) O'Brien JP, et al. Medicine（Baltimore）62(6)：395-406, 1983.〈播種性淋菌感染症49名の前向き研究〉
2) Centers for Disease Control and Prevention（CDC）: Sexually Transmitted Diseases Treatment Guidelines, 2015. MMWR 64(3)：2015. http://www.cdc.gov/std/tg2015/tg-2015-print.pdf〈性感染症に関する米国のガイドライン〉

症例 83

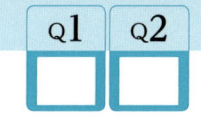

　23歳の女性．1週間前から鈍い下腹部痛を生じており，38.5℃の発熱を認めるようになったことから受診．生物摂取歴や下痢はなく海外渡航歴もない．下腹部痛は右側に移動したり急激に増悪するような性状ではないとのこと．排尿時痛は認めず．

　バイタルサインは，体温38.5℃，血圧120/80 mmHg，脈拍80/分 整，SpO_2 98%（室内気）であった．診察所見で脊椎叩打痛もなく，尿検査で膿尿も認めない．未婚で複数の男性との性交渉歴あり．帯下の変化については判然としない．

　性的に活発な若年女性であり骨盤内炎症性疾患（pelvic inflammatory disease：PID）を疑った．

Q1 PIDを鑑別するために必要な診察と検査について正しいものを1つ選べ．

❶ 子宮や付属器の圧痛や子宮頸部の他動による疼痛がなければPIDは否定できる
❷ PID患者の10％程度にFitz-Hugh-Curtis症候群（perihepatitis）の合併を認める
❸ 子宮頸部や腟部からの粘液膿性分泌液を認めない場合，PIDの可能性は低い
❹ PIDでは腸蠕動音の低下は認められない
❺ PIDでは38.3℃以上の発熱が必ず認められる

Q2 診察所見上PIDが疑われたことから，クラミジア感染と淋菌感染の検査を行うこととした．検査法について誤っているものを1つ選べ．

❶ クラミジアも淋菌もNAT（核酸増幅検査）が最も推奨される検査方法である
❷ 淋菌感染については適切な治療を開始してから1週間経ってもNATが陽性の場合は培養を行うことが勧められる
❸ 内診後でも子宮頸部からの検体採取は問題ない
❹ 腟擦過検体は自分で取っても医師が採取しても検出率に大きな差はない
❺ 女性の場合，初尿は腟や子宮頸管からの検体と同程度にクラミジアや淋菌を検出可能である

骨盤内炎症性疾患の診断に有用な所見とクラミジア/淋菌感染の検査法

解答 A1 → ❷　A2 → ❺

A1 性器クラミジア/淋菌感染症は骨盤内炎症性疾患の原因として最も多く重要であるが、その診断法は1つに定まっていない。CDCのガイドライン[1]では性的に活発な若い女性で骨盤や下腹部の痛みがあり他の疾患が否定的な場合、①子宮頸部の他動時痛、②子宮の圧痛、③付属器の圧痛、のうち1つ以上当てはまる場合はPIDの可能性が高くなるとしている。

だがこれだけでは感度が低く(65％や33％という報告もある[2])、1) 38.3℃以上の発熱、2) 子宮頸部や腟からの粘液膿性分泌物、3) 腟液の生食希釈検体における多数の白血球の存在、4) ESRの上昇、5) CRPの上昇、6) 子宮頸部での淋菌やクラミジア感染の検査室的証明、のうち1つ以上が当てはまる場合、前述にある①〜③のPID診断における最小臨床基準の特異度が上昇する。最も特異的な診断基準としては、ⓐ子宮内膜炎を子宮内膜生検で組織学的に調べる、ⓑ経腟エコーやMRIで肥厚した液体貯留のある卵管を認めたり、ドップラーで骨盤内感染を疑う所見を認める、ⓒ腹腔鏡でPIDに矛盾しない所見を認める、などが挙げられる[1]。ただ2)と3)をともに認めなければPIDはほぼ否定的である[1]。

他の症状として、腸蠕動音の低下を認めることも多い。また、Fitz-Hugh-Curtis症候群の合併を10％程度に認める。

A2 検査方法についてはクラミジアと淋菌の両方に対してNATが感度90％以上、特異度99％以上と培養や他の検査方法と比べて高く(特にクラミジアの検出率は他より20〜50％高い)、最も推奨される。

NATの適切検体は、初尿ではクラミジアで侵襲的検査と感度、特異度ともに同等だが、淋菌では感度が81％[3]と、子宮頸部(90％)や腟擦過(96％以上)よりも低く[4]、全体で感染の検出率が10％落ちるため[5]、子宮頸部や腟擦過からの検体が望ましい。腟擦過は子宮頸部と比べて感度は同等かそれ以上、また自己採取は医師採取と検出率は同等で、フォローなどでは自己採取が勧められる[4,5]。

子宮頸部検体は内診後でも検査結果は問題ない[5]。淋菌の薬剤耐性が問題となっており、治療後もNAT陽性が続く場合、培養による感受性検査が推奨される[5]。

> - PIDを疑ったら内診以外にもいくつか検査を組み合わせて診断率を上げる。
> - クラミジア/淋菌の検出には子宮頸部か腟擦過検体でのNATが推奨される。

転帰　内診と帯下所見、CRP高値からPIDの診断でセフトリアキソンとドキシサイクリン投与開始。治療前の子宮頸部擦過検体でクラミジアPCR検査が陽性となり、クラミジア感染症と診断された。

文献

1) CDC. MMWR Recomm Rep 64(RR-03): 1-137, 2015.〈性感染症の概要と治療におけるCDCガイドライン〉
2) Peipert JF, et al. Infect Dis Obstet Gynecol 5(4): 291-296, 1997.〈129名の腹腔鏡で上部性器感染症と診断された対象について臨床や腹腔鏡所見での感度や特異度を比較した研究〉
3) Cook RL, et al. Ann Intern Med 142(11): 914-925, 2005.〈クラミジアと淋菌について尿検査を他と比べた29研究のシステマティックレビュー〉
4) Hobbs MM, et al. Sex Transm Dis 35(1): 8-13, 2008.〈クラミジアと淋菌の検出上、自己採取腟検体が重要というNIH見解〉
5) CDC. MMWR Recomm Rep 63 (RR-02): 1-19, 2014.〈クラミジアと淋菌のCDCで推奨される検査室での検出法についての論文〉

症例 84

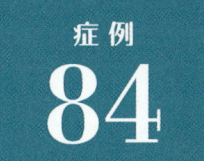

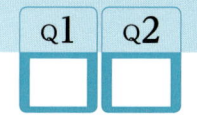

30歳の男性．14日前より発熱，倦怠感，咽頭痛を自覚し，近医で内服抗菌薬を処方されるも改善せず．3日前に前医を再診．扁桃腫大と頸部リンパ節腫大を指摘され，抗菌薬が変更されたが症状が改善しなかった．症状が持続するため，精査目的で紹介受診となった．詳細に問診すると，男性との性交渉歴が1か月ほど前にあったことが判明した．

バイタルサインは，体温37.9℃，血圧110/62 mmHg，脈拍92/分 整，呼吸数18/分，SpO_2 98％(室内気)．身体所見では，結膜貧血なし，黄疸なし，口腔内は扁桃腫大あり，白苔付着を認める．頸部，腋窩，鼠径に小豆大の無痛性リンパ節腫大あり，胸部聴診で異常所見なし，腹部診察では肝脾腫なし，四肢・体幹に皮疹は認めない．

採血では，白血球数・CRP値の上昇あり．肝・腎機能は正常，EBV・CMVは既往感染パターンだった．

Q1
病歴・症状から急性HIV感染症を疑った．
急性HIV感染症についての記載で誤っているものを2つ選べ．

❶ 伝染性単核球症候群をきたした患者の約2％は急性HIV感染症である
❷ 特異的な症状はない
❸ 無症候性感染が20〜30％を占める
❹ ギラン-バレー症候群を発症することがある
❺ 無痛性口内炎が特徴的である

Q2
HIV感染症の検査について正しいものを2つ選べ．

❶ 本邦の保健所で行われているスクリーニング検査の陽性率は0.3％である
❷ スクリーニング法には抗体検査と抗原抗体同時検査がある
❸ 遺伝子検査(WB法やNAT法など)は，感度が高くスクリーニングに推奨される
❹ 第4世代HIV検査はウインドウ期が非常に短く1週間程度である
❺ 第4世代HIV検査は特異度が高いため，陽性ならばHIV感染がほぼ確定的である

急性 HIV 感染症の診断

解答 A1 ➡ ❸ ❺   A2 ➡ ❶ ❷

A1 急性 HIV 感染症の診断についての問題である．急性 HIV 感染症は伝染性単核球症様の症状を呈することがあり，EBV による伝染性単核球症を疑った 563 名の後ろ向き観察研究では，約 2％が急性 HIV 感染症だったと報告されている[1]．その他の症状も，消化管症状，神経症状，皮膚症状など多彩かつ診断特異的な症状に乏しい．無症候性患者の割合は報告にもよるが，40～90％程度と報告されている[2,3]．神経症状としては非特異的な頭痛が多いが，無菌性髄膜炎や脳炎・脳症などもきたしうる．また，感染後 1～20 週でギラン-バレー症候群を発症したという報告もある[4]．咽頭所見では，浮腫やうっ血がみられ，口内炎は有痛性であることが一般的．無痛性口内炎で有名なのは梅毒や SLE の特徴である．

A2 現在本邦の保健所で行われている HIV スクリーニング検査の陽性率は，およそ 0.26％といわれている[5]．スクリーニング検査には，抗体法と抗原抗体法の 2 種類があり，検査キットが経時的に刷新され，現在最も新しいのが第 4 世代の抗原・抗体法検査である．検査キットの改良によってウインドウ期は短縮されているが[6]，第 4 世代検査でも約 15～20 日程度のウインドウ期があることには注意が必要である．接触・曝露後早期に検査を行う場合には，偽陰性になることに留意する必要がある．検査前確率の高い患者では，たとえ陰性であっても，時期を空けて再検査をする必要がある．また，保健所などではウインドウ期を 60～90 日と少し余裕をもたせてスクリーニング検査を行っている．

HIV スクリーニング検査キットは複数販売されているが，感度・特異度は概ね 99％程度と高い．ただし，HIV 感染症有病率が低いとされている本邦では，スクリーニング陽性でも必ずしも HIV 感染症とは確定できない．というのも，検査前確率が低いため，検査の特異度が高くても検査後確率を十分上げられないためである．国内の妊婦スクリーニング検査で，HIV 検査陽性となった妊婦のうち真の陽性は約 8％に過ぎなかったとの報告もある[7]．遺伝子検査(ウェスタンブロット法：WB 法，核酸増幅検査法：NAT 法)は確認検査であり，スクリーニング検査が陽性の場合に行う．

> - 急性 HIV 感染を疑う状況と臨床症状に留意し，常に鑑別に挙げる．
> - 診断のための検査の時期，検査法，結果の解釈に慣れておく．

転帰 HIV1/2 抗体，HIV-1 抗原法は陰性だったが，後日再確認を行ったほうがよい旨を説明したところ再検査に同意．8 週間後に再検したところ陽性になったため遺伝子検査で確認し，急性 HIV 感染症と診断した．家族やパートナーへの説明を促しつつ，基幹病院に紹介した．

文献

1) Rosenberg ES, et al. N Engl J Med 340(12)：969, 1999. 〈EBV による伝染性単核球症を疑われた症例の中で急性 HIV 感染症が 2％程度いたという観察研究〉
2) Tindall B, et al. Arch Intern Med 148(4)：945-949, 1988.
3) Schacker T, et al. Ann Intern Med 125(4)：257-264, 1996. 〈文献 2), 3) ともに急性 HIV 感染症の症状を記述した疫学研究〉
4) Hagberg L, et al. Scand J Infect Dis 18(6)：591-592, 1986. 〈GBS が急性 HIV 感染症の症状としてあることを報告している〉
5) HIV 検査相談に関する全国保健所アンケート調査報告書(平成 25 年度)http://www.hivkensa.com/report/doc/report25.pdf 〈年間検査総数は 93,408 件で，そのうち 240 例が陽性だった〉
6) Cohen MS, et al. N Engl J Med 364(20)：1943-1954, 2011. 〈HIV 感染症のレビュー．病態生理，診断法，治療，予防に関してまとまっている〉
7) 山本里佳，他．感染症誌 19(1)：122-126, 2008. 〈妊娠検査などのスクリーニング検査陽性時の解釈について言及している〉

症例 85

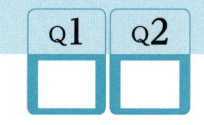

48歳の男性．特に既往歴はなく，最近の海外渡航歴もない．虫に刺されることもなく，屋外活動もしていない．3週間前から両手と足底に皮疹を認めるようになり，その後体幹にも認めるようになったため受診した．皮疹は瘙痒感や発熱を伴わない．特に皮疹を認める前に薬剤の使用はなかった．
バイタルサインに異常はない．診察にて陰部に隆起性病変を認めた．

> **Q1** 病歴より梅毒を疑ったが，自然経過についての記述で正しいものを1つ選べ．
>
> ❶ 皮疹を認める時期は曝露後10〜90日を経た頃である
> ❷ 潜伏梅毒に進行した場合，第2期梅毒に戻って再発することはない
> ❸ 第1期や第2期梅毒から早期神経梅毒に進行することはない
> ❹ 晩期梅毒に進行した場合も感染力はある
> ❺ 扁平コンジローマは皮疹と同時期に出現する

性交渉は男性のみとのことでMSM(men who have sex with men)と考え，HIV感染症の検査を行ったところ陽性だった．

> **Q2** HIVと梅毒症の関連についての記述で，正しいものを1つ選べ．
>
> ❶ HIV感染患者が梅毒に感染してもCD4数やHIVのウイルス量に影響を与えない
> ❷ HIV感染患者も非HIV感染患者も早期梅毒から神経梅毒に進行する速度は同じである
> ❸ HIV感染患者の場合，梅毒感染に伴う症状の有無にかかわらず，神経梅毒の髄液検査を行うべきである
> ❹ 梅毒があるとHIVに感染しやすくなる
> ❺ HIV感染患者における梅毒血清反応は，非HIV感染患者と変わらない

梅毒の自然経過とHIV感染症との関連

解答 A1 ➡ ❺　A2 ➡ ❸

A1 梅毒は昔から様々な症状をきたす性行為感染症として知られているが、最近はHIV合併例も増えてきている．自然経過としては曝露後10〜90日経ってから第1期梅毒としての硬性下疳を陰部などに認め，それから4〜10週間後に皮疹，全身リンパ節腫大，発熱，食欲不振，扁平コンジローマなどの第2期梅毒症状が出現し，その後感染から1年以内に発症する早期潜伏梅毒，1年以上経ってから発症する後期潜伏梅毒を経て，晩期梅毒に移行する．ただし *Treponema pallidum* は中枢神経への親和性が高いため，感染早期の第1・2期梅毒の25〜60％は早期神経梅毒に移行するといわれている[1]．また早期潜伏梅毒に進行しても24％は第2期梅毒を再発するともいわれており，後期潜伏梅毒に再発する可能性もある[1]．早期梅毒は感染力は強いが，潜伏梅毒の時期には母子感染の可能性のみ，晩期梅毒の時期には感染力はほぼないといわれている[1]．

A2 HIV感染患者に梅毒が合併することも多く，早期梅毒から神経梅毒に進行するスピードも非HIV感染患者と比べて速いといわれている[1]．またHIV感染患者においては神経症状がない場合でも神経梅毒に移行している例も多いため，症状がない場合でも髄液検査を勧めている[2]．梅毒がHIV感染患者のCD4やウイルス量に与える影響もいくつか研究されており，早期梅毒でCD4数は減少しウイルス量は増加するというコホート研究も報告されている[3]．ただ梅毒に感染したからHIVに感染しやすくなるという因果関係を証明できた研究はない．

神経梅毒の危険因子としてはHIV-1感染患者のコホート研究よりCD4数が350/μL以下(OR 2.87)，RPRが1：128以上(OR 2.83)，男性(OR 2.46)などが挙げられている[4]．

HIV感染患者の梅毒血清反応は，非典型的といわれている[1]．

> - 梅毒患者をみた時は同時に他の性行為感染症，特にHIV感染をチェックすることが大切である．
> - HIV感染患者は神経梅毒に進行する率が高いことから，神経症状の有無にかかわらず髄液検査が推奨される．

転帰 髄液検査を施行し，髄液所見より神経梅毒が疑われたため，神経梅毒として治療を行った．HIV感染症についてはCD4が500/μL以上だったため，本人と相談のうえで外来通院にて経過観察をする方針となった．

文献

1) Golden MR, et al. JAMA 290(11)：1510-1514, 2003.〈梅毒の経過（図が添付されている），HIV感染と梅毒との関連，検査，治療についてのレビュー〉
2) CDC. MMWR Recomm Rep 59(RR-12)：1-110, 2010.〈性感染症の概要とその治療について述べたCDCのガイドライン〉
3) Jarzebowski W, et al. Arch Intern Med 172(16)：1237-1243, 2012.〈HIV感染者における早期梅毒のCD4数やウイルス量に与える影響についてのコホート研究〉
4) Ghanem KG, et al. AIDS 22(10)：1145-1151, 2008.〈新たに神経梅毒と診断された231名のHIV-1感染患者についてのコホート研究〉

症例 86

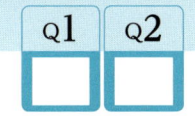

74歳の女性．特に症状はないが，知り合いが骨粗鬆症であり，自身も心配になったため精査希望のため来院された．特に既往はなく生来健康．健康診断も年に1度受けており，これまで特に異常を指摘されたことはない．

バイタルサイン・身体所見に特記すべき異常はない．外来での検査の結果，骨密度の低下，骨代謝マーカーの異常を認め，骨粗鬆症と診断された．

Q1 この患者における今後10年間の骨粗鬆症による骨折のリスクを評価する時に，問診で重要な項目ではないものを1つ選べ．

❶ 骨折歴
❷ 喫煙歴
❸ 飲酒歴
❹ 両親の大腿骨頸部骨折歴
❺ 転倒歴

その後外来で数か月フォローしていたが，経過中転倒し，腰部を受傷．精査の結果，第5腰椎の圧迫骨折を認めた．疼痛は強いが，歩行は可能な状態である．

Q2 この患者の急性期の治療として推奨されるものを2つ選べ．

❶ NSAIDs
❷ カルシトニン製剤
❸ ビスホスホネート製剤
❹ コルセット
❺ 1週間の床上安静

骨粗鬆症のリスク評価と治療

解答 A1 ➡ ❺　A2 ➡ ❶❷

- FRAX®, DXA で治療適応を適切に評価する.
- 急性期治療, 慢性期治療では使用薬剤が異なる.

A1 かつて骨粗鬆症は骨折後に診断されることが多かったが, 骨密度検査により骨折前の対応が可能となってきていた. しかし 2000 年代に入り骨密度が正常でも骨折しうることが明らかになってきた. そこで 2008 年に WHO が 10 年以内の骨折発生リスクについて提唱した Fracture Risk Assessment Tool(FRAX®)[1])という評価項目が登場し, 骨密度(DXA 法での測定)と骨折リスクをともに考慮したうえで治療を行うことが推奨されている[2]). 年齢, 性別, 体重, 身長, 骨折歴, 両親の大腿骨頸部骨折歴, 喫煙歴, ステロイド使用歴, 関節リウマチの有無, 続発性骨粗鬆症の有無, アルコール摂取歴(ビール換算で毎日コップ 3 杯以上), 大腿骨頭部骨密度実測値で規定される.

治療開始のカットオフ値は, 日本のガイドラインでは FRAX® で骨折リスクが 10 年間で 15 % 以上に該当すると治療開始とされている. ただし近年では, これらの骨粗鬆症リスクを骨密度で測定するアプローチは過剰診断・治療につながっているとの批判も出ている[2]).

A2 急性期の腰痛に対する治療として, NSAIDs, アセトアミノフェンは実はエビデンスに乏しい[3]). しかし, 他に選択肢がないため頻用されているのが現状であり, 急性腰痛の治療としては選択肢の 1 つである. カルシトニン製剤は急性期の疼痛の緩和に有用というデータが出ている[4]).

ビスホスホネート製剤は急性期に使用するというよりは, 新規圧迫骨折の予防として使用する[5]). コルセットに関しては硬性, 軟性コルセットはともにコルセット非使用と比較して腰痛, 患者満足度ともに有意差は認められなかったため, 急性期治療としては必須ではない[6]). 体動困難であれば短期間の安静は推奨されるが, 歩行可能であれば安静はむしろ ADL 低下につながるため早期の離床が勧められる.

転帰 急性期治療により疼痛は徐々に改善し, 骨粗鬆症による圧迫骨折の慢性期治療としてビスホスホネート製剤, カルシウム製剤, ビタミン D 製剤の内服が導入され, 引き続きフォローとなった.

文献

1) FRAX® WHO 骨折リスク評価ツール. https://www.shef.ac.uk/FRAX/(最終アクセス 2016 年 2 月 17 日)
2) Järvinen TL, et al. BMJ 350：h2088, 2015.〈近年の骨粗鬆症のアプローチ〉
3) Koester MC, et al. Clin Sports Med 25(1)：63-73, 2006.〈骨折の治癒過程で鎮痛薬がどのように作用しているかは不明〉
4) Knopp-Sihota JA, et al. Osteoporos Int 23(1)：17-38, 2012.〈カルシトニン製剤の骨粗鬆症による脊椎の圧迫骨折に対する除痛効果の有用性〉
5) Laroche M, et al. Clin Rheumatol 25(5)：683-686, 2006.〈カルシトニン製剤とビスホスホネートを比較〉
6) Kim HJ, et al. J Bone Joint Surg Am 96(23)：1959-1966, 2014.〈コルセットを非使用でも, 使用した者と比較して疼痛の程度などの有意差はなかったという研究〉

症例 87

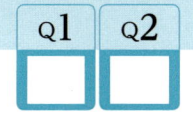

特に既往のない31歳の学校教師の男性．発熱と右側胸痛を主訴に来院した．来院2日前より38℃の発熱と右側胸部，右上腹部の疼痛を自覚．疼痛は体動や深吸気で増悪を認めた．前頭部の頭痛もあり，倦怠感は強く，食欲も軽度低下．咳嗽，喀痰，呼吸苦なし．咽頭痛なし．下痢なし．悪寒戦慄なし．市販薬を使用しているが，疼痛が強いために来院した．

喫煙歴なし．機会飲酒のみ．既往歴なし．内服薬はロキソプロフェンナトリウム．

来院時バイタルサインは，体温37.9℃，血圧120/66 mmHg，脈拍86/分，呼吸数18/分，SpO_2 99%（室内気）．

眼瞼結膜充血なし．咽頭後壁発赤腫脹なし．頭頸部リンパ節腫脹なし．呼吸音は肺胞呼吸音．心音は過剰心音，雑音なし．右胸部，下位肋間で軽度圧痛を認める．腹部は平坦，軟．肝叩打痛，Murphy徴候なし．他，腹部圧痛なし．四肢関節腫脹，皮疹なし．

血液検査結果は，WBC 5,200/μL（neu 54%, lym 32%），Hb 14.3 g/dL, Plt 35×10⁴/μL, CRP 0.5 mg/dL, AST 38 IU/L, ALT 22 IU/L, ALP 210 IU/L, γ-GTP 41 IU/L, LDH 204 IU/L, CPK 34 IU/L, BUN 14 mg/dL, Cr 0.7 mg/dL, Na 138 mEq/L, K 3.9 mEq/L, Cl 101 mEq/L.

胸部X線では明らかな浸潤影なし．肋骨横隔膜角は鋭．

Q1 ここで流行性筋痛症（Bornholm病）を疑った．追加して確認したい情報を1つ選べ．

❶ 感冒症状がある患者との接触歴
❷ 旅行歴
❸ 粉塵吸入の有無
❹ 自宅での大掃除，環境の変化の有無
❺ サプリメント，漢方薬の使用について

学校にて担任をしている教室から数人の生徒が夏風邪で欠席しており，数日前にも接触歴があるとのことであり，流行性筋痛症と診断した．

Q2 この疾患の対応，経過として正しい記載を2つ選べ．

❶ 疼痛は数週間～数か月持続する
❷ 一度疼痛が改善しても，その後数日経って再発することがある
❸ 対症療法が基本的な治療となる
❹ 抗菌薬投与が推奨される
❺ ステロイド全身投与が必要となる

夏季に多い筋肉痛

解答 A1 → ❶　A2 → ❷ ❸

解説　Bornholm 病は流行性筋痛症と呼ばれる．流行性胸膜痛症ともいわれるが筋肉痛が主体である．コクサッキーウイルスBやA，エコーウイルス，エンテロウイルス，ヒトパレコウイルスで報告例があり[1]，ウイルス感染後 2〜6 日間の潜伏期間を経て胸・腹部の筋肉痛と発熱を生じる[2]．好発年齢は小児〜学童期と 30 歳代の 2 峰性であり，これは小児と，その親世代のウイルス曝露率が高いことに由来する．またコクサッキーウイルスやエコーウイルスが蔓延する夏季〜秋季での発症が多く，アウトブレイクすることもある[2]．

262 例の解析[2]によると，症状は疼痛と発熱が 9 割を超えた．疼痛は腹痛が 71.5％，胸痛が 38.7％，頭痛 34.3％と多い．頸部痛や四肢痛も少ないながら認められる(表 1)．

腹痛は心窩部・季肋部が 42.7％と多く，次いで臍周囲が 30.5％，右下腹部が 12.4％，腰部・下腹部痛が 7.2％となる．臍周囲から右下腹部へ移動するタイプが 7.2％で認められ，虫垂炎との鑑別が重要となる．右側で多く，左下腹部の疼痛はごく稀であった．胸痛は成人例での報告が多い．頭痛は持続性，拍動性など様々なタイプが報告されている．

台湾における 28 例の解析[1]では，エンテロウイルスとコクサッキーウイルス B 3 が原因の大半を占め，疼痛の平均持続期間は 4.5 日間(1〜45 日)，発熱の持続期間は 3 日間(1〜11 日)であった．胸膜痛様の疼痛を呈する例が 75％と最も多く，胸壁圧痛は 14％で認められた．上気道症状，消化管症状を合併した例もそれぞれ 61％，39％で認められた．ただし，45％が胸部 X 線で浸潤影，胸水を認められており，ウイルス性肺炎，胸膜炎の混在の可能性はあるので解釈に注意したい．

日本国内でも 2008 年に山形の米沢でヒトパレコウイルス 3 型による流行性筋痛症 22 例が報告されており[3]，上下肢近位筋の重度の筋痛，四肢筋力低下が 95.5％と高頻度で認められた．一部の症例では CPK 上昇や MRI T2 強調画像にて筋組織の高信号が認められ，ウイルス性筋炎が混在している可能性もあるが，他のウイルスと異なり四肢筋優位に症状をきたすタイプといえるかもしれない．

Bornholm 病は対症療法のみで数日で疼痛，発熱は改善するが，その後数日経過して再発する早期再発と，完全に症状が消失し，1 か月以上経過して再発する晩期再発が報告されている[2]．262 例の解析では早期再発が 19.8％，晩期再発が 8.7％と報告されており，患者教育として疼痛が再発する可能性を説明する必要がある．

表 1　Bornholm 病でみられた症状・特徴

症状	％	腹痛の詳細	％
腹痛のみ	52.6	心窩部・季肋部	42.7
胸痛のみ	19.8	臍周囲	30.5
腹痛，胸痛両方あり	18.9	右下腹部	12.4
疼痛なし	8.7	腰部・下腹部	7.2
重度の頭痛	34.3	臍周囲→右下腹部	7.2
嘔吐	15.2	左下腹部	稀
羞明	11.8	**合併症**	**％**
悪寒戦慄	11.4	髄膜炎合併	2.6
咽頭痛	10.3	精巣炎合併	男性の 10
四肢の痛み	6.8		
頸部痛	4.9	**再発**	**％**
めまい，ふらつき	4.2	早期再発	19.8
せん妄	1.7	晩期再発	8.7
感覚鈍麻，過敏	1.7	両方で再発あり	2.0

- 夏風邪に曝露した後の胸腹部の筋肉痛，発熱では Bornholm 病を鑑別に挙げる．
- 近年日本で流行したヒトパレコウイルスによる筋痛症は四肢筋の疼痛，筋力低下が強かった．

転帰　NSAIDs はすでに使用していたため，さらにアセトアミノフェンを追加し，経過観察とした．その後，疼痛と発熱は速やかに改善し，翌週には消失していた．

文献

1) Huang WT, et al. J Microbiol Immunol Infect 43：515-518, 2010.〈台湾における 18 歳未満の流行性筋痛症 28 例の症状，原因ウイルス，経過の解析〉
2) Warin JF, et al. Br Med J 1：1345-1351, 1953.〈オックスフォードのアウトブレイク時の 262 例の症状を解析〉
3) Mizuta K, et al. Emerg Infect Dis 18：1787-1793, 2012.〈2008 年に米沢市立病院で診断した成人例のヒトパレコウイルスによる流行性筋痛症 22 例の報告〉

症例 88

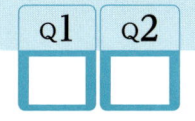

　58歳，特に既往のない編み物が趣味の女性．1年前から夜間や起床時，また編み物中に右手（利き手）のしびれを自覚するようになった．症状が徐々に悪化し，右腕に痛み，左手にもしびれを認めるようになったため，外来受診となった．しびれは，両手の第1〜5指の五指すべてに感じている．
　バイタルサイン・身体所見にその他の異常はみられず，病歴からは手根管症候群が疑われた．

Q1 手根管症候群を予測しない病歴・因子を1つ選べ．

❶ 58歳という年齢
❷ 腕の痛み
❸ 両手の症状
❹ 第1〜3指のみのしびれ
❺ 第4〜5指のみのしびれ

Q2 手根管症候群の治療として対照試験で有効性が証明されていないものを1つ選べ．

❶ 経口ステロイド
❷ ステロイド局注
❸ NSAIDs内服
❹ 手関節装具装着（ブレース）
❺ 手術療法

基礎疾患のない手根管症候群の診断と治療

解答 A1 → ❺   A2 → ❸

A1 手根管症候群診断のゴールドスタンダードを神経伝導速度検査陽性であるとした時、感度やLR−は以下のとおりである[1]．40歳以上（感度80％，LR− 0.5）で多く発症，放散痛としては腕の痛みを伴うこと（第1〜3指のうち二指に症状があるclassic patternの症状の1つ）があり、片側に症状が強いことが多いが、両側もありえる（感度60％）．しびれはどの指にもきたすが、尺骨神経領域のみ症状をきたす場合は少なく、第4〜5指が主なしびれの範囲の場合、特に第1〜3指のしびれがない場合（unlikely pattern）は、手根管症候群の可能性が低くなる（LR− 0.2）．

A2 治療方法であるが、コクラン・ライブラリのレビューによると、経口ステロイド、ステロイド局注はランダム化比較試験[2]で、手関節装具装着（ブレース），手術療法については準ランダム化比較試験で、症状の改善が見込める[3]としている．しかし、NSAIDs内服については、4つのランダム化比較試験の結果からは、プラセボ群と比較して効果は認められない[2]としている．

- しびれの範囲が診断に重要．しびれが第4〜5指のみの場合は手根管症候群の可能性が低くなる．
- 保存的治療でエビデンスがあるのは、手関節装具装着，内服・局注のステロイド．NSAIDsの効果は証明されていない．

転帰 症状と身体所見から手根管症候群の可能性が高いと診断した．患者はさらなる検査や内服療法は希望しなかったため、編み物の時間を減らし、手関節装具を装着したところ、症状は軽減したため手術療法は見送ることとなった．

文献
1) D'Arcy CA, et al. JAMA 283(23)：3110-3117, 2000.〈定評高い病歴，身体所見に関する診断精度のレビューの手根管症候群バージョン〉
2) O'Connor D, et al. Cochrane Database Syst Rev(1)：CD003219, 2003.〈非手術療法に関するランダム化比較試験を中心としたレビュー．NSAIDsのエビデンスはないとしている〉
3) Verdugo RJ, et al. Cochrane Database Syst Rev 8(4)：CD001552, 2008.〈手術療法と保存的療法に関するランダム化比較試験を中心としたレビュー〉

症例 89

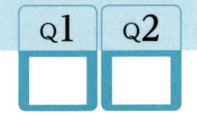

Q1 ☐ Q2 ☐

　気管支喘息以外に特に既往のない，ADL，認知機能とも良好な 80 歳の女性．3 日前から急性発症の頸部痛，発熱を主訴に来院した．
　バイタルサインは，体温 38.3℃，血圧 140/82 mmHg，脈拍 96/分 整，呼吸数 20/分，SpO_2 97%（室内気）．全身状態は良好で，食欲もある．筋痛はなかった．身体所見では，頸部は全方向で他動時痛があるが，項部硬直ははっきりしなかった（疼痛はあるもののゆっくり動かせば前屈はできる）．Jolt accentuation は横方向に少しでも動かすと痛みが強く，評価は困難であった．Kernig 徴候と Brudzinski 徴候はともに陰性であった．その他，身体所見に異常はなかった．
　精査を行うことを勧めたが，ご本人は，寝たきりのご主人の介護のため，どうしても本日はできるだけ早く帰宅したいとのことであった．

Q1 本患者の診断に最も有用な検査を選べ．

❶ 髄液検査
❷ 脳 MRI
❸ 頸部 CT
❹ 甲状腺エコー
❺ 尿検査

　病歴，身体所見（高齢，全身状態良好な頸部痛）と上記のうちすぐできる検査から，偽痛風と診断した．薬物療法を行い，帰宅する方針とし，2 日後に再診の予定とした．

Q2 最も適切な処方を選べ．

❶ NSAIDs 投与：ロキソプロフェン 60 mg 1 回 1 錠 毎食後（1 日 180 mg）
❷ 抗菌薬投与：アモキシシリン 250 mg 1 回 1 カプセル 毎食後（1 日 750 mg）
❸ 抗菌薬投与：フロモックス 100 mg 1 回 1 錠 毎食後（1 日 300 mg）
❹ ステロイド投与：プレドニゾロン 5 mg 1 回 6 錠 朝食後（1 日 30 mg）
❺ ステロイド投与：プレドニゾロン 5 mg 1 回 12 錠 朝食後（1 日 60 mg）

環軸関節偽痛風の診断と治療

解答 A1 ➡ ❸   A2 ➡ ❹

A1 全身状態のよい高齢女性で急性発症の首を動かせないほどの頸部痛，発熱から環軸関節偽痛風（crowned dens syndrome）を考えたい．crowned dens syndromeとは，1985年にBouvetらによって報告[1]された急性の後頸部痛をきたす環軸関節の結晶誘発性関節炎である．細菌性髄膜炎，リウマチ性多発筋痛症，巨細胞性動脈炎，強直性脊椎炎などが鑑別になる[2]．

緊急性の高い鑑別診断は細菌性髄膜炎であり，髄液検査が必要なこともあるが，この症例のような環軸関節偽痛風の典型例では必ずしも髄液検査は必要ないと考える[3]．

画像診断所見としては，頸部CTでの軸椎周囲の石灰化の所見が特徴的である．

A2 治療としては，経験的にNSAIDsの有用性が知られているが，ステロイド内服も効果的とされる．リウマチ性多発筋痛症などNSAIDsでの反応が悪い疾患との鑑別を考えて，NSAIDsを第1選択とする文献[2]もあるが，NSAIDsの反応が悪いケースもあり，効果が明らかな中等量ステロイド内服を勧める文献[4]もある．また，コルヒチンも治療の選択肢となりうる．本症例では喘息の既往もあり，中等量ステロイド内服を正解とした．

文献
1) Bouvet JP, et al. Arthritis Rheum 28(12)：1417-1420, 1985.〈crowned dens syndromeの最初の報告〉
2) Aouba A, et al. Rheumatology(Oxford) 43(12)：1508-1512, 2004.〈環軸関節偽痛風の優れたレビュー〉
3) Lee GS, et al. Korean J Spine 11(1)：15-17, 2014.〈髄液検査に関する考察がある〉
4) Takahashi T, et al. Case Rep Neurol 5(1)：40-46, 2013.〈ステロイド内服を初期治療に勧める文献〉

- 高齢者で全身状態のよい急性発症の頸部痛，発熱では環軸関節偽痛風を想起する．
- 環軸関節偽痛風の治療は，NSAIDsかステロイド内服治療である．

転帰 頸部CTでは，環軸関節で歯突起周囲に石灰化像を認め，典型的な環軸関節偽痛風の画像所見であった．2日間のプレドニゾロン内服で症状は速やかに改善した．プレドニゾロンは1週間で漸減中止としたが，再発はみられなかった．

症例 90

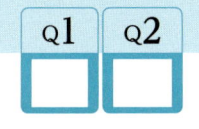

68歳の女性．約1年前から労作時の左膝関節痛を自覚するようになった．安静時や夜間の疼痛は軽微である．症状が改善しないため近医の整形外科を受診した．日頃運動はせず，身長160 cm，体重72 kg，BMIは28と高値である．経過中に発熱はなく，他に特記すべき身体症状は出現していない．左膝はわずかな熱感と腫脹を伴い，左膝X線では軽度の関節裂隙の狭小化と骨棘形成がみられたことなどから変形性膝関節症と診断された．また骨密度も測定され，骨粗鬆症との診断も同時に受けた．

既往歴に高血圧症と脂質異常症がある．5本/日×40年間の喫煙歴があり，アルコール歴は缶ビール1本/日×40年である．現在は週2回スーパーのレジ打ちのパート勤務をしている．

バイタルサインとその他の身体所見に，特に異常はない．

Q1 本症例において変形性膝関節症のリスク因子として関与が低いと考えられるものを1つ選べ．

❶ 年齢
❷ 骨粗鬆症
❸ 喫煙歴
❹ BMI
❺ 性別

Q2 変形性膝関節症の治療例として一般的でないものを1つ選べ．

❶ 高用量アセトアミノフェン
❷ NSAIDs
❸ 少量経口ステロイド
❹ 体重減量運動プログラム
❺ 装具・補助具の使用（杖や膝サポーター）

変形性膝関節症のリスクと治療

解答 A1 ➡ ❷ A2 ➡ ❸

A1 変形性関節症（osteoarthritis：OA）は高齢者を中心にみられる関節軟骨のびらんや骨辺縁の肥大に特徴付けられる疾患である．

OAのリスクには，年齢（高齢），体重（肥満），性別（女性），遺伝的素因（家族歴），関節の過使用や外傷歴，関節のアライメント不良，など多岐にわたる．特に肥満はOR 11.1と最もリスクが高いとする報告もある．その他にも喫煙歴やHeberden結節の存在なども指摘されている[1~4]．骨粗鬆症とOAは一見関連性がありそうだが，むしろOAがある患者のほうがBMD（骨密度）が高いというデータが過去に示されており，現在のところ有意な因果を示すものは認められていない[5]．

A2 OAの治療には大きく非薬理学的療法，薬物療法と外科的療法がある．非薬理学的療法には運動，体重減量による肥満リスク因子の是正や，矯正具などを用いた補助具による疼痛緩和や関節機能の支持が主に挙げられる．非薬理学的療法で改善が乏しい場合，薬物療法が検討される．ただし薬物療法には進行を遅らせることや関節軟骨の回復を促進する明らかな効果が証明されたものはない．疼痛の改善による関節機能を確保することが治療の目的となる[1,2]．

薬物療法には局所の外用NSAIDsや外用カプサイシン療法，ヒアルロン酸やステロイドの関節内注射，内服ではアセトアミノフェン，NSAIDsなど多数あるが，経口ステロイドの適応はない．NSAIDsの長期内服による消化管潰瘍や出血，心血管系イベントの副作用には十分に注意しながら経過をみる必要がある．選択的COX-2阻害薬は非選択的COX阻害薬に比して消化管出血のリスクは減少すると報告されているが，心血管系イベントの発生率の低下は確認されていない．グルコサミンやコンドロイチンを商品化したものも昨今テレビで見かけることがあるが，現時点ではコンセンサスの得られた有用性は認められていない．

なおオピオイドの使用適応は上記治療で疼痛コントロールが不十分な時に限られており，高齢者に長期に使用することは好ましくない．オピオイドを使用するような状況では，骨切術や人工関節置換術などの外科的療法も検討する時期でもあるといえる[1~3]．

- 膝関節はOAの好発関節の1つである．高齢社会の現代においてはcommon diseaseといえ，そのリスク因子の理解は重要である．
- 治療の基本は非薬理学的治療からの導入である．現在の医療では減少した関節軟骨の再生促進は実現できておらず，疼痛コントロールと関節機能の改善が治療目標となっているのが現状である．

転帰 まずは生活習慣改善とウォーキングなどの適度な運動による減量を強く促した．当座の疼痛コントロールは，まずはアセトアミノフェンから導入した．3か月で5kg減量し，疼痛コントロールもアセトアミノフェンで比較的良好に得られていたので，治療内容変更なく継続とした．

文献

1) Osteoarthritis Research Society International. http://oarsi.org
2) Firestein GS, et al（ed）：Kelly's Textbook of Rheumatology 9th ed. pp1617-1659, Elsevier, 2013.
3) Hunter DJ. N Engl J Med 372(11)：1040-1047, 2015.
4) Schouten JS, et al. Ann Rheum Dis 51(8)：932-937, 1992.
5) Hart DJ, et al. Ann Rheum Dis 53(3)：158-162, 1994.

症例 91

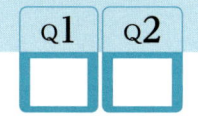

50歳の男性．学生時代からテニスを週2回ほどのペースで継続している．ある日，重いものを持ち上げた時に，断裂音とともに右肩が上がらなくなった．その後，経過をみていたが運動痛，夜間痛が強いとのことで来院した．肩の挙上時の疼痛が強いものの，挙上は可能であった．肩峰下での軋轢音が認められ，腱板断裂を疑った．バイタルサイン・その他の身体所見に特に異常はない．

Q1 腱板断裂の場合に最も傷害されやすい運動を選べ．

❶ 上腕の外転
❷ 上腕の外旋
❸ 上腕の内旋
❹ 上腕の内転
❺ 上腕の屈曲

その後，右肩のMRI検査が施行され，棘上筋に完全断裂が確認された．

Q2 腱板断裂の鏡視下腱板修復術治療の適応に当てはまらないものを1つ選べ．

❶ 3～6か月の保存療法に抵抗性
❷ 65歳未満
❸ 外傷性
❹ 肉体労働者
❺ 広範囲断裂を伴った腱板損傷

腱板断裂の診断と治療

解答 A1 ➡ ❶   A2 ➡ ❺

A1 腱板(rotator cuff)は棘上筋，棘下筋，小円筋，肩甲下筋の4つの筋腱の合体腱である(図1)．それぞれ肩甲骨から起始して，棘上筋・棘下筋・小円筋は上腕骨大結節，肩甲下筋は小結節に付着している．作用としては，上腕の外転(側方挙上)を司るのが棘上筋，外旋を司るのが棘下筋・小円筋，上腕の内旋を司るのが肩甲下筋である．なお，上腕の内転は大胸筋・広背筋，屈曲(前方挙上)は三角筋・烏口腕筋が司っている．

腱板は肩関節を動かす初期に動員され，上腕骨頭の軌道を安定させている．腱板損傷で最も傷害されやすいのは，棘上筋である．症状としては腕や肩の痛み，筋力低下(初期外転，内外旋)，挙上動作困難，夜間痛，筋力低下などがみられる[1,2]．誘発試験としての painful arc test(外転時60°〜120°での疼痛誘発)，internal rotation lag test(棘上筋)，external rotation lag test(棘上筋，棘下筋)，drop arm test(90°外転から抵抗を加えると耐えられない)などが評価に有用である．身体所見においては，腱板損傷には painful arc test と external lotation lag test，腱板断裂には lag test が有用と評価されている[3]．画像での検査では超音波検査，MRIなどが施行される[4]が，臨床現場では MRI が評価に用いられることが多い．

A2 治療については，基本的には3か月程度の保存的加療(関節内注射，鎮痛薬，リハビリテーション)で疼痛が改善するが，機能改善が必要な若年者，肉体労働者，外傷性，保存的加療での疼痛残存例などにおいては鏡視下，ミニオープンなどでの手術適応となる[5]．

腱板断裂の分類としては，まず部分断裂と完全(全層)断裂があり，完全断裂のサイズとしては小断裂(<1 cm)，中断裂(1〜3 cm)，大断裂(3〜5 cm)，広範囲断裂(>5 cm)と分けられる．無症候性の完全腱板断裂においては，腱板断裂サイズの拡大，筋萎縮と脂肪変性の程度などが腱板断裂による症状悪化と関連することが示唆されている[6]．腱板断裂の鏡視下修復術の適応は小断裂〜中断裂，一時修復可能な大断裂に限定され，それ以上の断裂になると関節包再建術，人工関節置換術の適応となる．

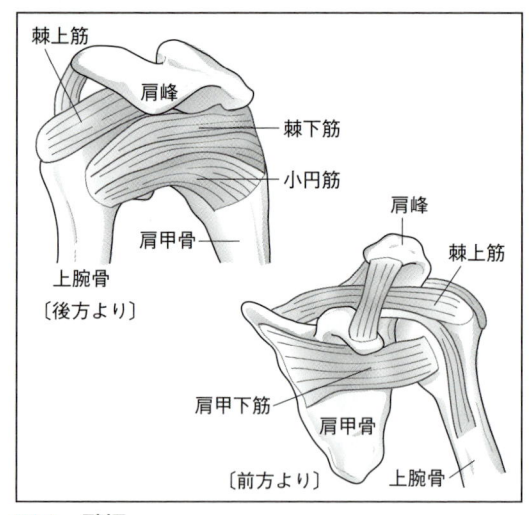

図1 腱板

- 腱板損傷では棘上筋が最も傷害されやすく，上腕の外転に伴い疼痛が誘発され，筋力低下，肩の挙上動作困難などが認められる．
- 画像検査では MRI が用いられることが多い．
- 治療は保存的加療での疼痛緩和を図るが，若年者，外傷性，肉体労働者などでは早期の手術適応を検討すべきである．

転帰 整形外科紹介となり，MRI 検査での完全断裂のサイズは小〜中断裂程度と評価された．鏡視下での修復が可能と判断され，手術が施行された．後療法として段階的なリハビリテーションを開始するとともに，4週間ほど外転装具を使用して肩内転を禁止した．半年ほどリハビリテーションを継続し，日常生活には問題ない状態まで改善が得られた．

文献
1) Whittle S, et al. Ann Intern Med 162(1)：ITC1-15, 2015.
2) Matsen FA 3rd. N Engl J Med 358(20)：2138-2147, 2008.
3) Hermans J, et al. JAMA 310(8)：837-847, 2013.
4) Nazarian LN, et al. Radiology 267(2)：589-595, 2013.
5) Armstrong A. Med Clin North Am 98(4)：755-775, 2014.
6) Moosmayer S, et al. J Bone Joint Surg Am 95(14)：1249-1255, 2013.

症例 92

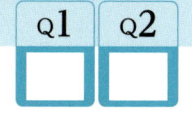

特に基礎疾患のない 58 歳の男性．起床時に発症し，その後も繰り返す回転性のめまい症状と嘔気で受診．じっとしているとめまいはないが，立ち上がったり頭を動かしたりするとめまいがして動けないとのこと．難聴，耳鳴り，耳閉塞感，視野障害，複視，構音障害，嚥下障害，四肢の運動や感覚障害といった随伴症状はない．

バイタルサインは，体温 36.2℃，血圧 164/80 mmHg，脈拍 90/分 整，呼吸数 16/分，SpO$_2$ 98％（室内気）．神経学的診察でも異常はなく，良性発作性頭位めまい症（benign paroxysmal positional vertigo：BPPV）を疑った．

Q1 BPPV についての説明として合わないものを 1 つ選べ．

❶ Dix-Hallpike 法は後方半規管型 BPPV（posterior canal-BPPV：PC-BPPV）に対して特異度が高い
❷ PC-BPPV の眼振は典型的には数秒の潜時の後に 60 秒未満（典型的には 30 秒未満）で治まる
❸ 水平半規管型 BPPV（horizontal canal-BPPV：HC-BPPV）の診断には仰臥位で左右に頭を振る診察手技（supine head roll test）が有用である
❹ 非典型的な BPPV はよくみられる
❺ BPPV の 1/4 程度で眼振がみられない症例がある

Q2 BPPV の治療や予後に関して誤っているものを 1 つ選べ．

❶ PC-BPPV に対する Epley 法は Dix-Hallpike が陽性であった方向に行う
❷ PC-BPPV に対して Epley 法で治療している時，HC-BPPV に移行することがある
❸ HC-BPPV に対する Gufoni 法はタイプにかかわらず眼振方向の弱い方向に行う
❹ BPPV の再発率は高く，年間再発率は約 50％といわれる
❺ 女性，骨粗鬆症，外傷や内耳疾患の存在などは再発の危険因子である

■症例 92：良性発作性頭位めまい症

良性発作性頭位めまい症をどう診るか

解答 A1 ➡ ❹　A2 ➡ ❹

解説 この症例は典型的な後方半規管型の良性発作性頭位めまい症の患者である．BPPVは3タイプに分かれ，割合は文献によって多少前後するが後方半規管型(PC-BPPV)は60％程度，水平半規管型(HC-BPPV)は30％程度．前方半規管型は1％程度で非常に稀である．

BPPVは「典型的な症例のみをBPPVと診断する」が鉄則であり，非典型的な症例は画像検査を含め精査を検討するべきである．特徴的なのは頭位変換時のみに生じ，1分以内に改善するめまい症状である．不安や嘔気症状のためか，めまいを永続的と話す患者もいるが，詳細な問診をすると典型的な病歴が得られる患者をよく経験する(とはいえHC-BPPVでは1分以上のめまいはありえる[1])．また，BPPVの1/4では眼振がみられない[2]ことにも留意する必要がある．

PC-BPPVは表1の診断基準があり，4つすべて満たすと感度88％，特異度92％を示す[3]．

Dix-HallpikeはPC-BPPVに対して感度42〜78％，特異度94％と特異度が非常に高く，患側の判定ができ陽性の場合はEpley法に移行できるため非常に有用である．5％以下と稀だがHC-BPPVに移行することが知られている[2]．

PC-BPPVの次に多いHC-BPPVは2つのタイプがあり，タイプおよび患側を判断するために左右に頭を振る診察手技(supine head roll test)を行う．重力方向に眼振が生じるのがgeotropicタイプであり眼振が強い方向が患側となり，天井方向に眼振が生じるのがapogeotropicタイプであり眼振が弱い方向が患側となる(非常にややこしい)．HC-BPPVに対する治療手技の1つにGufoni法があり，geotropicに対しては健側に行い，apogeotropicに対しては患側に行う．とてもややこしいようだがここで情報をまとめ直すと「眼振が弱い方向」にGufoni法を行えば正しい治療となる．Gufoni法は座位から眼振の弱い方向に倒れこみ1〜2分間保持，その後床側に45°頭位を回転させ2分間保持，頭位はそのままで座位に戻す手順で行う[2]．

表1　PC-BPPVの診断基準

❶再発性のめまい
❷めまい発作は1分以内
❸症状は常に頭位変換によって誘発される
　a. 臥位になるか寝返りをうつ
　b. 下記の2つを満たす
　　前屈，後屈，臥位から起き上がる
❹原因となる他の異常がない

Epley法とGufoni法の詳細については成書に譲る．

BPPVの再発は多いが，年間15％程度[2]で，10年フォローすると5割[1]といわれている．再発の危険因子は女性，外傷や内耳疾患，骨粗鬆症，HC-BPPV，3回以上のBPPVなどが示されている[1]．

🔑
- 典型例以外はBPPVと診断しない．
- 後方半規管型はDix-Hallpikeで患側を診断し，Epley法で治療．水平半規管型はsupine head roll testで患側を判断し，Gufoni法で治療する．

転帰 右のDix-Hallpikeが陽性だったため，右のPC-BPPVと判断した．そのままEpley法を行ったところ，症状は消失した．再発の可能性があることを説明し，帰宅経過観察となった．

文献
1) Lee SH, et al. J Clin Neurol 6(2)：51-63, 2010.〈BPPVのレビュー論文〉
2) Kim JS, et al. N Engl J Med 370(12)：1138-1147, 2014.〈BPPVのレビュー論文〉
3) Stern S, et al：Symptom to diagnosis：an evidenced-based guide. McGrawHill, 2010.

症例 93

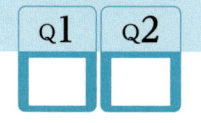

83歳の男性．基礎疾患に高血圧と慢性腰痛があり，訪問診療で定期的にフォローしていた．家族から「ここのところ耳の聞こえが悪いみたいなんですが…」と相談があった．耳鏡で観察したところ，両耳に耳垢塞栓があり鼓膜が見えない状況であった．

Q1 耳垢塞栓に対する治療適応や治療法で誤っているものを1つ選べ．

❶ 耳垢溶解液は生理食塩水でも十分に効果があると考えられる
❷ 耳垢溶解液は洗浄の15〜30分前の使用でも数日前の使用と同等の効果がある
❸ 鼓膜穿孔や耳手術の既往や放射線照射歴がある人の耳垢塞栓は耳鼻科にコンサルトする
❹ 小児や認知障害のために症状が言えない人は，無症状でも摘出を考慮する
❺ 無症状でも耳垢塞栓は自然に排出されなかったり，症状を今後引き起こす可能性があるため，摘出するのが望ましい

洗浄を繰り返し，無事耳垢塞栓の除去ができ，耳閉塞感も消失した．

Q2 耳垢塞栓除去後に注意することとして誤っているものを1つ選べ．

❶ 再度診察し，患者の聴力を簡単に検査する
❷ 耳垢溶解液の継続使用を指示する
❸ 耳垢塞栓の再発のリスクとなるため綿棒の使用を禁止する
❹ 耳掃除は，指を布でくるんで外耳道の外側開口部を拭う程度でよいことを指導する
❺ 患者には再発のリスクがあることを伝え，6〜12か月ごとにスクリーニングをする

耳垢塞栓に対するアプローチ

解答 A1 ➡ ❺   A2 ➡ ❷

解説 耳垢塞栓は「耳垢がつまっている」「何かが耳に詰まっている」という訴えとともに，異物感，疼痛，痒み，聴力低下，耳鳴り，めまいなどの症状を生じる．耳垢は感染や外傷に対して保護的に作用する役割をもっており，無症状であれば自然に排出されることがほとんどで，摘出術の適応はない．小児や認知症のため症状が言えない人は無症状でも摘出を考慮する．綿棒の使用はかえって耳垢を奥に入れてしまったり，外耳道損傷のリスクがあるため推奨されない．耳掃除の最もよい方法は，指を布でくるみ外耳道の開口部を拭う方法である．外耳道に指を入れてはいけない．

耳垢塞栓は子どもの10％，正常人の5％，特別養護老人ホームにおける高齢者の57％，精神遅滞患者の36％に生じる．高齢で外耳道の新陳代謝に問題があると，耳垢栓塞が起きやすい．耳垢塞栓による聴力低下は会話の妨げ，QOLの低下，認知機能の低下につながる．65歳以上の入院患者の35％で耳垢塞栓があり，75％に治療後の聴力改善があった報告もある．

耳垢塞栓の治療は摘出，洗浄，耳垢溶解液の3つの方法があり，単独または組み合わせて治療する．用手的除去の利点は迅速にでき耳鏡を通して直接観察可能なことだが，スキルと患者の協力が必要となる．洗浄は安全かつ有効であり，単独で約70％有効という報告もあるが，他の方法と比較した研究はない．洗浄は様々な道具があるが，18Gの翼状針やサーフローと20～30mLのシリンジを組み合わせてもよい．洗浄液はカロリック反射を避けるために体温程度にする．鼓膜穿孔，鼓膜切開チューブ留置中，中耳疾患，耳の手術歴，放射線照射歴，重度の外耳炎，鋭い異物，めまい症状がある人には，洗浄は禁忌となる．洗浄が失敗した場合，生理食塩水を外耳道に15～30分置き，その後に再度洗浄を試みる．2回目も失敗した場合，1回での摘出に固持せず2～3日後に再施行するのもよい．

耳垢溶解液単独の有効性は長期では示唆されているが，全体的にははっきりしない[1]．最近の研究で洗浄前の耳垢溶解液と洗浄の組み合わせで97％の成功率を示した報告がある[1]．耳垢溶解液は生理食塩水でよく，洗浄15～30分前の使用と数日前からの使用は効果が同等である．慢性使用は過敏反応を惹起することがあるため好ましくない．処置後は2％酢酸液などを滴下し，外耳炎を予防する．

外耳炎がある場合は耳垢の全除去はせず，膿性貯留物を吸引や除去し，2％酢酸液や局所点耳薬などで外耳炎の治療を優先する．耳鼻科コンサルトの基準は，治療がうまくいかない，洗浄中の痛みやめまい，耳垢除去後も聴力低下がある，慢性耳垢塞栓や鼓膜穿孔や耳の手術の既往などである．

耳垢塞栓の除去後に注意することとして，①再度診察し，患者の聴力を簡単に検査する，②患者には再発のリスクがあることを伝える，③耳垢塞栓が再発するリスクが増すので，今後綿棒を使用しないように指示する，④耳掃除は，指を布でくるんで外耳道の外側開口部を拭う程度でよいことを指導する，⑤6～12か月ごとのスクリーニングをする，といったことが挙げられている．

- 無症状の耳垢塞栓は摘出の適応にならない．
- 高齢は耳垢塞栓のリスク．難聴があればチェックを．
- 綿棒による耳垢の予防や治療は推奨されない．
- 治療は摘出，洗浄，耳垢溶解の3つの方法があり，状況に応じた対応をする．

転帰 生理食塩水による耳垢溶解の後に洗浄を行い，耳垢を除去した．再発のリスクの説明と綿棒の使用を禁止し，定期的にフォローアップとした．

文献

1) McCarter DF, et al. Am Fam Physician 75(10)：1523-1528, 2007.〈耳垢塞栓のレビュー〉
2) Buttaravoli P, et al／大滝純司（監訳）：マイナーエマージェンシー 原著3版．医歯薬出版，2015.〈かゆいところに手が届くERに必携の本‼〉
3) 石川美緒．JIM 24(5)：438-440, 2014.〈耳垢塞栓の解説や摘出に関しての説明あり〉

症例 94

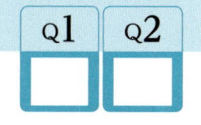

2歳6か月の男児．目を離した時に床に落ちていた硬貨かおはじきを飲み込んだ可能性があると，母親に連れられて受診した．全身状態は落ち着いており機嫌もよい．

Q1 異物誤飲の病歴やマネジメントに関して，正しいものを1つ選べ．

❶ 誤飲したものに関しての保護者の説明は信頼性が高い
❷ 年長児など症状が言える児であれば，位置情報の自己申告は信頼できる
❸ 食道内に異物があっても小児の多くは症状がないため，異物誤飲が疑われる小児にはすべてX線撮像を行う
❹ 数時間前に飲み込んだ1cm程度のボタン電池が胃にある場合は，緊急内視鏡の適応となる
❺ パンの袋などに付いているクリップ（バッグクロージャー）やビー玉は危険性が低く経過観察でよい

X線撮像を行ったところ，胃内に1cm程度の硬貨のようなものが2つ認められた．

Q2 この後のマネジメントで適切と思われる選択肢を2つ選べ．

❶ 再発予防のため，子どもの手が届く場所に口に入るサイズのものを置かないように指導する
❷ 特に心配することはないと伝える
❸ 1週間後の再受診を勧める
❹ 異物が便に出たかどうか，保護者に厳密に確認してもらう
❺ 異物誤飲をしたため，基礎疾患を探すための紹介を行う

異物誤飲に対するアプローチ

解答 A1 ➡ ❸　A2 ➡ ❶❸

解説 異物誤飲が疑われる小児には，症状がなくてもX線撮像を行ったほうがよい．異物誤飲に対しての原則を下記に示す[1]．

● X線で食道に異物がある場合
・ボタン電池や鋭い異物はなるべく早く摘出．
・その他は24時間経過観察 or 内視鏡やフォーリーカテーテルのバルーンを使って摘出（丸い硬貨，ボタン，プラスチックなら慌てる必要はない）．

● X線で胃以下に異物がある場合
・症状があれば摘出．
・症状がない＋鋭利な異物：胃の中なら内視鏡的除去，十二指腸より遠ければ毎日X線撮像を行い，3日で出なければ外科的な介入が必要になる．
・症状がない＋大きい（1歳以下で2～3cm，1歳以上3～5cm）or 鈍的異物：胃の中なら内視鏡的除去，十二指腸より遠位であれば1週間ごとにX線（ボタン電池は3～4日ごと），同じ場所に1週間留まるなら摘出．
・症状がない＋小さい：1週間ごとにX線（ボタン電池は3～4日ごと），胃内異物は3～4週間しても出なければ摘出（ボタン電池は48時間），十二指腸より遠位なら1週間以上同じ場所に留まる場合は摘出．

● X線不透過性の異物の場合
・食道内の疑いなら内視鏡や造影検査を行う．
・食道にある可能性がなく，小さく鋭くないリスクが低い異物を誤飲した場合は，腹痛，嘔吐，発熱といった穿孔や閉塞を疑う症状があれば再受診．

● X線透過性でリスクが高い異物（大きい or 鋭い）
・症状と便をフォローし，2週間して排出なければ消化管造影検査を考慮．

＊

一般的に食道異物は胃に比べ症状が出やすいが，無症状のこともある．年長児や成人で病歴聴取が可能でも異物の予測位置情報はあてにできないとされている[2]．

上記以外に注意するものとして，複数の磁石，バッグクロージャー，鉛含有物がある．複数の磁石誤飲は磁力で小腸壁を挟んでくっつき圧力による壊死や穿孔，瘻孔形成を引き起こすため，胃や食道にあれば緊急摘出の適応となる．十二指腸より遠位の場合，無症状時はX線でフォローし，有症状時は緊急手術が検討される．バッグクロージャーは，小腸のヒダに付着し小腸潰瘍，出血，穿孔を起こし，治癒の過程での線維化や閉塞を起こしうる[2]．鉛含有物は急性鉛中毒を起こし，死亡例の報告もある[3]．

異物誤飲は再発予防が非常に重要であり，口に入りそうなもの，興味を示しそうなものは手の届かない所に片づける手間を惜しまないこと，もし再度異物誤飲が発生した場合は独力で対応せず医療機関に連絡するように伝えることも重要である．近年の話題としてはジェル状の洗濯用洗剤を小児が誤飲するケースが多数報告されており，保護者への周知が必要と考えられる．

保護者による便への排泄確認は2/3ほどしか発見できない．X線透過性でリスクが高い異物（大きい or 鋭い）を誤飲した場合は別だが，低リスクの異物が出たかどうか，保護者に便を厳密に調べさせることは非生産的であり望ましくない．異物誤飲は正常な小児でも起き，基礎疾患の精査目的の紹介はルーチンでは必要ない．

- 異物誤飲は何を飲んでどこにあるかが大事!!
- 再発防止の教育を必ず行う．

転帰 あくまでX線で確認できたのが「硬貨」であるだけであり，他にも異物を誤飲している可能性があることをお話した．発熱，腹痛，嘔吐などの症状があれば緊急受診することと，今後の再発予防のための注意項目を説明した．

文献
1) Uyemura MC. Am Fam Physician 72(2)：287-291, 2005. 〈アルゴリズムがわかりやすいAFPのレビュー〉
2) Buttaravoli P, et al. ／大滝純司（監訳）：マイナーエマージェンシー 原著3版．医歯薬出版，2015．〈かゆいところに手が届くERに必携の本!!〉
3) VanArsdale JL, et al. Pediatrics 114(4)：1096-1099, 2004. 〈おもちゃによる鉛中毒の症例報告〉

症例 95

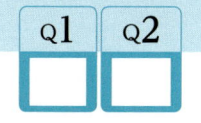

23歳の女性．2日前から，腟からの少量の出血と下腹部痛を認めており心配になり受診した．自宅で行った尿の妊娠反応が陽性だった．最終月経は約5週間前．過去に骨盤内炎症性疾患や異所性妊娠はなく，子宮内避妊具の使用や骨盤内手術などは受けておらず，特に基礎疾患も認めない．バイタルサインに異常は認めない．

病歴より異所性妊娠を鑑別に挙げて検査を行うことになった．

Q1 異所性妊娠の可能性を上げる所見として評価が定まっていないものを1つ選べ．

❶ 経腟エコーにて子宮内妊娠を認めず，付属器の腫瘤を認める
❷ 内診にて付属器の腫瘤を認める
❸ 内診にて付属器の圧痛を認める
❹ hCG（human chorionic gonadotropin）を1回測定した値が≧3,000 mIU/mLと高値である
❺ 内診で子宮頸部を動かすと疼痛を生じる

診察と検査を行ったところ卵管の異所性妊娠と診断され，hCGは4,000 mIU/mLであった．

Q2 今後の方針について，最も推奨される治療法を選べ．

❶ 腹腔鏡下での卵管開口術
❷ 開腹術
❸ 妊娠の継続
❹ 経腟エコーを用いた部分的メトトレキサート（MTX）注入術
❺ 筋肉注射を複数回行うMTX全身投与

異所性妊娠の診断と治療

解答　A1 ➡ ❹　　A2 ➡ ❶

A1　異所性妊娠の診断においてはすべての病歴〔痛みの性状や部位，持続時間や急に楽になる痛み（破裂を示唆する）かどうかなど〕からのLR＋は1.5以下であるが，経腟エコーによって子宮内妊娠を認めず付属器の腫瘤がある場合はLR＋111，内診で子宮頸部を動かした時に痛みがある場合はLR＋ 4.9，内診で付属器の腫瘤がある場合はLR＋ 2.4，内診で付属器の圧痛がある場合はLR＋ 1.9といわれる[1]．

また経腟エコーで付属器の異常がない場合のLR－は0.12と可能性を下げられる[1]．hCGと子宮内妊娠については，経腟エコーで子宮内妊娠が確認された場合に単回測定の血清hCG 1,500～3,000 mIU/mLをカットオフ値とする報告もあるが[1]，単回測定の血清hCG値3,000 mIU/mL以上で子宮内妊娠の可能性は約0.5％というデータもあり[2]，単回測定でのカットオフ値についての結論は出ていない．一方，48時間経ってから再度測定すると，有症状で継続可能な妊婦の99％は少なくとも血清hCG値が53％の上昇を認めることより，複数回の測定は有用といえる[1,2]．

A2　治療法については卵管の異所性妊娠についてのレビューで，外科的な治療法であればトロホブラスト（栄養膜）持続率が開腹と比べて腹腔鏡下の卵管開口術のほうが高く（OR 3.5）成功率も低い（OR 0.28）．しかしコストは腹腔鏡下のほうが有意に低く，その後の子宮内妊娠率も変わらないため，費用対効果的に腹腔鏡（可能ならトロホブラスト持続予防のMTX筋注を併用）を推奨している[3]．

保険適用はないが，代替療法としてはMTX全身投与があり，腹腔鏡下卵管開口術と比べて治療成功率に有意な違いを認めず（RR 1.15），hCGが＜3,000 mIU/mLの場合のみMTX複数回投与は費用対効果が高い[4]．

- 異所性妊娠の鑑別は，経腟エコーで付属器腫瘤の確認（子宮内妊娠を認めない）をすることが重要であるが，内診で付属器腫瘤または子宮頸部他動時痛を認める，48時間あけて血清hCG値を複数回測定する，ことも有用である．
- 卵管の異所性妊娠の場合は，費用対効果を考えると腹腔鏡下卵管開口術が勧められる．

転帰　経腟エコーにて子宮内妊娠を認めず卵管腫瘤を認め，内診で子宮頸部を動かすと疼痛あり，付属器の腫瘤も認めたことから卵管の異所性妊娠と診断した．血中hCGは4,000 mIU/mLだったため，腹腔鏡下卵管開口術を施行した．

文献

1) Crochet JR, et al. JAMA 309(16)：1722-1729, 2013.〈異所性妊娠の診断に必要な所見についての14の研究のレビュー〉
2) Doubilet PM, et al. N Engl J Med 369(15)：1443-1451, 2013.〈妊娠第1期での生育不能妊娠の診断法について述べたレビュー〉
3) Hajenius PJ, et al. Cochrane Database Syst Rev 24(1)：CD000324, 2007.〈卵管の異所性妊娠の治療についてのレビュー〉
4) Mol F, et al. Hum Reprod Update 14(4)：309-319, 2008.〈卵管の異所性妊娠治療での手術とMTX治療を比較したレビュー〉

症例 96

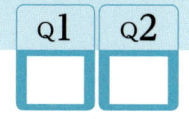

74歳の男性．高血圧，2型糖尿病，心不全で近医内科に，変形性腰椎症と骨粗鬆症で近医整形外科に通院中である．ふだんは軽度の腰痛がある程度で，他に自覚症状はない．内服薬は，アムロジピン，バルサルタン，グリベンクラミド，ピオグリタゾン，スピロノラクトン，オメプラゾール，アトルバスタチン，アスピリン，ジゴキシン，エチゾラム，酸化マグネシウム，アルファカルシドール，乳酸カルシウム，アレンドロン酸ナトリウム水和物を内服している．

薬剤が多いことを以前から主治医に相談していたが，これ以上内服薬を減らすことは難しいと言われている．

Q1 本患者は多剤内服（ポリファーマシー）の状態である．ポリファーマシーの患者について間違っているものを2つ選べ．

❶ 無症状であれば特に問題はない
❷ 本来必要な薬剤が処方されていないことがある
❸ 大腿骨頸部骨折が増える
❹ ガイドラインを遵守しないことが原因である
❺ 内服遵守率が下がる

本患者が，1週間前に咽頭痛，鼻汁，咳嗽症状があり近医を受診したところ，感冒の診断でクラリスロマイシン，アセトアミノフェン，デキストロメトルファンを処方された．その後，感冒症状は改善傾向だったが，数日前から徐々に食欲が低下，受診前日からふらふらして転倒し，倦怠感が強いとのことで診療所を受診した．

バイタルサインに異常所見なし．身体所見上も特記すべき異常所見なし．採血では，Alb 3.7 g/dL, AST 22 IU/L, ALT 12 IU/L, LDH 250 IU/L, CK 32 IU/L, BUN 23 mg/dL, Cr 0.7 mg/dL, Na 142 mEq/L, K 3.8 mEq/L, Cl 98 mEq/L, Ca 8.2 mg/dL, ジゴキシン 1.2 ng/mL, WBC 4,800/μL, Hb 13.1 g/dL, Plt 17.8×10^4/μL.

Q2 本患者で最も考慮すべき病態はどれか？

❶ 横紋筋融解症
❷ ジギタリス中毒
❸ 急性腎障害
❹ 消化性潰瘍
❺ 高Ca血症

ポリファーマシーの概念と薬剤相互作用

解答 A1 → ❶ ❹   A2 → ❷

解説 多剤内服（ポリファーマシー）についての知識や薬剤相互作用について問う設問である．近年，医療の専門分化やガイドライン診療の普及，多数の新薬開発・販売促進などに伴い，ポリファーマシー状態にある患者が増えている．ポリファーマシーは薬剤数の決まった定義はないが，6種類以上の薬剤内服で，不適切な薬剤処方（potentially inappropriate medications：PIMs）が有意に増加したとする報告[1]があり，5種類をカットオフにすることも提唱されている．ポリファーマシーは無症状であっても，PIMsの増加，内服遵守率の低下，長期使用による弊害などに対する予防的観点から介入を検討する．また，ポリファーマシー患者では本来必要な薬剤が処方されていないことも指摘されており[2]，START criteria[3]なども提唱されている．大腿骨頸部骨折は10剤以上の服用で8.4倍になるという報告[4]もある．ガイドラインは診療の均質化には重要である一方で，複数の基礎疾患を抱えている高齢者では，ポリファーマシーを助長する可能性がある[5]．

本症例で潜在的に起こり得るリスクとして，降圧薬併用による起立性低血圧，高齢者の経口血糖降下薬併用による低血糖，レニン-アンジオテンシン系阻害薬・K保持性利尿薬併用による高K血症，心不全に対するピオグリタゾンやベンゾジアゼピン系薬剤の長期投与，Ca製剤・ビタミンD製剤併用による高Ca血症など多数の問題点がある．追加投与されたクラリスロマイシンはCYP3A4で代謝され，多くの薬剤との相互作用が報告されている．特にジギタリス内服中の患者に追加投与すると，有意にジギタリス中毒の入院が増えるという報告がある[6]．また，ジギタリスの血中濃度基準値は，0.8～2.0 ng/mLと設定されているが，中毒域と治療域が近く，DIG研究の事後解析の結果では，血中濃度は0.5～0.8 ng/mLの低濃度群が，0.9～1.1 ng/mLの中濃度群，≧1.2 ng/mLの高濃度群よりも死亡率が低かったとされ，至適血中濃度を下げたほうがよいとされている[7]．

- ポリファーマシー問題を把握し，適切に介入する．
- 高齢者のジギタリス血中濃度は0.5～0.8 ng/mLが望ましい．

転帰 ジギタリス中毒と診断し，入院点滴のうえ内服薬の調整を行った．薬剤調整が必要と判断し，患者と相談のうえ，最終的にARBとメトホルミンの2剤内服で退院となった．

文献

1) Danijela G, et al. J Clin Epid 65：989-995, 2012.〈豪州シドニー在住の高齢者のポリファーマシーと有害事象を検討〉
2) Michael A, et al. JAGS 54：1516-1523, 2006.〈ポリファーマシーとunderuseについて言及した観察研究〉
3) Gallagher P, et al. Int J Clin Pharmacol Ther 46(2)：72-83, 2008.〈ポリファーマシー患者でPIMsを検出するための基準．内服すべき薬剤リストとしてSTART criteriaを提唱〉
4) Lai SW, et al. Medicine(Baltimore) 89(5)：295-299, 2010.〈高齢者のポリファーマシーと大腿骨頸部骨折の関連を国民レベルデータで算出〉
5) Boyd CM, et al. JAMA 294：716-724, 2005.〈多併存疾患のある患者がガイドライン通りに治療を受けるとどうなるかを検証．リストが秀逸〉
6) David N, et al. JAMA 289：1652-1658, 2003.〈ジギタリス内服中の患者にクラリスロマイシンを併用するとジギタリス中毒入院が有意に増えるという報告〉
7) Rathore SS, et al. JAMA 289(7)：871-878, 2003.〈DIG研究のpost hoc解析．血中濃度ごとの死亡率を算出〉

症例 97

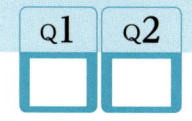

Q1 ☐ Q2 ☐

30歳の男性．前日の夕方までは特に変わった様子はなく，夕食も普通に摂取していた．来院当日の早朝4時頃に自室で物音がしたため，家族が見に行くと患者がドアの前で棒立ちとなっているところを発見．その際呂律が回っておらず，下肢が突っ張っており歩行もできなかった．様子をみていたが，見当識障害が認められたため，父親とともに夜間外来を受診した．

診察室では落ち着きのない様子で，呼びかけに対して反応するものの，問診には答えられなかった．診察室で「小人が見える」という幻視の訴えが認められた．

意識は GCS E4V4M5．バイタルサインは，体温 37.7℃，血圧 128/70 mmHg，脈拍 102/分 整，呼吸数 20/分，SpO_2 99％（室内気）．瞳孔は 5/5 mm，対光反射は鈍い．眼球（オプソ）クローヌスが認められた．四肢の誘発性クローヌスもあり．項部硬直は認められず．明らかな四肢麻痺はなく，筋トーヌスは正常であった．上下肢に舞踏様の不随意で粗大な運動を認めた．皮膚紅潮，発汗はなく，皮膚，口腔粘膜は乾燥．腸管蠕動音は低下していた．

家人より，自宅内に吐物があり，白色の薬物様のものが認められたとの情報が得られたため薬物中毒を疑った．また，心電図ではQT延長が認められた．

Q1 この中毒症状を引き起こしうる薬物を2つ選べ．

❶ ロキソプロフェンナトリウム（ロキソニン®）
❷ ブロモバレリル尿素（ナロンエース®）
❸ フェキソフェナジン（アレグラ®）
❹ ジフェンヒドラミン（ドリエル®）
❺ アミトリプチリン（トリプタノール®）

Q2 眼球クローヌスが認められる疾患を3つ選べ．

❶ ヘルペス脳炎
❷ 傍腫瘍症候群
❸ 急性薬物中毒
❹ 統合失調症
❺ 急性アルコール中毒

■症例97：ジフェンヒドラミン中毒

QTが延長する市販薬

解答 A1 ➡ ❹ ❺　　A2 ➡ ❶ ❷ ❸

A1 この症例では抗コリン作用，QT延長が認められたため，三環系抗うつ薬による中毒症，もしくはジフェンヒドラミン中毒が疑われたが，通院歴がない点，自室の調査によりドリエル®の空箱が発見されたことからジフェンヒドラミン中毒と診断した．

ジフェンヒドラミンは第1世代の抗ヒスタミン薬であり，市販薬の眠剤であるドリエル®や，酔い止めであるトラベルミン®，抗ヒスタミン薬であるレスタミン®に含有されている．ドリエル®2錠あたり50 mgのジフェンヒドラミンを含む．

ジフェンヒドラミンは，抗コリン作用とセロトニン再取り込み阻害作用，そしてNaチャネル阻害作用，Kチャネル阻害作用を有する．また第2世代，第3世代の抗ヒスタミン薬と異なり脳血液関門通過性がよいため，中枢症状をきたしやすい[1]．臨床症状としては，抗コリン作用（発熱，頻脈，散瞳，粘膜・皮膚乾燥，腸管蠕動運動低下），セロトニン作用（クローヌス，幻覚，多動）を認め，心電図にてQT延長を伴うパターンが多い．抗コリン作用が主に出現し，セロトニン症候群のような高体温（> 40℃），腸管蠕動亢進，発汗は認められない．

ジフェンヒドラミン中毒282例の解析[2]では，心電図変化は1.3 g（0.4～3.0 g）の投与量で出現し，けいれんは2.0 g（1.0～2.7 g）で出現した．1 g未満の服用量ではほぼ神経症状は認められず，傾眠や抗コリン症状が主体となる．1 gを超えるとけいれん，昏睡，精神症状，心電図異常が増加する（表1）．

A2 本症例で認められた眼球クローヌスは，様々な方向へ急速に眼位が偏倚する所見であり，自己免疫性脳炎，傍腫瘍症候群による辺縁系脳炎で報告がある他，薬物中毒での報告例もある．有機リン，リチウム，アミトリプチリン，コカイン，第2世代の抗ヒスタミン薬であるセチリジン，そしてジフェンヒドラミンで報告例がある[3]．

治療は特に決まったものはなく，全身管理が基本となる．QT延長があるが，三環系抗うつ薬中毒と異なり半減期も短く，致死的不整脈となるリスクは

表1　ジフェンヒドラミン中毒の解析　（文献2より）

	＜ 1 g	1～1.5 g	＞ 1.5 g
傾眠	60 %	40 %	25～30 %
抗コリン症状	30 %	45 %	25～30 %
頻脈	25 %	60 %	55～60 %
心電図変化	＜ 5 %	5～10 %	15 %
混迷	10 %	20 %	15 %
興奮	5～10 %	10～15 %	5～10 %
幻覚	5 %	20 %	15～20 %
せん妄	0 %	10 %	10～15 %
けいれん	0 %	10 %	15～20 %
昏睡	0 %	＜ 5 %	10 %

グラフより数値化したため，5％刻みとしている．

低い（頻脈を伴うためと説明されている）．ただし，三環系抗うつ薬中毒でも同様の症状を呈し，その場合，致死的不整脈リスクが高いため，少しでも疑いがあれば炭酸水素ナトリウム（メイロン®）の投与は考慮すべきであろう．透析や利尿薬による薬剤の除去効果は証明されていない．

- 市販薬であるジフェンヒドラミンの中毒症において抗コリン作用のみならず，セロトニン症状，QT延長を呈し，三環系抗うつ薬中毒のような症状，所見を呈することがある．
- 眼クローヌスは脳症以外に薬剤性でも認められる所見であるが，報告例は多くなく，鑑別に役立つ可能性がある．

転帰 ジフェンヒドラミン中毒と判断し，入院，経過観察を行ったところ，翌日には心電図所見は改善し，意識障害や神経症状も改善を認めた．第3病日にはふだんと変わらないレベルまで改善した．後から確認するとドリエル® 200錠（ジフェンヒドラミン5 g）を内服したとのことであった．自殺企図のため，精神科紹介し，受診となった．

文献
1) March SB. Am J Forensic Med Pathol 19：143-147, 1988. 〈ジフェンヒドラミン中毒例の症例報告と総説〉
2) Radovanovic D, et al. Hum Exp Toxicol 19：489-495, 2000. 〈ジフェンヒドラミン中毒282例の解析〉
3) Hermann DM, et al. Eur Neurol 53：46-47, 2005. 〈ジフェンヒドラミン中毒による眼クローヌスの報告〉

症例 98

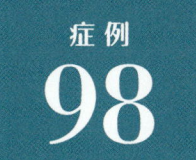

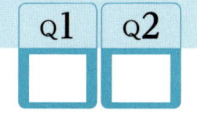

双極性障害が既往にあり，抗てんかん薬とSSRIとアリピプラゾールの内服歴がある40歳の女性．嘔気症状で休日診療所を受診し，メトクロプラミドの筋注および処方を受け帰宅，経過観察となった．その後，症状が改善しないのと，ぼーっとしていたり，目的もなくふらふらと部屋の中を歩きまわったりと様子がおかしいため，家族に連れられ診療所を受診した．自覚症状は嘔気のみ．

バイタルサインは，体温36.9℃，血圧157/79 mmHg，脈拍100/分 整，呼吸数20/分．身体診察上は著明な発汗以外に大きな異常はなく，神経学的診察では，GCSはE4V5M6，会話は問題なく成立，瞳孔は5/5でやや散瞳，他の脳神経所見に異常はなく，明らかな運動や感覚の障害はない．腱反射は全体的に亢進，病的反射は陰性，時折両下肢でミオクローヌスが認められ，全体的に筋強剛があった．小刻みだが歩行は可能，前傾姿勢はない．

元々の薬剤内服歴と急性発症の筋強剛と発汗などの自律神経症状から，悪性症候群あるいはセロトニン症候群が考えられた．

Q1 鑑別に有用な病歴や所見として誤っているものを1つ選べ．

❶ 症状出現までの時間
❷ 腱反射亢進
❸ ミオクローヌス
❹ 振戦
❺ CK上昇や代謝性アシドーシスの有無

Q2 セロトニン症候群を惹起しうる薬剤として考えにくいものを1つ選べ．

❶ トリプタン製剤
❷ デキストロメトルファン
❸ ペンタゾシン
❹ バルプロ酸
❺ フルニトラゼパム

悪性症候群と思いきや…

解答 A1 → ❺　A2 → ❺

解説 この症例はメトクロプラミドによって惹起されたセロトニン症候群（serotonin syndrome：SS）の1例である．SSはSSRIなどのセロトニン作動薬を内服しているすべての年齢層でみられ，軽症から横紋筋融解，けいれん，腎不全，DICなどをきたす重症まで様々な経過を呈する．

SSは本症例のようなメトクロプラミドを始めとして，デキストロメトルファン，ペンタゾシン，トラマドール，抗てんかん薬，トリプタン製剤，フェンタニルと様々な薬で発症する（メトクロプラミドはドンペリドンと違い，弱いながら5-HT$_3$受容体遮断作用をもつ）．SSの発症はかなり急速で，薬物の開始ないし変更から24時間以内で発症し，60％が6時間以内に発症する[1]．

SSの症状は3つに分かれ，①精神状態の変化（不安，興奮，せん妄，不穏，見当識障害など），②自律神経症状（散瞳，発汗，頻脈，発熱，高血圧，嘔吐，下痢），③神経筋の異常（振戦，筋強剛，ミオクローヌス，腱反射亢進など）を示す．神経筋症状は下肢でより頻繁にみられやすい傾向にある[1]．SSの診断はHunter基準（表1）が用いられ，感度84％，特異度97％と報告されている[2]．血中セロトニン濃度は診断とは関連がない．

SSと悪性症候群の鑑別に有用なのは発症までの時間と臨床像で，SSは振戦，ミオクローヌス，反射亢進などがみられ，悪性症候群は強い筋強剛がみられる．厚生労働省による「重篤副作用疾患別対応マニュアル」の表が非常に有用であり，一部を表2に示す．

CK上昇や代謝性アシドーシスはSSでも悪性症候群でも重症であれば発症しうる．SSの治療のメインはsupport therapyだが，興奮症状や神経筋異常や自律神経症状（血圧上昇や脈拍上昇）に対してベンゾジアゼピンを使用したり，SSに対する治療としてシプロヘプタジン（最大1日24 mgまで）を使用してもよい[3]．

表1　Hunter基準　　　（文献2より）

セロトニン作動薬内服歴と下記の1つ以上があれば診断
❶ 自発的なミオクローヌス
❷ 誘発クローヌスと興奮ないし発汗
❸ 眼球クローヌスと興奮ないし発汗
❹ 振戦と腱反射亢進
❺ 筋強剛
❻ 体温が38℃以上で眼球クローヌスないし誘発クローヌス

表2　セロトニン症候群と悪性症候群の鑑別

	セロトニン症候群	悪性症候群
原因薬物	セロトニン作動薬，ドパミン作動薬（?）	ドパミン拮抗薬，ドパミン作動薬の中断
症状の発現	数分から数時間以内	数日から数週間
症状の改善	24時間以内	平均9日
発熱（38℃以上）	46％	90％以上
意識状態の変化	54％	90％以上
自律神経症状	50〜90％	90％以上
筋強剛	49％	90％以上
腱反射亢進	55％	稀
ミオクローヌス	57％	稀

（文献3より）

🔑
- セロトニン作動薬内服患者における急性の意識変容，自律神経症状，ミオクローヌスなどの神経筋症状にはセロトニン症候群を考える．
- セロトニン作動薬を内服している患者へ，SSを惹起する薬剤を安易に投与しない．

転帰 同日緊急入院し，SSRIの減量，ベンゾジアゼピンの増量，シプロヘプタジンの投与により症状は速やかに改善した．

文献
1) Boyer EW, et al. N Engl J Med 352(11)：1112-1120, 2005.〈セロトニン症候群のレビュー．よくまとまっており必読文献〉
2) Dunkley EJ, et al. QJM 96(9)：635-642, 2003.〈Hunter基準が記載されている文献〉
3) 厚生労働省：重症副作用疾患別対応マニュアル．セロトニン症候群．平成22年3月．http://www.pmda.go.jp/files/000144659.pdf（最終アクセス2016年2月28日）

症例 99

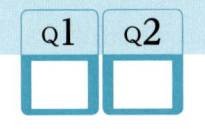

Q1 ☐ Q2 ☐

48歳の男性．公務員．定期健康診断にて高尿酸血症，肝機能障害を以前から指摘されている．本年の健康診断で，産業医より二次健診を勧められ来院した．

身長172 cm，体重75 kg，BMI 25.4．バイタルサインは，体温36.0℃，血圧128/86 mmHg，脈拍80/分 整，SpO_2 98％（室内気）．血液検査の結果は，AST 56 IU/L，ALT 72 IU/L，γ-GTP 112 IU/L，UA 7.9 mg/dL，HBs抗原（−），HCV抗体（−）．腹部超音波では脂肪肝のみで，他の異常は認めない．

喫煙歴は18歳より毎日20本．飲酒は毎日ビール大瓶1本および焼酎お湯割り3杯．飲酒習慣について尋ねると「休肝日は作ろうと思っているが，この程度の酒量なら迷惑もかけてないし問題とは思っていない」とのことであった．

Q1 アルコール関連問題の定義・診断について正しいものを1つ選べ．

❶ 健康日本21における多量飲酒の定義は1日100 g以上である
❷ 基準飲酒量における1ドリンクとはアルコール10 gである
❸ 臓器障害や精神障害など何らかの身体的障害があることがアルコール乱用の診断に必要である
❹ AUDITで低得点(7点以下)の場合，問題飲酒はない
❺ 問題飲酒者の同定に，血液検査などの生化学マーカーはAUDITよりも感度・特異度ともに優れている

Q2 アルコール関連問題に関する簡易介入方法について正しいものを1つ選べ．

❶ 簡易介入法は飲酒による入院は減らすが死亡率は減らさない
❷ 簡易介入法を実施するのに必要な時間は10分程度である
❸ AUDITを行いリスクの高い高得点の人を同定し，対象者のみに介入をかける方法である
❹ 簡易介入法は入院患者には有効ではないため，精神科医による介入が必要となる
❺ 問題飲酒を指摘し，直面化させることが重要である

アルコール関連問題のスクリーニングと介入

解答 A1 ➡ ❷   A2 ➡ ❷

A1 アルコールに関連する問題は，単に本人の健康問題に留まらず，家庭への問題，飲酒運転・事故による外傷や生産性の低下といった社会問題など多岐にわたる．アルコール使用に伴う問題は，アルコール誤用(misuse)・危険使用(hazardous use)からアルコール乱用(abuse)，アルコール依存(dependence)まで連続する概念である．2003年の調査では本邦の男性の4.8％/女性の0.5％がアルコールの有害使用に該当し，そのうちアルコール依存症がそれぞれ1.9％/0.1％，依存症者の数は81万人と推計されている．

外来では，飲酒量を尋ね，危険使用を早期に発見することから始まる．基準飲酒量として1ドリンク＝アルコール10gが使用されている．健康日本21では節度ある適切な飲酒を1日20g以下，多量飲酒を1日60g以上と定義している．アルコール乱用は身体的障害の有無にかかわらず社会的な問題がある場合に診断される．「過去1年間で，1日何ドリンクを飲むか」を尋ね，男性では5ドリンク，女性で4ドリンク以上を陽性とする単一質問法は，感度81.8％，特異度79.3％で不適切使用を同定できるという研究があり有用である．本症例はビール大瓶1本2.5ドリンク，焼酎お湯割り1杯1ドリンク×3杯，合計5.5ドリンクである．

アルコール依存を発見するための質問法にはCAGEやKAST(久里浜式アルコール依存症スクリーニングテスト)などがあるが，WHOが開発した10項目の質問からなるAUDIT(the alcohol use disorders identification test)は依存症以外の問題飲酒者も同定でき，本邦でも妥当性が確認されている．8～12点以上を問題飲酒の，15点以上を依存症のカットオフ値にすることが提唱されているが，家族歴やアルコール耐性などの個別リスクに応じ判断することが重要である．問題飲酒者の同定に，AUDITは生化学マーカーよりも感度・特異度ともに優れている．

A2 プライマリ・ケアにおけるアルコール関連問題への対応は，問題飲酒者の発見および早期の介入が重要であり，簡易介入法が開発されている．簡易介入法により大量飲酒者の死亡率や，飲酒による入院を減らせることが明らかになっている．また，プライマリ・ケア・セッティングだけでなく，入院患者に実施することで，その死亡率も下げることが明らかになっている．

簡易介入法の基本は，AUDITを通じて危険飲酒のリスクを同定し，各リスクに応じそれぞれに介入を行うことである．その方法としてFRAMES法などがあるが，基本は問題飲酒への気づきを促すことが重要である．簡易介入法の実施に必要な時間は，10分程度である．動機づけや励ましを中心とし，問題の直面化を避け，繰り返し行うことも重要である．依存症の可能性が高いものは，早期に専門家へ紹介する．

- 飲酒習慣は基準飲酒量(1ドリンク＝アルコール10g)で把握する．
- 外来におけるアルコール関連問題のスクリーニングと簡易介入法は有効である．

転帰 AUDITを実施したところ，10点であった．簡易介入法を実施し，飲酒方法について助言を与えると同時に，週1回の休肝日の目標を設定し開始することにした．

文献

1) Smith PC, et al. J Gen Intern Med 24(7)：783-788, 2009.〈アルコール問題をスクリーニングする単一質問法を検討し，その感度・特異度を報告〉
2) Coulton S, et al. BMJ 332(7540)：511-517, 2006.〈問題飲酒，依存症の発見にAUDITがγ-GTPなどの生化学マーカーより感度・特異度とも優れていることを明らかにした〉
3) 小松知己，他(監)：Brief Intervention —危険・有害な飲酒への簡易介入：プライマリケアにおける使用マニュアル． 2011. http://www.medic.mie-u.ac.jp/soshin/staff/who/bi.pdf〈WHOが開発したプライマリ・ケア向けの簡易介入法の解説の邦訳である〉

症例 100

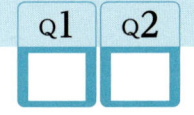

52歳の男性．慢性閉塞性肺疾患（COPD）と高血圧で定期通院中．20歳頃から20本/日の喫煙歴があったが，最近は10本/日まで減量している．現在，特に自覚症状はない．イプラトロピウム吸入とアムロジピンを内服している．

バイタルサインは，体温36.8℃，血圧132/67 mmHg，脈拍78/分 整，呼吸数18/分．身長171 cm，体重62 kg，BMI 21．胸部聴診上は明らかな副雑音は聴取しないが，ビア樽状胸郭である．

定期外来受診時に，煙草について話をすることとなった．まず，簡単に禁煙について説明すると，「やめたいとは思っているが，なかなかやめることはできない．一度やめてみたけど，そわそわしてすぐに吸いたくなってしまった．精神的にも不安定になるし，体重が増えるとも聞いたのでやめるのは難しい…」という話だった．

Q1 本患者に対する禁煙アドバイスとして正しいものを3つ選べ．

❶「すでにCOPDになってしまっているので，禁煙をしても肺機能は改善しません」
❷「完全に禁煙できなくても喫煙量を減らすことは，肺癌のリスクを下げます」
❸「無煙煙草に変更すれば肺癌は減りますよ」
❹「禁煙後の体重増加は平均5 kgくらいです」
❺「実は禁煙したほうが最終的には精神的に安定するかもしれません」

患者は，あなたの説明を聞いて禁煙をしようと決意したようだ．「禁煙するとしたら，薬があると聞いたのですが，どんな薬なのでしょうか？」と再び治療について質問があった．

Q2 禁煙に対する薬物療法・非薬物療法について正しいものを2つ選べ．

❶薬物療法を行う際には，カウンセリングや行動療法などの非薬物療法は不要である
❷薬物療法と非薬物療法の効果はほぼ同等である
❸バレニクリンのほうがニコチン置換療法よりも禁煙効果が高い
❹ニコチン置換療法は，単独で使用するより長時間作用型と短時間作用型の併用が禁煙効果が高い
❺突然中止するほうが，徐々に減らしていくよりも禁煙効果が高い

禁煙治療とそのメリット

解答 A1 ➡ ❷❹❺   A2 ➡ ❷❹

A1 本患者は52歳時点ですでにCOPDがあり，禁煙後に肺機能が完全に回復することは望めないが，禁煙することで肺機能の一時的な回復は期待できるかもしれない[1]．また，禁煙によって肺機能低下速度が緩やかになったり，COPD増悪の頻度が減ることがわかっている[2]．禁煙による肺癌減少効果は様々な試算で検討され，程度の差はあれ肺癌が減少する．また，完全に禁煙できなくても減量することで肺癌減少効果があるという観察研究もある[3]．

無煙煙草は実際に煙の出ない煙草で，本邦でも2010年頃からJT（日本たばこ産業）が販売を開始している．ただ，無煙煙草はニコチンを含有しており，通常の煙草と同様に肺癌リスクがあることは情報提供すべきである．禁煙と体重については，禁煙12か月後の体重増加が+4.67kgと報告されている[4]．禁煙による精神症状の変化も同様にメタ解析[5]がなされ，不安・うつ・ストレス・精神的QOLスコアすべてにおいて，喫煙を継続するよりも禁煙したほうが改善したと報告されている．

A2 禁煙治療は，非薬物療法と薬物療法があり，薬物療法を受ける患者においても非薬物療法的アプローチを行うことは必須である．よく用いられるのが5Aアプローチで，① Ask，② Advise，③ Assess，④ Assist，⑤ Arrange の5ステップで禁煙をサポートする（詳細は成書参照）．非薬物療法と薬物療法はどちらか片方のみを行うよりも併用のほうが禁煙効果が高いことが知られている[6]．非薬物療法と薬物療法それぞれの禁煙効果はほぼ同等と報告されている．

2015年時点で本邦で使用できる禁煙薬物療法は，ニコチン置換療法（nicotine replacement therapy：NRT）とバレニクリンである．NRTとバレニクリンの禁煙効果を直接比較したRCTはなく，2012年に行われたメタ解析[7]では，24週時点でRR 1.13（0.94～1.35）と禁煙率に差を認めなかった．ただ，バレニクリンのほうが効果ありとする非RCTは散見され，今後の検証が待たれている．

NRTはパッチなどの長時間作用型とガムなどの短時間作用型があり，併用したほうが単独のニコチン置換薬よりRR 1.34（1.18～1.51）と禁煙効果が高いことが報告[8]されている．また，従来いわれていた突然中止と漸減法では，実は禁煙効果は同等と報告されている[9]．禁煙意思のない患者に行動変容をどのように促していくかについては様々な課題があるが，それぞれの患者の価値観・思いを傾聴し，強制的な押しつけや脅かしがないように注意したい．

- 禁煙によるメリットは発癌リスク減少のみならず精神症状の安定効果もある．
- 禁煙では薬物療法と非薬物療法を適切に併用する必要がある．

転帰 本人と面談し，ニコチン依存度の確認を行い，5Aアプローチに則って禁煙サポートを行った．禁煙への思いと再喫煙時の状況を確認．カウンセリングを行いながらNRTを導入したところ，1か月後から禁煙を開始できた．その後，再喫煙なく12か月後時点で禁煙が継続している．

文献

1) Scanlon PD, et al. Am J Respir Crit Care Med 161：381-390, 2000.〈米国11施設の禁煙介入後の肺機能評価を行った研究．平均年齢48.5歳で本例と近い〉
2) Au DH, et al. J Gen Intern Med 24(4)：457-463, 2009.〈禁煙がCOPD急性増悪を減らしたとする観察研究．禁煙の期間が増えるにつれて急性増悪が減少．10年以上禁煙するとRR 0.65〉
3) Godtfredsen NS, et al. JAMA 294(12)：1505-1510, 2005.〈喫煙量の減少が肺癌発生数を減じたというデンマークの国民データレベルの観察研究〉
4) Lindson-Hawley N, et al. JAMA 310(1)：91-92, 2013.
5) Aubin HJ, et al. BMJ 345：e4439, 2012.〈禁煙後の体重変化を報告した62のRCTをまとめたメタ解析〉
6) Taylor G, et al. BMJ 348：g1151, 2014.〈禁煙後の精神症状について26研究のデータを統合したメタ解析．精神疾患患者にも禁煙を勧めることを推薦している〉
7) Rigotti NA, et al. N Engl J Med 346(7)：506-512, 2002.〈禁煙治療レビュー〉
8) Aubin HJ, et al. Thorax 63(8)：717-724, 2008.〈バレニクリンとNRTの効果を比較したRCTのメタ解析〉
9) Cahill K, et al. Cochrane Database Syst Rev 5：CD009329, 2013.〈禁煙による薬物療法をネットワークメタ解析の手法で直接比較しているメタ解析〉

疾患目次

Ⅰ．神経・精神

- 症例 1　くも膜下出血 …………………………………… 山田康博　001
- 症例 2　脳梗塞 …………………………………………… 原田　拓　003
- 症例 3　一過性脳虚血発作 ……………………………… 松村真司　005
- 症例 4　髄膜炎 …………………………………………… 保阪由美子　007
- 症例 5　片頭痛 …………………………………………… 原田　拓　009
- 症例 6　脳静脈洞血栓症 ………………………………… 原田　拓　011
- 症例 7　低髄液圧症候群 ………………………………… 高岸勝繁　013
- 症例 8　帯状疱疹 ………………………………………… 松村真司　015
- 症例 9　ベル麻痺 ………………………………………… 山田康博　017
- 症例 10　オトガイしびれ症候群 ………………………… 原田　拓　019
- 症例 11　ギラン-バレー症候群 ………………………… 山田康博　021
- 症例 12　血管迷走神経性失神 …………………………… 山田康博　023
- 症例 13　正常圧水頭症 …………………………………… 山田康博　025
- 症例 14　一過性全健忘 …………………………………… 山田康博　027
- 症例 15　レム睡眠行動障害 ……………………………… 松村真司　029
- 症例 16　パニック発作 …………………………………… 和足孝之　031
- 症例 17　PMS/PMDD …………………………………… 谷山大輔　033

Ⅱ．循環器

- 症例 18　感染性心内膜炎 ………………………………… 谷山大輔　035
- 症例 19　急性心膜炎 ……………………………………… 谷山大輔　037
- 症例 20　急性冠症候群 …………………………………… 山田康博　039
- 症例 21　発作性上室性頻拍 ……………………………… 和足孝之　041
- 症例 22　末梢動脈疾患 …………………………… 千嶋　巌・矢吹　拓　043
- 症例 23　深部静脈血栓症 ………………………… 千嶋　巌・矢吹　拓　045
- 症例 24　下肢静脈瘤 ……………………………………… 松村真司　047

Ⅲ．呼吸器

- 症例 25　気管支喘息 ……………………………………… 山田康博　049
- 症例 26　結核 ……………………………………………… 本村和久　051
- 症例 27　非結核性抗酸菌症 ……………………………… 保阪由美子　053
- 症例 28　薬剤性肺炎 ……………………………………… 高岸勝繁　055
- 症例 29　過敏性肺臓炎 …………………………………… 高岸勝繁　057
- 症例 30　COPD …………………………………… 千嶋　巌・矢吹　拓　059
- 症例 31　特発性縦隔気腫 ………………………………… 高岸勝繁　061

Ⅳ．消化器

- 症例 32　ピロリ菌感染症 ………………………………… 矢吹　拓　063

症例 33	カンピロバクターとサルモネラ	保阪由美子	065
症例 34	*Clostridium difficile* 感染症	保阪由美子	067
症例 35	赤痢アメーバ	保阪由美子	069
症例 36	急性虫垂炎	和足孝之	071
症例 37	大腸ポリープ	内山直樹・松村真司	073
症例 38	顕微鏡的腸炎	高岸勝繁	075
症例 39	腹膜垂炎	高岸勝繁	077
症例 40	薬剤性肝障害	高岸勝繁	079
症例 41	肝性脳症	矢吹 拓	081
症例 42	無症候性胆石症	矢吹 拓	083
症例 43	胆嚢摘出後症候群	原田 拓	085

Ⅴ. 腎・泌尿器

症例 44	コレステロール結晶塞栓症	本村和久	087
症例 45	急性間質性腎炎	高岸勝繁	089
症例 46	IgA 腎症	千嶋 巌	091
症例 47	尿管結石	矢吹 拓	093
症例 48	急性細菌性前立腺炎	松村真司	095
症例 49	精巣捻転	原田 拓	097
症例 50	精巣上体炎	高岸勝繁	099

Ⅵ. 代謝・内分泌

症例 51	ビタミン B_1 欠乏症	山田康博	101
症例 52	脂質異常症	矢吹 拓	103
症例 53	無症候性高尿酸血症	矢吹 拓	105
症例 54	副腎不全	高岸勝繁	107
症例 55	原発性アルドステロン症	千嶋 巌・矢吹 拓	109
症例 56	慢性甲状腺炎(橋本病)	松村真司	111
症例 57	妊娠時一過性甲状腺機能亢進症	本村和久	113
症例 58	更年期障害	谷山大輔	115

Ⅶ. 血液

症例 59	ビタミン B_{12} 欠乏症	山田康博	117
症例 60	鉄欠乏性貧血	亀井悠一郎・矢吹 拓	119
症例 61	スポーツ貧血	矢吹 拓	121
症例 62	続発性骨髄異形成症候群	本村和久	123
症例 63	好中球減少症	本村和久	125
症例 64	多発性骨髄腫	高岸勝繁	127

Ⅷ. アレルギー・膠原病

症例 65	アレルギー性鼻炎	飯尾純一郎・松村真司	129
症例 66	食物依存性運動誘発アナフィラキシー	保阪由美子	131
症例 67	好酸球性血管浮腫	千嶋 巌	133

症例 68	家族性地中海熱	山田康博	135
症例 69	SAPHO症候群	高岸勝繁	137
症例 70	関節リウマチ	竹内悠介・綿貫　聡	139
症例 71	リウマチ性多発筋痛症	千嶋　巌	141

IX．感染症

症例 72	インフルエンザ	松村真司	143
症例 73	伝染性単核球症	本村和久	145
症例 74	修飾麻疹	保阪由美子	147
症例 75	風疹	松村真司	149
症例 76	マラリア	山田康博	151
症例 77	破傷風	保阪由美子	153
症例 78	デング熱	保阪由美子	155
症例 79	ネコひっかき病	高岸勝繁	157
症例 80	ジアルジア症	保阪由美子	159
症例 81	蜂窩織炎	千嶋　巌	161
症例 82	播種性淋菌感染症	本村和久	163
症例 83	性器クラミジア/淋菌感染症	保阪由美子	165
症例 84	急性HIV感染症	千嶋　巌・矢吹　拓	167
症例 85	梅毒	保阪由美子	169

X．筋骨格

症例 86	骨粗鬆症	飯尾純一郎・松村真司	171
症例 87	Bornholm病	高岸勝繁	173
症例 88	手根管症候群	本村和久	175
症例 89	環軸関節偽痛風	本村和久	177
症例 90	変形性膝関節症	竹内悠介・綿貫　聡	179
症例 91	腱板損傷	綿貫　聡・竹内悠介	181

XI．その他

症例 92	良性発作性頭位めまい症	原田　拓	183
症例 93	耳垢塞栓	原田　拓	185
症例 94	異物誤飲	原田　拓	187
症例 95	異所性妊娠	保阪由美子	189
症例 96	ポリファーマシー	矢吹　拓	191
症例 97	ジフェンヒドラミン中毒	高岸勝繁	193
症例 98	セロトニン症候群	原田　拓	195
症例 99	アルコール関連問題	松村真司	197
症例 100	禁煙	矢吹　拓	199